健康产业创新发展研究

郭东辉　孙　宁　主编

辽宁科学技术出版社
·沈阳·

本书是以下科研项目研究成果：

2020年度辽宁省教育厅科学研究一般项目《辽宁省健康产业创新升级对策研究》（项目编号L202021）

2021年辽宁中医药大学人文社科项目《供需视角下辽宁省中医药医养结合养老模式研究》（项目编号2021 LNZYZD004）

图书在版编目（CIP）数据

健康产业创新发展研究/郭东辉，孙宁主编. —沈阳：辽宁科学技术出版社，2023.6
ISBN 978-7-5591-3122-5

Ⅰ.①健… Ⅱ.①郭… ②孙… Ⅲ.①医疗保健事业—研究—辽宁 Ⅳ.①R199.231

中国国家版本馆CIP数据核字（2023）第144052号

出版发行：辽宁科学技术出版社
　　　　　　（地址：沈阳市和平区十一纬路25号　邮编：110003）
印　刷　者：辽宁鼎籍数码科技有限公司
经　销　者：各地新华书店
幅面尺寸：170 mm×240 mm
印　　张：13
字　　数：280千字
出版时间：2023年6月第1版
印刷时间：2023年6月第1次印刷
责任编辑：卢山秀
封面设计：顾　娜
责任校对：王玉宝

书　　号：ISBN 978-7-5591-3122-5
定　　价：69.80元

联系电话：024-23284363
邮购热线：024-23284502

目 录

第一章 绪论

第一节 课题的研究背景

健康产业发展背景

健康是一切发展的根本，是家庭生活、经济生活以及社会生活和谐稳定的基础。近年来，健康服务业需求增长迅速，其在吸收就业、稳定社会方面发挥了巨大作用，已经成为 21 世纪推动全球经济快速发展的重要产业。健康服务业发展，不仅能够提高国民的健康水平，还有助于转变经济发展方式、优化产业结构、促进地区和谐可持续发展。习近平总书记明确指出："没有全民健康，就没有全面小康。"党的十九大报告中同样写明："人民健康是民族昌盛和国家富强的重要标志。要完善国民健康政策，为人民群众提供全方位全周期健康服务。"《"健康中国 2030"规划纲要》更是在开篇即提出："健康是促进人的全面发展的必然要求，是经济社会发展的基础条件。实现国民健康长寿，是国家富强、民族振兴的重要标志，也是全国各族人民的共同愿望。"伴随着经济的发展、国民收入水平的提高与全面建成小康社会步伐的加快，国民对于健康的需求水平正在不断提升，对于健康需求的层次同样在持续上升且呈现出多样化的趋势。

社会经济发展以及人们物质生活水平的提高，使得人们开始以追求健康为自己的主要生活目标，拥有健康是享受美好生活的前提。与传统相比，人类的生活方式和生活观念发生了巨大变化，导致对健康产品和服务的市场总需求急剧增加。健康服务业已经成为 21 世纪促进经济发展的重要驱动力，它以生物技术和生命科学为先导，涵盖卫生医疗、健康管理与促进、健身休闲、保健用品等众多产业。健康服务产业一头连着国民福祉，一头连着经济发展，是新世纪的朝阳产业，极具发展潜力，已经成为世界各国竞相发展的重要产业。在《财富第五波》中，美国著名的经济学家、克林顿和布什两届总统的经济顾问保罗·皮尔泽认为健康服务业是继第四波网络革命后的明日之星。他通过列举案例，并辅以市场论证，将未来健康行业的财富浪潮展示在人们面前。可见 21 世纪是健康服务业的世纪，健康服务业将在未来创造巨大的商机，健康银行将是全球最富足的银行。国际经验表明，健康服务业已经成为现代服务业不可或缺的组成部分，在一个国家的发展中占据着极其重要的战略地位。通过大力发展健康服务业、调整国家经济结构、提升国家经济实力，已成为各国增强竞争优势的重要举措。

党的十八大报告指出，要推进经济结构战略性调整，加快传统产业转型升级，推动服务业发展特别是现代服务业发展。要统筹推进城乡社会保障体系建设，大力发展老龄服务事业和产业。要坚持以提高人民健康水平为宗旨，以为人民健康服务为方向，以预防为主、中西医并重为原则，加快医疗卫生改革，完善国民健康政策，保障人民群众的基本医疗服务。人民健康是我国实现中华民族伟大复兴的基础，保证全体人民的健康，才能实现全面小康的目标。习近平总书记在全国卫生与健康大会上强调"要把人民健康放在优先发展的战略地位，以普及健康生活、优化健康服务、完善健康保障、建设健康环境、发展健康产业为重点，加快推进健康中国建设，努力全方位、全周期保障人民健康，为实现"'两个一百年'奋斗目标、实现中华民族伟大复兴的中国梦"打下坚实健康基础。2013 年，国务院颁布《国务院关于促进健康服务业发展的若干意见》（国发〔2013〕40 号）。2016 年 10 月，国务院印发了《"健康中国 2030"规划纲要》（以下简称《纲要》），作为指导我国健康产业发展建设的指导性文件。《纲要》中指出，要加强对居民健康的关注度，全面提升居民的身体健康状况，最终实现全民健康，从需求和供给两个方面解决健康产业发展中存在的问题。《纲要》中尤其明确要优化健康服务，大力发展健康服务业。

在传统意义上，人们对于健康的理解往往仅限于没有"疾病"或者没有"残疾"。1948 年世界卫生组织（WHO）提出，健康是"身体上，精神上、社会适应上完好状态，而不仅仅是没有疾病或虚弱"。《"健康中国 2020"战略研究报告》认为，随着人们对健康认识的不断发展和深化，健康的概念正在不断扩大，在生理、心理、社会、人文、经济等领域不断延伸。从健康引申出来的健康产业，国内外普遍认为，健康产业是涉及医药产品、保健用品、营养食品、医疗器械、休闲健身、健康理疗、健康管理、健康咨询等多个与人类健康紧密相关的产品和服务领域的新兴产业。这一新兴产业，已成为带动发达国家经济发展的重要产业。数据显示，美国的健康产业增加值占 GDP 比重已经超过 15%，加拿大、日本等国健康产业增加值占 GDP 比重也超过 10%。而我国健康产业尚处于发展初期，产业增加值仅占 GDP 比重的 4%—5%。

我国已经基本进入全面建设小康社会阶段，正在向中等发达国家、富裕型社会迈进，同时，全国人口老龄化趋势明显，2020 年 60 岁以上老龄人口数量达到 2.55 亿，老龄化水平达到 17.8%，已跨过 10% 这一老龄化社会门槛。据联合国对中国老年人口统计及预测，1990—2050 年，中国的老年人口持续增长。如图 1-1 所示。

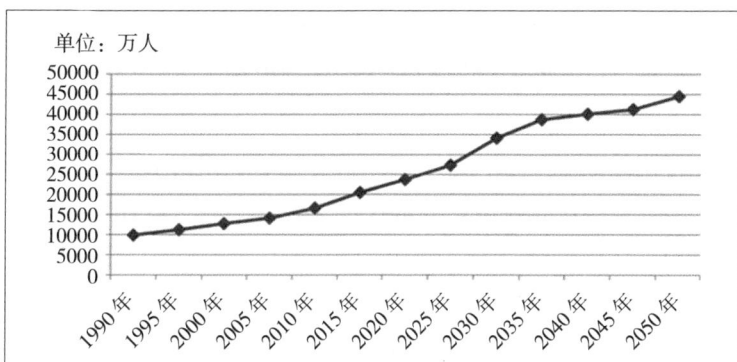

图 1-1　中国老龄人口增长趋势图

社会经济的高速发展、人们收入的持续提高、社会老龄化现象的日益加剧这三大因素促使人们更加关注生态、呵护健康，休闲养生将成为一种重要的生活方式和社会发展趋势。

第二节　本研究的意义

一、健康产业的发展机遇

随着经济发展和社会进步，人们的生活方式和生活理念正发生着重要的转变，保健意识日益增强，如何提高生命质量、实现高品质的健康生活，已成为全人类普遍关注的问题。健康产业正是在这种大背景下，作为一种拥有巨大市场潜力的、与人类健康紧密相关的生产和服务业态，受到了世界各国的普遍重视。2002 年，保罗·皮尔泽在他的专著《财富第五波》中指出，继汽车业和个人计算机业之后，下一个兆亿美元产业，将归功于生物和细胞生化科技的突破，他认为健康产业将引发全球财富第五波。这个论断一经提出就曾引发了全球政治、经济、文化等各界人士的高度关注和讨论。21 世纪以来，健康产业以其迅猛的发展态势验证了保罗·皮尔泽的论断，同时也说明，人类社会对健康和健康产业的认知正在逐步深入。

（一）健康产业成为经济发展新引擎

当前，健康产业在一些发达国家已经成为推动经济发展的支柱力量，其带来的经济效益和社会效益得到世界各国的关注。发展健康产业对于保护公民健康权益、带动经济增长、优化经济结构、提升国家综合国力和国际竞争力都具有重要作用。美国、日本，以及欧盟国家和地区纷纷推出相关政策，将健康产业纳入国家未来发展的战略性产业，并给予重点支持，投入大量资源专注健康科技领域的发展。世界银行统计数据显示，日本健康产业的增加值占 GDP 比重已超过 10%，发展健康产业是日本经济发展战略布局中的关键环节，日本拥有专业水平完善的社区医疗服务和独立的保健系统，为社区居民提供疾病预防与医疗保健等相关服务；英国向全民提供免费的医疗服务——NHS（National Health Service），以社区保健服务为主，为公民提供健康管理服务；美国作为世界上健康产业最发达的国家，2015 年美国健康总产值占 GDP 比重已经达到 17.8%。

（二）我国健康产业市场需求潜力巨大

随着我国经济的快速发展，人民生活水平迅速提高，国民的健康意识逐渐觉醒，加之人口老龄化趋势和亚健康人群规模的扩大，健康服务需求显著增加。一方面，慢性病和亚健康人数增加。目前，我国以肿瘤、心脑血管疾病、精神疾病为主的慢性非传染性疾病所带来的疾病负担逐年加重，高额的医疗费用带来了沉重的负担，与此同时，亚健康人群增加。据前瞻产业研究院的分析报告显示，我国内地城市白领中 76% 处于亚健康状态，近六成以上处于过劳状态。另一方面，人口老龄化速度加快。随着老年人口占比越来越大，老年医疗服务市场需求也在快速增长。至 1999 年我国迈入人口老龄化社会以来，老龄化程度不断加深，如图 1-2 所示，据我国相关部门发布的统计数据显示，截至 2019 年底，全国 65 周岁及以上老年人口 17603 万人，占总人口的 12.6%。目前，我国健康产业的发展仍处于起步阶段，面对老龄化趋势加快、慢性病高发，亚健康状态普遍的现状，我国医疗保障体系不够完善、健康产业体系不健全、人力资源匮乏、自主创新能力不强的问题突出，同时也说明我国健康产业发展还有巨大的市场需求。

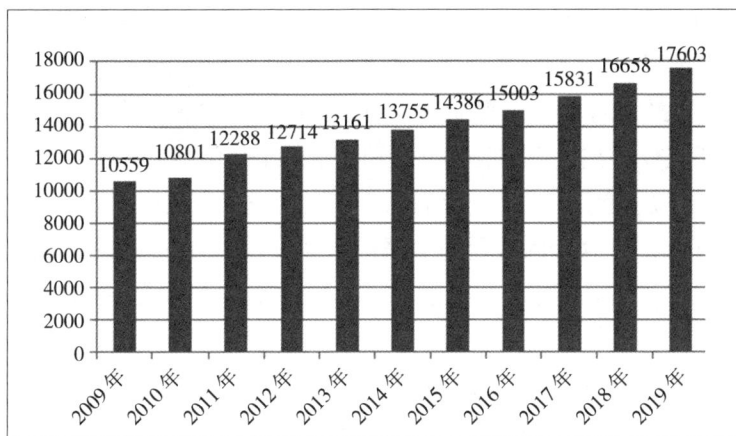

图 1-2 我国 65 周岁及以上老年人口数量（单位：万人）

二、发展健康产业的意义

我国健康产业起步较晚，发展还处于起步阶段。党和政府对健康产业高度重视，2016 年 3 月，我国发布了"十三五"规划纲要，将健康中国上升为国家战略，随后在同年 8 月 26 日发布了《"健康中国 2030"规划纲要》，明确了我国今后 15 年推进健康中国建设的行动纲领，意味着我国政府对健康问题的重视上升到了前所未有的高度。我国健康产业在发展过程中面临诸多问题：我国目前整体投入不足，医疗保险市场化程度较低，过度医疗、以药养医的现象普遍存在；医疗服务、保险机构行业之间没有形成一体化的医疗服务网络，造成医疗资源浪费；社区及农村乡镇医疗资源相对不足，利用率低；健康产业科技创新力量相对薄弱等，这些现象严重制约了健康产业的发展。

在现今社会中，充斥着各种各样危害人们身体健康的因素。一是因政府监管漏洞，在市场上流通着各种各样不合格的食品和药品，对人们身体健康造成了直接的伤害。二是掠夺式的发展造成环境的日益恶化，例如造成大气、水土、食物的污染，直接影响人们生存环境。三是随着经济发展和养生理念的缺失，不健康的生活方式，例如过度饮食、垃圾食品饮料、通宵熬夜、饮酒过度、缺少运动等，也间接导致身体的"亚健康"。

据世界卫生组织一项全球性调查结果表明，全世界真正健康的人仅占 5%，经医生检查、诊断有病的人也只占 20%，75% 的人处于亚健康状态。有关资料显示，在美国每年有 600 万人处于亚健康状态，成年人占 25%—48%。在亚洲地区，处于亚健康状态的比例更高，不久前日本公共卫生研究所的一项新调研发现，接受调查的数以千计的员工中，有35%的人正忍受着慢性疲劳综合征的困扰。根据相关调查，我国的亚健康人数约为6亿，占据全国人口总数的45%左右。同时，有关专家指出，亚健康人口主要集中在大中城市的"白领"阶层。当前，亚健康不仅仅影响人们的身体健康和日常的工作学习，由于亚健康已经诱发了大量重病的患病概率，已严重影响到了广大人民群众的生命安全和生活质量；所以通过依托人民群众广为接受的中医调理手段，大力发展中医健康养生产业，引导广大人民群众培养健康养生的意识，参与到各类健康养生活动中，对提高人们身体素质、改善人们生活质量、延长寿命，有着极其重要的积极作用。

为推动健康服务业发展，国务院颁布了《国务院关于促进健康服务业发展的若干意见》（国发〔2013〕40号），强调加快健康服务业发展，建立完善的健康服务体系，可以有效提高国民的健康水平，是改善民生、深化改革的必然要求；同时，能够优化产业结构调整、促进经济方式转变，是促进就业、扩大内需的重要举措，对于推动经济发展、促进社会和谐具有重大意义。

发展健康产业是转变生产方式、优化经济结构的重要举措，在全球化背景下，发展健康产业应该放眼世界，着眼本土。积极吸纳、借鉴美国等世界发达国家的成功经验和做法，制定科学合理的健康产业发展战略，分析研究国外健康产业的运行体系和运行模式，深入研究健康产业快速发展的影响因素，总结对我国健康产业发展有利的启示，对推动我国健康产业发展具有重要的意义，这也是本书写作的意义所在。

第三节　国内外研究现状及分析

关于健康产业相关理论，国内外学者都做了丰富的研究，笔者分别从国内和国外学者的研究成果加以梳理与分析。

一、国内研究现状及分析

国内学者在健康产业相关的研究领域做了大量的研究，为我国健康经济学的发展做出贡献。各学者虽然研究侧重点各有不同，但基本上主要集中在健康产业概念的界定、健康产业发展现状及存在问题的研究、健康产业投资与经济增长耦合关系的研究、健康产业投资发展评价指标体系的构建、健康产业投资发展对策的研究五个方面。

（一）关于健康产业概念的界定

伴随着人们对健康概念的理解由原来的没有"缺陷"或者"疾病"，扩大到心理、社会、人文、经济等领域，国内学者对于健康产业概念的界定也是一个内涵和外延不断丰富的过程。姚运鸿采用描述性的方法阐述对健康产业概念的理解，提出健康产业涉及农业、医药卫生、环保、保健、休闲娱乐、旅游等产业，即认为与健康相关的生产性和服务性的产业都可纳入健康产业的概念范畴。宫洁丽、王志红等提出健康产业包含与之相关的生产经营和配套的健康服务内容。生产经营指相关产品的制造和经营，健康服务活动即指医疗卫生服务、休闲健身、健康管理、健康咨询等相关服务。刘治君、裴敬等（2015）提出健康产业是同健康直接相关抑或间接关联的全部经济活动。国家统计局在《健康产业统计分类（2019）》中给出了健康产业的定义，即健康产业是指以医疗卫生和生物技术、生命科学为基础，以维护、改善和促进人民群众健康为目的，为社会公众提供与健康直接或密切相关的产品（货物和服务）的生产活动集合。由此，学术界一般认为，广义的健康产业的内涵等价于健康行业，既含有公益性组织，也包含非公益性组织。狭义的健康产业着重强调其盈利属性，更加看中其经济性质，是指以盈利为目的，从事健康产业产品制造与经营、提供健康服务和传播健康产业信息的独立经营、自主核算的产业集合。

（二）关于健康产业发展现状及存在问题的研究

国内学者整体上都认为我国健康产业呈现总体发展良好的状态，具体表现为产业体系日臻完善、产业链不断延伸、产业融合初见端倪、产业布局逐步展开，产业投资热情高涨等发展现状及态势。

尽管我国健康产业呈现欣欣向荣的发展态势，但是基于对我国未来健康产业高质量发展的美好希冀，国内不少学者针对当前我国健康产业发展存在的一些问题和不足也进行了深入研究。王荣荣等揭示了我国健康产业在快速发展过程中，还存在健康产业供给不充分及产业融合水平、产业发展要素和产业集群效应相对不足等一连串难题。鲍勇等概括了我国健康产业发展较为滞后，具体表现为配套服务不足、中医药制造产业水准较低、医疗卫生服务地区发展不平衡和养老服务产业规模偏小等的现状。李佳朋等根据空间数据探索分析（ESDA）的方法对我国健康产业发展水平的空间分布特征进行研究，认为我国省际健康产业发展水平尚存空间差异。常金良等认为我国健康产业投资存在着占 GDP 的比重还较小、城乡差距较大等问题。

（三）关于健康产业投资与经济增长耦合关系的研究

国内学者对于健康投资与经济增长耦合关系的研究相对较多，且国内学者们一般将健康投资视为健康人力资本投资。张芬、付波航、杨子潞、孙焱林和唐力翔等学者通过实证研究，都认为健康投资对经济增长具有显著的溢出效应，但张芬、付波航、孙焱林和唐力翔等学者都认为这种溢出效应存在着地区差异性，且呈现东、中、西部依次递减趋势。同时，唐力翔认为，我国各个地区内部之间健康投资的经济增长效应同样存在着一定的差异，例如我国东部地区的河北省和海南省健康投资的经济增长效应相对一般，相比其他省份有着较大的差异。龙海明等通过实证研究，得出健康投资对经济增长具有显著的推动作用。顾雪兰等则认为在短期内，健康投资同经济增长之间的关系为负相关，而在长期内则存在着正向变动关系。王恒丽等学者通过在经济学模型当中引入健康投资，得出健康投资对经济增长具有显著的推动作用，但是健康投资的增加也会导致其他资本的挤出效应的结论。马小利等通过实证研究考察了健康投资效益、经济增长情况和卫生费用投资水平这三个变量所存在的动态关联，得出短期内健康水平的提升会对经济增长产生明显的正向效应，但长期内却相反的结论。

（四）关于健康产业投资发展评价指标体系的构建

由于我国健康产业投资发展起步较晚，且当前我国健康产业仍以医疗健康产业为主，到目前为止国内较少有学者对于健康产业投资发展评价指标体系进行综合性与系统性的构建。

汤炎非等选取医疗服务、健康商业保险、市场化养老、药品与器械和健康新业态五项指标作为其构建健康产业指数的基本指标，并为各指标分别设置了30%、15%、15%、20%和20%的权重。王秀峰等在构建"健康中国"建设监测评估框架时选取了人均预期寿命、5岁以下儿童死亡率、孕产妇死亡率、重大慢性病过早死亡率、个人卫生支出占卫生总费用的比重和地级及以上城市空气质量优良天数比例等作为基本评价指标。杨子潞以医疗产业、医药产业、保健品产业、健康管理服务产业和健康养老产业作为健康产业发展的指标，并得出我国健康管理服务产业对于经济增长溢出效应最为显著，医疗产业和保健品产业表现为次显著，医药产业和健康养老产业则最不显著。

总体而言，国内学者对于健康产业投资评价指标的选取上，主要集中在健康医疗产业和健康服务业，而对于包含经济环境、文化环境和社会环境的健康产业环境、健康科研与技术以及健康人才教育与培养等方面有所欠缺。

（五）关于推动我国健康产业投资发展对策的研究

王荣荣等基于现阶段我国健康产业投资发展中存在产业供给、产业融合、产业集群和产业要素等方面的不足，提出要加强顶层设计、健全产业政策、推进健康产业深度融合，加快健康产业集约集聚发展、加快形成全球化发展路线，补足要素短板、夯实产业基础等对策建议。鲍勇等针对我国健康产业配套服务不足、医疗卫生服务地区发展不平衡和养老服务产业规模偏小问题，提出了我国健康产业发展应在国家支持的前提下，提升居民健康意识、做好医疗资源均衡配置和实现健康产业多样化供给等对策建议。邢鸥等通过总结日本健康产业发展的经验，认为我国发展健康产业应在政府机构的带动下同科研机构、企业等社会群体开展合作。倪郭明、海青山、张伯礼、李江等学者认为我国应顺应时代发展大健康产业，而且，倪郭明提出大健康产业发展应开发地区龙头企业作为核心助力，延长健康产业的产业链、扩充健康产业规模，吸引高端人才，打造核心技术优势领域，并为高端人才做好配套服务，以才引才。

二、国外研究现状及分析

关于健康产业相关理论的研究，国外学者与国内学者的研究领域和观点有共通之处，但也有所不同，笔者主要从健康产业内涵的界定、健康产业发展的现状和问题的研究、健康投资对经济增长影响的研究、健康产业发展模式的研究四个方面进行梳理和分析。

（一）关于健康产业内涵的界定

国外到目前为止仍没有关于健康产业内涵的权威界定。保罗·皮尔泽用"wellness industry"一词表达健康产业，认为健康产业指的是针对健康（未患病）人群的产品和服务，可以帮助他们感觉更健康、舒心、减缓衰老或在疾病发生前预防疾病，所表达的健康是指在人的主观能动性作用下，侧重于通过保健方法（而非医疗行为）所达到的更加良好的健康状态。罗伯特等用"health industry"一词表达健康产业，提出无论是公立、私营抑或是营利、非营利机构，其所提供的健康服务项目兼属健康产业，包含医疗卫生服务、疾病预防控制等产业合集。保罗·皮尔泽指出健康产业既包括疾病产业，也包括保健产业，同时指出疾病产业是治疗患者，而健康产业是为健康的人提供预防疾病和提高生活质量的积极服务。贝恩德·埃贝勒（Bernd Eberle）指出健康产业涵盖领域众多，涉及健康食品、医疗卫生服务、康养美容、休闲健身、健康咨询等多个方面，与人类生产生活密切相关。

（二）关于健康产业发展的现状和问题的研究

Edingtond W 等指出日本健康产业前景广阔且发展快速，以食品健康产业为例，就有共 60 多万名专业营养师为不到 2 亿人服务。Pierce 指出随着医疗保健需求的饱和化和组成角色的模糊化，健康产业将经历一个逐渐趋同的过程，最终这种趋同将重塑健康产业的未来。Pierce 预测变化的驱动因素可能是不断恶化的公共卫生、低劣的质量和安全以及负担不起的医疗保健等。这不仅会影响每一个供应商的未来，也会显著影响这个行业的核心部分——患者。

Welch K. 指出在美国，较低的收入水平是妇女获得医疗保健的障碍，导致妇女的健康状况较差。Adam B. 等认为近 10 年来，数字健康产业发展迅速，在未来没有数字健康影响的医疗保健将很少。Adam B. 等通过对 2011—2018 年接受公开披露资金的美国数字健康产业群体进行了截面研究，发现在这一新兴产业中，大多数企业侧重于疾病的管理，少数企业侧重于预防或检测。Eide A. H. 等认为边缘化和弱势群体在获得保健方面面临问题，特别是低收入国家的获取问题。通过对苏丹、纳米比亚、马拉维和南非共 9307 人参加的人口进行住户调查，抽样战略是在每个国家选定的地理区域内分两阶段进行整群抽样，结果表明缺乏交通、服务的可获得性，药品或设备不足以及成本是获得服务的四大障碍。这项研究还表明，在感知的障碍方面有很大差异，主要反映了参与国之间的社会经济差异。Leach M. J. 等通过对南澳大利亚区域进行卫生调查，共收集了 2017 年 4 月至 2018 年 3 月消费者对医疗器械的利用、期望和体验的相关数据，发现较偏远地区接受常规服务与治疗的人数比例较低，但较偏远地区接受补充医疗服务 / 治疗的人数比例较高。Islam S. 等认为新兴经济体的政府在试图满足患者对实时访问在线健康信息日益增长的需求时，面临着许多挑战和相互竞争的优先事项，而在这方面，在线保健服务正在发挥重要作用。Kearly A. 等也认为远程保健是一种机制，可增加获得预防和专业保健的机会，特别是对于农村和服务不足的地区与社区。除了临床护理外，远程保健还可用于提供公共卫生服务、卫生教育和增进人口健康，并认为确保一个国家拥有充足的远程保健基础设施，包括充足的宽带接入和远程保健网络，是推进全州远程保健的基本组成部分。

（三）关于健康投资对经济增长影响的研究

在有关增长理论的文献中，国外较少有学者关注健康与经济增长之间的关系的领域。Michael Grossman 用微观经济学的研究方法探究了健康投资同经济二者的关系。不同于前人对健康需求的研究被认为取决于价格、收入和"口味"。在 Michael Grossman 的模型中，人们在某种程度上选择健康水平，就像他们选择其他"商品"的消费水平一样，年龄和受教育程度等变量会通过更改健康的"价格"影响需求。Robert Barro 构建了一个包含健康投资、教育投资以及物质资本投资的三部门新古典模型，把教育与健康投资同时引入生产函数，研究健康人力资本、教育资本和物质资本之间的相互关系。Van Zon A. 等通过将健康水平同时引入生产函数和效用函数系统分析了健康人力资本对经济增长的作用，并指出健康可以通过提高劳动生产力，提高个人效用水平，但是增加个人寿命可能会引起人口老龄化问题，因此得出长期内健康人力资本或将对经济增长产生抑制作用的结论。Shi L. 等学者证明了强有力的初级健康系统能够提升个体和总体健康水平，并从总体上降低特殊健康问题的健康服务成本，从而促进经济增长。Barro R. J. 在新古典主义增长模型中纳入了健康资本的概念，分析了健康与经济之间的双向因果关系，并认为良好的健康水平倾向于直接或间接地促进经济增长。如在给定的劳动时间、物质资本以及工人就学和经验的前提下，健康状况的改善会提高工人的生产率。同时，健康状况的改善还减少了死亡和疾病，从而降低了人力资本的有效折旧率，对生产力产生了进一步的间接积极影响。

（四）关于健康产业发展模式的研究

［E.G. Tsacle 等描述了一个专家（SPC）系统的开发，该系统旨在建议医院人员如何使用不同类型的控制图，并认为其可有效促进医院采用持续质量改进（CQI）的技术和方法。］Gaynor M. 等认为医疗服务行业将经历产业结构的持续演变，并且将来会形成医疗卫生服务、医疗人力资源等重要产业。Kumar A. 等通过分析健康产业如医养产能当中采用采购绩效管理系统这一模式的优点，认为医院应该从结构和环境、供应链中发生的活动和流程，以及最后从时间、质量、生产率和成本等方面衡量供应环节的一般指标来描述医疗保健供应链中的组成部分。

Jarrett P. G. 通过对国际卫生保健后勤环境进行诊断性调查，并确定监管政策或行业程序是否阻碍了准时制（JIT）系统的实施，然后建议通过实施 JIT 实现的业务改进系统。结果发现医疗服务市场必须重组改革，鼓励更大的价格之间的竞争优先权。Celia Iriart 研究了金融、制药、监管等所面临的挑战，并认为人们的治疗费用可以由公共部门、雇佣者和被雇佣者等共同支付，提出要促进卫生部门的健康发展。Özgen Narci 等通过实证得出土耳其的医院效率没有受到医院之间竞争激烈程度的影响的结论。E Alén 等通过对老年人休闲时间的调查，发现随着生活方式的改变，当下的老年人比前几代人更以休闲为导向。并得出结论，老年人比年轻人占有更多的健康产业市场，并提议应当多加关注老年人的健康旅游。Wemmer F. 通过研究开放式创新对非营利性体育俱乐部发展的影响，发现实施开放式创新，有利于提升非营利性俱乐部的创新效能，从而促进体育健康产业的发展。Choi Eun Mi 与 Kim Kyoung-Lee 等都揭示了韩国应该发展特色的医疗旅游产业，打造一种中西医结合的疗养医疗服务发展模式。Gukas N 认为可以考虑引入政府和企业之间的互动机制，即公私伙伴关系（PPP）来解决卫生保健领域积累的问题。

第二章　健康及健康服务业发展理论分析

第一节　健康的相关理论

一、对健康的认知

健康对个体的一生至关重要，可视其为人们最为重要的需求。健康具有重要的作用，它不仅影响到个人、家庭乃至整个社会对基本资源的获取，而且影响到一个民族的兴旺。

健康的内涵最初是"一维"的，指的是生理上没有疾病的状态。随着时代的进步、社会的发展和医学的进步，人们逐渐赋予健康新的含义。之后，人们对健康的理解有所扩展，逐渐提出了"二维"的健康概念，认为健康不仅仅体现在身体状况处于良好状态上，而且体现在精神方面的良好状态上。《韦氏大辞典》对健康的定义做出了解释，认为健康是在身体和心理两方面表现出的良好状态。到了现代，世界卫生组织（WHO）扩大了健康的范围，认为健康不仅仅指身体上没有疾病或损伤，还包括了在心理、生理和社会各个方面都呈现的良好状态。因此，WHO 对健康的界定延伸到了"三维"视角。世界卫生组织在 1984—1989 年又提出了"四维"的健康理念，在"三维"健康概念的基础之上添加了更高层次的健康理念，即将道德上的完满状态也纳入健康的概念中，形成了"四维"的健康观。然而，如果从健康的这四个维度判断，各个国家几乎都不存在完全健康的人。因此，WHO 对健康的定义受到了质疑，人们认为"四维"的健康观难以实现。

之后，幸福和自由也被融入健康的概念中。Evans、Stoddart 丰富和完善了健康概念。他们认为健康还应该包含健康的功能、健康的满足感。健康是与疾病相关联并且相对立的概念。疾病是人体生物功能的失调，而健康是生物功能的正常状态，它与疾病对人们身体状况、精神状态、社会和职业功能的影响相关联。Kindig 较为全面地概括了影响健康的因素，认为遗传、环境、医疗等多因素决定了健康。

我国要全面建成小康社会，离不开全民族健康素质的提升。健康素质的提升不仅反映在人均预期寿命的增加上，还体现为生理和心理均处于良好的状态；不仅强调人们生命质量的提高，还关注人们在道德、自由和幸福感等方面呈现出的完好状态。

通过对健康定义的观察，不难发现，健康的内涵在不断变化与逐步丰富，这体现着人类对于健康观念与认识程度的变化。具体而言，包括以下几个方面：第一，健康的内涵范畴在不断扩大，由躯体、心理、社会的三维逐步扩展至躯体健康、心理健康、社会适应度与道德健康的四维，健康理念越来越趋于完整全面；第二，健康的关注焦点在逐步外延，由个体健康向整个社会扩展，从个体、家庭、社区、城市乃至人群与全社会的健康发展，彼此之间形成增强回路与正向循环；第三，健康的生命周期不断扩展，对于健康状态的关注已逐步覆盖生命的全周期，从婴儿、青少年、成年、老年直至死亡，生命的全周期中均面临着不同的健康风险，也由此产生了不同的健康理念与知识技术，共同推动了健康的发展进步；第四，健康的供需关系由消极被动向积极主动转化，以往人们往往是在发生疾病之后才会关注健康问题，但是今天的国民健康意识普遍提升，越来越多的人开始主动了解与学习健康知识、掌握健康技能，健康需求也逐步个性化与多元化。与此同时，越来越多的健康服务开始出现，国家的健康战略也在将预防与发展作为重点，人民健康正在成为每个国家医疗卫生战略的核心。

二、发展健康的意义

健康，不仅是关乎每一个人的切身利益，更是关乎国计民生的重要因素。毫不夸张地说，一个健康良好的国民群体是任何国家实现发展与繁荣的坚固基石。习近平总书记明确指出："没有全民健康，就没有全面小康。"可以说，享有健康是每个人的基本权利，而促进医疗卫生则是政府的职责。每个人的健康最终会推动整个社会与国家的健康发展，而社会与国家的健康发展则同样会为个人获得健康提供平等机遇与充分保障。

从个人和家庭角度而言，享有健康是每个人的基本权利，拥有健康是每个人能够获得成功与幸福的基础，每个人的健康也是每个家庭幸福美满的基本前提。无论是作为劳动力还是作为退休人员，无论是青少年、青壮年还是老年人，都有着对于健康的基本需求，其人力资本的积累与自我价值的实现都需要健康的基本保障。健康的缺失有可能会对一个人、一个家庭乃至整个社会造成重要影响，特别是中国 2020 年初所暴发的新型冠状病毒疫情，更加印证了这一点。没有健康守护的一切成功与幸福，就仿佛是在沙滩上堆砌的城堡，看似美好坚固，然而在真正的风险面前则是脆弱不堪、一冲即垮、一触即溃。一个生命从诞生至终结皆有健康相随，健康纵贯每一个生命的全周期，是每一个个体能够实现自身价值的基本保障。同时，健康也是需要维护与管理的，每一个人都应当是自身健康的第一责任人，每个人都应当积极主动地学习健康知识、掌握健康技能、保持健康行为，努力提升自己的健康素养与健康能力，通过个人的自主自律，养成健康的工作方式与生活方式，将健康融入自己的全生命周期之中，最终不断延长自身的健康寿命与健康质量，从而为全民健康与全面健康打下最为坚实的根基，为实现与促进个人的全面发展提供最基本的保障。

从社会与国家角度而言，保障个人能够平等获得覆盖全生命周期的健康，使其可以实现具有幸福感的生活状态，这是社会、政府与国家的责任。一方面，对于社会与政府而言，能否有能力构建促进健康相关产业发展平台与完整体系，能否具备提供充足与高质量的医疗卫生服务与健康保障服务的能力，都将直接关系到一个国家政府的公信力与社会稳定。最好的例子就是中国在应对新冠疫情中的实践经验，如果政府只是以单纯的行政手段封锁城市，却没有足够的能力提供相应的、成体系化的医疗支援力量与生活保障力量，试问中国的战疫与抗疫又如何能够取得今天的战果？另一方面，国民健康不仅是国家经济发展的重要保障与基础动力，更是民族昌盛和国家富强的重要标志。众所周知，劳动力是经济发展的基本要素，而个人则同时具备着劳动力、消费者与人力资本的多重角色，但健康是个人价值得以实现的重要保障，健康通过提升个人的寿命与生活质量，不仅能够延长学习与工作的时间、提升工作效率、降低工作成本，从而促进经济发展，更是能够启动和维系国民健康与国家发展之间的正向循环。健康的劳动力推动着国家经济的健康发展，而国家的发展则有利于保障每个人拥有健康的权利。如此反复的正向激励机制一旦形成，两者间的飞轮效应就会不断驱动着国家与个人向前发展，最终走向国民健康、社会和谐与国家复兴的共赢局面与美好未来。

三、健康的指标与影响因素

世界卫生组织规定，衡量一个国家或者地区的国民健康水平有三项指标，即人口平均期望寿命、孕产妇死亡率和婴儿死亡率。本章在分析国民健康水平时，除了采用上述世界卫生组织规定的三项指标外，还分析了其他衡量国民健康水平的指标，即居民两周患病率和慢性病患病率。

（一）期望寿命

期望寿命通常指人们在 0 岁时的预期寿命，也称作平均期望寿命，一般用"岁"来表示。期望寿命指的是在特定的死亡率水平之下，活到确切年龄 n 岁后，还可以继续生存的年数，其长短取决于各个年龄段死亡人数的比例。用出生期望寿命来衡量居民的健康水平和死亡状况，在一定程度上反映了某个地区的社会经济发展水平和医疗卫生服务水平。根据《中国统计年鉴》的数据可知，1981年，全国居民的平均预期寿命为67.77岁，其中男性和女性的预期寿命分别为66.28岁和69.27岁。2000年，全国居民的平均预期寿命达到71.40岁，其中男性群体的预期寿命为69.63岁，女性群体的预期寿命为73.33岁。2015年，全国居民的平均预期寿命有大幅度提高，达到76.54岁，其中男性的预期寿命达到73.64岁，女性的预期寿命达到79.43岁。比较来看，男性的预期寿命相较于女性的预期寿命要短。随着时间的推移，无论对于男性群体还是女性群体，其平均预期寿命都明显提高。图2-1是由《世界卫生数据库》记录的2000年以来新生儿的预期寿命，平均预期寿命有所提升，女性预期寿命略高于男性。

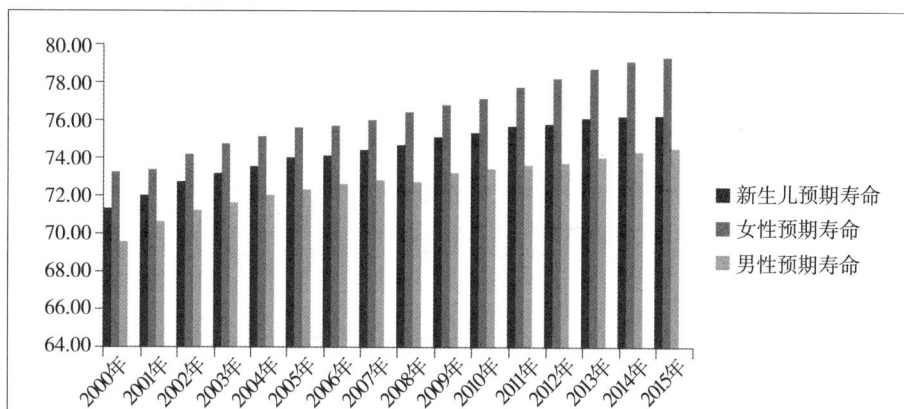

图2-1　2000—2015年我国新生儿预期寿命
数据来源：《世界卫生数据库》

（二）孕产妇死亡率

孕产妇死亡率表示为每万例活产或每10万例活产中孕产妇的死亡数，其分母多以万或者10万计。该数值包含了产妇从妊娠开始到产后42天之内，由于各种原因（除意外事故外）而引起的死亡。1991年，我国平均的孕产妇死亡率为80/10万，其中城市地区和农村地区的孕产妇死亡率分别为46.3/10万和100/10万。到了2005年，我国平均的孕产妇死亡率为47.7/10万，其中城市地区的孕产妇死亡率为25/10万，低于农村地区的孕产妇死亡率53.8/10万。从时间趋势来看，城乡之间孕产妇死亡率的差距在缩小。到了2012年，全国平均的孕产妇死亡率下降到24.5/10万，其中城市地区和农村地区的孕产妇死亡率分别下降到22.2/10万和

25.6/10 万，城市地区和农村地区在孕产妇死亡率方面的差距进一步缩小。图 2-2 显示了 1991—2012 年我国孕产妇死亡率的趋势，可以发现随着时间的推移，全国范围以及城乡地区的孕产妇死亡率都明显下降，并且城乡之间孕产妇死亡率的差距在逐渐缩小。

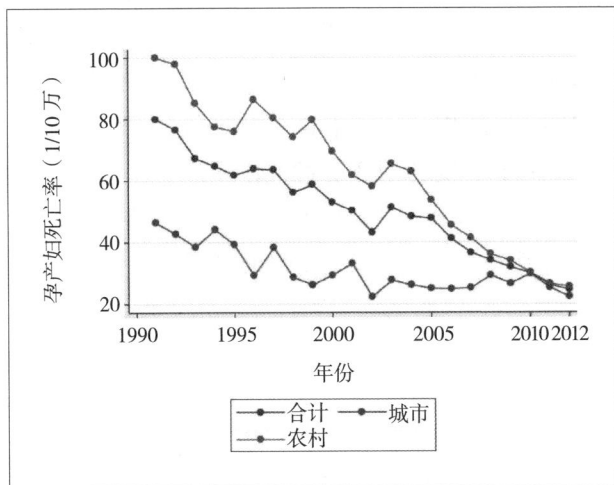

图 2-2　1991—2012 年我国孕产妇死亡率的趋势

数据来源：《中国卫生统计年鉴》

（三）婴儿死亡率

婴儿死亡率指的是婴儿出生后不满周岁死亡人数在所有婴儿出生人数的占比，使用千分比表示。婴儿死亡率不仅能够反映一个国家国民的健康水平，而且能够反映社会经济发展水平。1991—2012 年，我国婴儿死亡率逐年降低。1991 年全国平均的婴儿死亡率为 50.2‰，其中城市地区和农村地区的婴儿死亡率分别为 17.3‰和 58‰。相较于农村地区的婴儿死亡率，城市地区的婴儿死亡率相对较低。2000 年，全国平均婴儿死亡率降为 32.2‰，城市地区的婴儿死亡率较 1991 年下降了 5.5‰，为 11.8‰；农村地区的婴儿死亡率较 1991 年下降了 21‰，达到 37‰，下降幅度较大。城市地区和农村地区的婴儿死亡率随着时间的推移差距在缩小。2012 年，全国平均的婴儿死亡率进一步降为 10.3‰，城市地区和农村地区的婴儿死亡率分别降为 5.2‰和 12.4‰。尽管城市地区和农村地区之间的婴儿死亡率仍然存在差距，农村地区的婴儿死亡率高于城市地区，但是这种差距在逐渐缩小。图 2-3 显示了 1991—2012 年我国全国范围以及城乡地区婴儿死亡率的变化趋势。

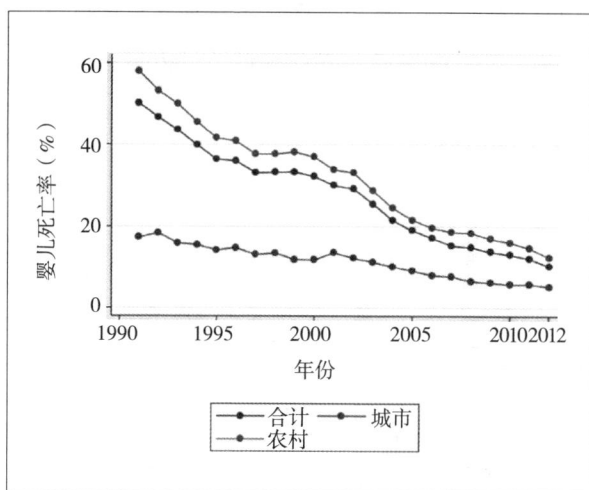

图 2-3　1991—2012 年我国婴儿死亡率的趋势

数据来源：《中国卫生统计年鉴》

（四）两周患病率

两周患病率是指被调查居民中两周内患病人数或者人次数占被调查所有居民数量的比例，通常使用百分率或千分率来表示。该指标是常用的反映卫生服务需要的指标之一，也是衡量健康水平的指标。根据《中国卫生统计年鉴》的统计数据，如图 2-4 所示，1993 年调查地区居民两周患病率为 140.1‰，其中城市地区的两周患病率为 175.2‰，农村地区的两周患病率为 124.4‰，男性的两周患病率为 128.4‰，低于女性的两周患病率 151.9‰。2008 年，调查地区居民的两周患病率为 188.6‰，其中男性和女性的两周患病率分别为 170.4‰和 206.8‰，城市地区居民的两周患病率为 222‰，高于农村地区居民的两周患病率 176.7‰。2013 年，无论是整体的两周患病率，城市地区和农村地区的两周患病率，还是男性和女性的两周患病率，都低于 30‰。对比历年不同群体的患病率可以看出，女性的两周患病率高于男性，城市地区的两周患病率高于农村地区。居民的患病率随着时间的推移而逐渐降低。

表 2-1 表示的是 2003 年、2008 年和 2013 年监测地区低收入人口的两周患病率。由表 2-1 可知，2013 年全部人口的两周患病率为 24.1%，而低收入人口的两周患病率为 26.7%，高于全部人口的平均值。城市地区全人口的两周患病率为 28.2%，而城市地区的该值略低于城市全部人口的平均值。农村地区低收入人口的两周患病率为 26.2%，明显高于农村全部人口的两周患病率。2003—2013 年，城市地区低收入人口的两周患病率由 15.4% 上升到 27.1%，上升幅度略低于城

市地区全部人口两周患病率的上升幅度，农村地区低收入人口的两周患病率由16.3%上升到26.2%，上升幅度高于农村地区全部人口两周患病率的上升幅度。

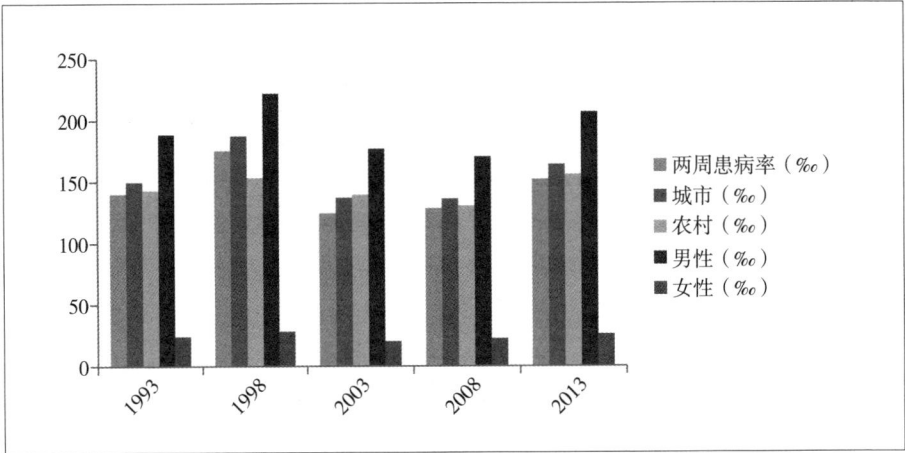

图2-4　1993、1998、2003、2008、2013年调查地区居民疾病两周患病率（‰）

数据来源：《世界卫生数据库》

表2-1　不同年份调查居民两周患病率（%）

年份	合计		城市		农村	
	全部人口	低收入人口	全部人口	低收入人口	全部人口	低收入人口
2013	24.1	26.7	28.2	27.1	20.2	26.2
2008	18.9	21.8	22.2	21.2	17.7	22
2003	14.3	16.1	15.3	15.4	14	16.3

（五）慢性病患病率

慢性病患病率指的是调查前半年内调查的病例数占据调查总人数的比例，常用百分率或者千分率表示。该指标可以反映居民健康状况、疾病负担和卫生服务需求。慢性非传染性疾病由一系列的慢性病构成，包括癌症、心血管疾病、慢性呼吸系统疾病、精神病和糖尿病等，这些疾病具有潜伏期较长、病程较长、造成患者功能衰弱或丧失的特点。心血管疾病、糖尿病、肺癌和慢性阻塞性肺病等疾病是我国主要的慢性病。图2-5显示了我国1993、1998、2003、2008、2013年调查地区居民慢性病患病率。按人数计算，1993年调查地区居民慢性病患病率为169.8‰，其中男性和女性的慢性病患病率分别为152.3‰和187.6‰；城市地区和农村地区的慢性病患病率分别为285.8‰和130.7‰。按人数计算，1998

年调查地区居民慢性病患病率为 128.2‰，其中男性和女性的慢性病患病率分别为 141.6‰和 173.9‰；城市地区和农村地区的慢性病患病率分别为 200.9‰和 103.6‰。按人数计算，2008 年调查地区居民慢性病患病率为 157.4‰，其中男性和女性的慢性病患病率分别为 177.3‰和 222.5‰；城市地区和农村地区的慢性病患病率分别为 205.3‰和 140.4‰。女性和城市地区的慢性患病率分别高于男性和农村地区的慢性患病率。随着时间的推移，慢性病患病率在逐渐上升。

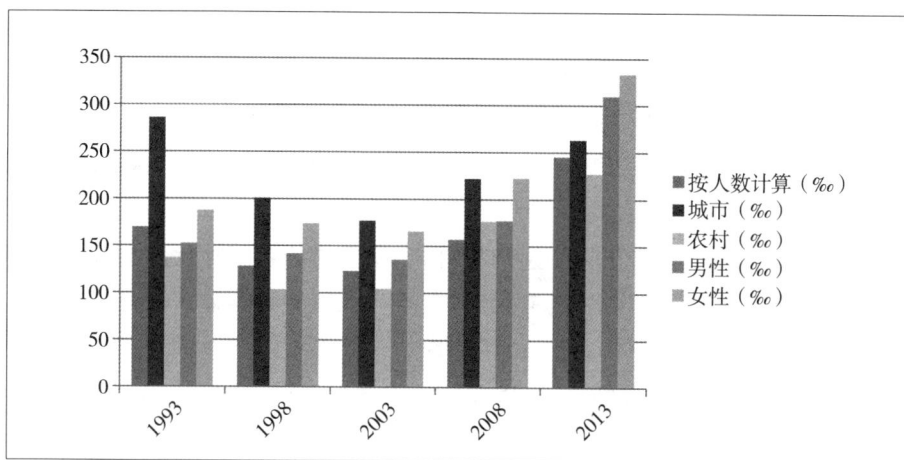

图 2-5　1993、1998、2003、2008、2013 年调查地区居民慢性病患病率（‰）
数据来源：《世界卫生数据库》

通过以上分析，可以看出随着人民收入和生活水平显著提高，国民健康状况得到了极大的改善，人均寿命不断增加，婴儿死亡率显著下降，健康状况的改善取得了巨大的进步。同时，健康不平等问题日益突出，表现在不同人群之间、不同区域之间、城市地区和农村地区之间存在健康差异。尤其是低收入人群面临较高的两周患病率和慢性病患病率，其健康状况较为严峻。

健康受到多种不同因素的影响，既包括个体的先天因素又涉及众多的后天因素，尽管各种研究表明，各种不同因素的影响力是不同的，但不可否认的是，健康是多种因素共同影响的结果。根据世界卫生组织的报告，决定健康的主要因素包括：社会与经济环境、自然环境以及个人的特征和行为。具体而言，影响健康的先天因素主要包含遗传基因与生理功能，后天因素则包含有生态自然环境、社会经济环境、医疗卫生条件、家庭生活环境、个人健康素养与行为习惯等。

影响健康的先天因素主要包含遗传基因与生理功能两方面，从人口的整体角度来看，先天因素对健康产生影响的概率相对较小。但从个体角度来看，一旦发生健康风险,其不良影响通常会比较严重。而且,我们较难对于先天因素进行改变或干预。

一方面,遗传基因在很多情况下对个体的健康起着决定性作用。通常情况下,基因对健康的影响主要体现在寿命、性别与疾病几个方面。在寿命上,每一个物种体内细胞的分裂次数是相对固定的,则其自然寿命在基因层面上而言,同样是相对固定的。根据遗传学的研究成果,人的自然寿命大约为120岁。在性别上,由于基因与生理结构的影响,女性的预期寿命普遍高于男性,两者间的平均差距在5岁左右,在医疗卫生条件较好的国家两者间的差距更大。在疾病上,主要包括遗传疾病与基因缺陷。前者主要指因致病基因所直接导致先天性的显性或隐性疾病,而后者则主要是由于基因缺陷所导致的某些特定疾病发病率增加的风险。另一方面,生理功能是影响个人健康水平的基础因素。生理功能对健康的影响主要体现在身体功能、免疫系统与新陈代谢几个方面。在身体功能上,伴随着年龄的增加,人体的各项功能会逐步地下降,基本体能、精神状态与身体协调性等方面均会受到影响,发生各种意外伤害与伤残的风险将会显著提升。在免疫系统上,由于细胞老化与身体功能下降的影响,免疫系统对于基因变异和细菌病毒的识别与抵御能力将会不断降低,因而癌症等恶性疾病的发病率将会不断提升,而人体对于各种传染病的抵抗力也会不断下降。这也是老年人群体通常是各种恶性传染病易感人群的主要原因。在新陈代谢上,由于衰老所导致的人体新陈代谢功能的下降,将会显著增加各种代谢疾病与慢性疾病的患病率,而这些疾病又往往会伴随着一系列的并发症,从而对健康造成重大影响。

影响健康的后天因素相对较多,主要包括生态自然环境、社会经济环境、医疗卫生条件、家庭生活环境、个人健康素养与行为习惯等。与先天因素相对应的是,后天因素的综合影响更为显著,而无论是从国家、社会还是个人的角度,对于后天因素的干预和改善是比较容易的,其效果也更为显著。

1. **生态自然环境**。人类作为一种生物,其归根结底是大自然的产物,同时也是自然界的一部分。人类在地球这一母体上生存,而地球则通过生物与环境的统一构造出生态系统,从而为全部生物提供庇护与保障。人类是生态环境中的一员,我们的生活与生态环境有着紧密联系与密切互动。各种研究都表明,一旦我们对生态环境造成影响与破坏,其最终势必会对我们自身产生不利影响,甚至会对我们的健康与生命造成威胁。比如,各种环境污染正在成为众多疾病的重要诱因,农药化肥的残留经由生物链的富集最终会损害我们的健康,对于野生动物的捕杀与食用等,不仅会破坏生物多样性与打破生态平衡,更会使得一些微生物"闯入"我们的生存环境,导致难以预料的不良后果,最典型的例子就是当前的新冠肺炎疫情。

2. 社会经济环境。除了作为一种自然生物，人还是一种社会动物。发展水平、收入水平、社会地位、教育程度、工作条件、居住环境、社会风气、伦理道德乃至治安环境等各种社会与经济因素都会对人的健康产生影响。首先，社会经济发展的整体水平是保障健康的基础，良好的经济发展水平与完善的社会基础设施，是一切健康服务得以存在与完善的物质基础和基本条件。其次，个人的收入水平与社会地位，是其能够获得医疗卫生与健康服务的重要条件和基本保障。各种研究普遍证明，一个人的健康状况与其收入水平往往呈现正相关关系。最后，个人的教育程度、工作及生活的环境以及社会风气等，同样也会对家庭与个人的健康状况产生影响。

3. 医疗卫生条件。当个人健康状况恶化，乃至发生疾病时，最直接的应对方式即是接受专业的医疗卫生服务，毫不夸张地说，一个国家医疗卫生技术的发展水平，与其国民的预期寿命与健康水平息息相关。通过此次的新冠疫情，这一点显得尤为重要。一国的医疗卫生条件涉及众多的产业与生产部门，是一个复杂多元的系统，与国家的整体国力联系密切，关系到国民的日常生活的方方面面。以当前的新冠疫情为例，首先就是对于公共卫生系统的考验，同时，医疗设施与医务人员的现有数量及发展水平，医学、病毒学、生物学与传染病学等相关学科的技术水平，相关医疗设备与医疗用品的生产能力，新型疫苗与药物的研发攻关能力，医疗保险制度对于医疗费用的负担能力等，这些都是医疗卫生条件的组成部分与重要体现。

4. 家庭生活环境。家庭是每个人最主要的生活环境之一，也是每个人的生活方式与行为习惯养成的最主要场所。家庭收入、夫妻关系、亲子关系、代际关系、亲属关系、居住环境、饮食起居等，都是与家庭生活环境相关的重要因素。有关研究表明，吸烟、饮酒、高糖高盐多油饮食等很多危害健康的不良生活习惯的养成，往往与个人的家庭生活环境有着密切关系。与此相对应的是，健康生活方式的养成，同样离不开家庭生活环境的配合与支持，家人的理解、配合与支持往往是个人改变生活方式与行为习惯的重要助力。

5. 个人健康素养与行为习惯。归根结底，每个人都是自己健康与否的最终责任人，因此，个人的健康和其自身的健康素养与行为习惯息息相关。世界卫生组织的研究表明，通常而言，个人的生活方式对于健康有着重要影响。一方面，一个人的健康素养是需要进行学习与培养的，这既需要个人健康意识的觉醒与发展，也需要政府与社会对于相关知识和服务的支持。另一方面，健康良好的生活习惯与日常作息的养成不仅需要个人的自觉，还需要科学的建议和指导。通过现代技术对于个人饮食习惯、作息规律、睡眠时间与质量、每日的运动量以及基本身体状况等健康大数据的收集分析，就能够根据针对个人健康情况的测量与量化数据，给予科学专业的建议与指导，帮助个人养成健康良好的生活方式与行为习惯。

第二节　健康产业相关概念界定

一、健康服务业的内涵

由于中国健康服务业的起步相对较晚，当前，学术界尚未对健康服务业的定义与内涵形成统一的观点和看法。

夏杰长、瞿华（2012）对健康服务业的定义是以生命技术和生物技术为先导，以健康至上理念为指导，涵盖健康检查、疾病预防、医疗卫生、营养健康、身体养护、健身娱乐、康复治疗与休养、身心与精神疗治等多个领域多产业集合，具有较强的综合性。凡是围绕和服务于人的生理和心理健康的服务部门均可纳入广义的健康服务业的范畴。他们的观点获得了当前学术界较为普遍的认可与接受，被众多学者多次引用。

而在国家层面，共有两份文件对健康服务业的内涵与范围进行了界定。第一，2013 年 10 月国务院印发的《国务院关于促进健康服务业发展的若干意见》（国发〔2013〕40 号），文件中指出：健康服务业以维护和促进人民群众身心健康为目标，主要包括医疗服务、健康管理与促进、健康保险以及相关服务，涉及药品、医疗器械、保健用品、保健食品、健身产品等支撑产业，覆盖面广，产业链长。这也是国家首次就"健康服务业"这一概念出台专项文件。第二，在这份文件为基础的指导下，2014 年 3 月国家统计局对外发布《健康服务业分类（实行）》，文件中指出：本分类规定的健康服务业，是指以维护和促进人类身心健康为目标的各种服务活动，主要包括医疗卫生服务、健康管理与促进服务、健康保险和保障服务以及其他与健康相关的服务。

综合上述观点能够发现，当前对于健康服务业的基本定义与内涵界定基本上是围绕"大健康"理念作为基础指引，以维护和促进人类健康的服务作为主要核心，对具体的范围与内涵则采取包容开放的态度。这既使得健康服务业具有了一定的包容性与开放性，为其相关理论的进一步完善与发展预留了空间；但同时也造成了内涵界定不明、外延随意扩大与范围模糊不清等问题，对于相关的研究也造成了一定的不利影响。

随着经济发展和社会竞争的日益激烈，患有慢性病和处于亚健康状态的人口比重逐年增加，加之人口老龄化趋势的加快，使得人们的健康意识不断提升，传统的医疗模式已经无法满足人们自身的需求，围绕个体及群体的心理、生理、社会、环境等多方面健康需求的产业快速聚集融合，形成了与人类健康密切相关的生产和服务业态，即健康产业。目前，健康产业还在发展过程中，其内涵和范围也处于动态完善阶段。但基于当前该业态发展实践来看，我们认为健康产业是以时代发展为背景，以生物技术和生命科学为先导，在人们经济水平和产业发展提升的基础上，以社会需求为前提衍生出来的一种全新的产业概念，涵盖健康管理、医疗保健、健康保险、健康食品、医疗器械、医疗旅游、养老产业等新兴业态，健康产业将成为 21 世纪引导全球经济发展和社会进步的重要产业。

二、健康服务业发展的意义

第一，有利于降低医疗费用支出。世界卫生组织的相关统计研究发现，成年人中健康者的比例仅为 5% 左右，而 95% 皆不同程度地出现过身体不适，其中，20% 符合疾病医学的疾病诊断标准，即为患病人群，而其余 75% 则达不到疾病医学诊断标准，即为典型的"亚健康"人群。并且，在 20% 的患病人群中，真正适合医疗手段的急性病占比仅为 15% 左右，超过 85% 的是慢性病。而正如前文所述，现行的医疗卫生体系无法完全应对慢性病，因而也无法有效降低医疗费用的总支出。这也是近年来，尽管国家在医疗卫生领域的投入不断增加，而医疗费用总支出、国民的两周患病率与慢性病患病率也在逐年提速增加的一个重要原因。但是，伴随着健康服务业的发展与完善，其所提供的相关服务则可以有效应对这一问题。健康服务业能够通过各种专业技术与特定设备，针对健康人群、"亚健康"人群以及慢性病人群的健康状况进行监测评估，提出健康指导和控制意见，从而让人少生病、晚生病乃至不生病，小病不转成大病，疾病康复后不复发。通过降低亚健康状况下的发病概率与疾病治愈后的复发概率，从而降低疾病风险，维护与提高每个人的健康质量，降低政府以及个人的医疗费用支出。国外的相关研究表明，基于健康服务业的有效健康控制，能够使国民的健康风险下降 50% 左右，即相当于在健康服务方面花费 1 元钱，就能够在疾病治疗方面降低 3—6 元的医疗费用支出。

第二，有利于推动经济社会发展。一方面，健康服务业直接涉及每个人的健康，是国民健康服务的最终消费环节。同时，它作为一种新兴产业，具有涵盖面广、增长速度快和发展潜力巨大的特点，其涉及医疗产业、医药产业、养老产业、信息产业、咨询产业、旅游产业、文化产业、保险产业、保健营养品产业、金融产业乃至住房产业等众多行业，毫不夸张地说，健康服务业的外延几乎可以涉及每个人衣食住行的各个方面。故其对于稳增长、调结构、促改革、惠民生，全面建成小康社会具有重要意义，更是有效促进就业、转变经济发展的重要措施，其必将成为拉动国民经济发展的巨大动力。另一方面，伴随着国民的消费能力提升和消费结构升级，以及自身健康意识的觉醒与重视程度的增加，都使其对于自身健康需求的显著提升。其所带动的潜由此也造就了旺盛的市场需求，由于健康服务业发展方兴未艾，而尚未得到完全满足的市场需求势必会带动相关的投资意愿，由此必然使得健康服务业有着良好的发展前景。一旦相应的各项具体服务产业能够发展起来，与消费者多样化多层次的健康需求相匹配的健康服务能够得到有效供给，则势必极大地刺激和拉动相关消费，从而在促进产业升级发展的同时，进一步扩大内需，促进经济增长。

第三，有利于提升国民健康水平。习近平总书记明确指出："没有全民健康，就没有全面小康。"《"健康中国 2030"规划纲要》开篇即提出："健康是促进人的全面发展的必然要求，是经济社会发展的基础条件。实现国民健康长寿，是国家富强、民族振兴的重要标志，也是全国各族人民的共同愿望。"可以说，健康是每个国民的需求与权利，也应当是经济社会发展与改革的重要目标。影响健康的因素是广泛且复杂的，世界卫生组织所得出的健康公式为：健康 =15% 遗传因素 +10% 社会因素 +8% 医疗 +7% 气候因素 +60% 生活方式。由此看来，医疗对于健康所能够起到的作用是非常有限的，其中，除遗传因素外，其他的因素都是能够实现人为直接或间接干预的，而其中最为重要的生活方式则恰恰是传统医疗服务所难以进行直接干预的，但这正是健康服务业的主要服务目标。健康服务业以现代信息技术为依托，通过市场化的方式提供多层次、多元化与专业化的服务，基本能够实现对一个人生命周期的全域覆盖，更多地通过监测、食品、锻炼、养生与增健等自然柔和的方式，激发人内在的调节能力、平衡能力与恢复能力，通过自身的健康机制与能力去平和乃至痊愈疾病，进而创造一种和谐生命演进的良好环境，提升一个人自身的健康水平与健康质量。总而言之，实现养护健康，增进健康，成就生命，厚泽生命。

三、健康产业的发展特征

（一）综合性和融合性

健康产业以健康观念为主导，覆盖第一、第二、第三产业的同时将众多产业交叉融合、相互渗透、广泛汇集而成的综合性的产业集群。随着社会的不断进步和国民生活水平质量的提高，已经有越来越多的人开始关注自身以及家族的健康水平，并且主动开始对疾病进行积极的预防，进行健康管理等早期干预措施。

　　显然，传统的医疗模式已经不能满足人们对健康生活的多样化需求。因此，针对生命全阶段的新产业模式应运而生。除了预防致病的危险因素外，还广泛覆盖人们的生活方式、饮食习惯、社会环境、心理因素、家族遗传等众多方面进行管理和干预。此外，尤其重视对患病人数剧增的慢性病进行有效的监督和控制，改善患者的生活质量。广泛扩容的健康产业，不断引入新的产业融入，极大促进了产业融合。伴随传统医学模式的改变及国民日益增长的健康需求，产业覆盖范围将不断扩大，未来将会有更多的产业向健康方向聚集。产业融合不仅加速了健康产业的发展进程，同时有助于健康观念的传播和扩散，促进了传统产业的升级改造。

　　（二）广泛性和持续性

　　首先，健康产业的消费群体具有广泛性和持续性。范围涵盖了社会上的每一个人，无论是小孩、青年、老人，还是患者、亚健康和健康的人，他们共同构成了产业的需求主体。健康产业面向人的生、老、病、死的整个生命周期，面向疾病的预防、治疗、保健、康复的整个流程。其次，健康问题的来源具有广泛性和持续性。如生命成长的过程中会遇到的种种健康问题：意外事故、环境污染等外界带来的健康问题；精神压力、情感问题等心理健康问题；不良的作息习惯以及对生活缺乏健康常识引起的健康问题。人类的存在和发展，使得健康产业成为永恒的需求。

　　（三）抗风险能力强

　　健康产业链具有高成长性与抗经济周期的特性，其行业周期性规律较弱，具有较强的应对经济变化的能力，尤其在全球金融危机时期。以美国为例，在经济大萧条时期，各行业发展均受到重创，然而，美国健康产业链整体就业状况良好，持续创造着巨大的经济效益，成为最具吸引力的产业风景线。此外，随着科技的发展，生产效率不断提高，在很多行业中机器逐渐取代了人工，就业人数不断减少，而健康产业属于服务行业，需要更多面对面的沟通和交流。就美国而言，在过去的 7 年，医疗保健行业已经成为美国就业岗位中就业最多的行业。2018 年，第一批"婴儿潮"刚满 72 岁，未来美国健康产业的用工需求将呈现出爆炸式的增长。良好的抗经济周期特性和稳定的发展态势使健康产业成为世界经济的现代助推器。

四、健康服务业相关概念辨析

为了更好地理解和界定健康服务业的概念，有必要对与健康服务业相关的概念进行辨析。当前，在很多人的观念之中，健康服务业基本上等同于医疗卫生服务业，同时，在很多政策文件与相关研究中，健康服务业与健康产业同样存在相互混淆的问题。而且，健康服务业还属于现代服务业。故本书将对医疗卫生服务业、健康产业与现代服务业进行辨析，厘清其与健康服务业所存在的区别和联系。总体而言，医疗卫生服务业、健康服务业、健康产业的口径和范围是由小到大的逐级扩展关系，而健康产业与现代服务业两者的主要交集即是健康服务业。

第一，医疗卫生服务业。医疗卫生服务业通常也被称为医疗保健服务业，主要是指以医疗卫生科学技术和专业知识为基础直接服务于国民健康的活动的集合。其主要包括以医学、辅助医学和护理学知识为基础提供的治疗服务、康复服务、长期护理（卫生）服务、辅助性服务、药品和医疗用品零售服务、预防服务、卫生行政和筹资管理等以维护和促进人类身体健康状况或预防健康状况恶化为主要目的相关服务活动。

与此同时，伴随着信息、互联网、人工智能等技术的创新与应用，远程医疗、移动医疗、智慧医疗、互联网医院等新的服务形式不断涌现，医疗卫生服务业的形式与内涵也在日益丰富。因此，能够看到，医疗卫生服务业是健康服务业的重要组成部分，在中国更是居于健康服务业的绝对核心主体地位。

第二，健康产业。无论是国内还是外，当前对于健康产业的概念与内涵都尚未达成统一共识，由于其发展迅速且构成复杂，因此对于它的定义和范围的界定也存在着众多的研究视角与分类方式。

一方面，从国外的相关研究来看，其对于健康产业的概念界定主要包括狭义与广义之分，主要区别在于健康产业的具体范围与相关外延。

目前国际上通用的狭义健康产业概念，主要是指经济体系中向患者提供预防、治疗、康复等服务部门的总和，通常也被称为医疗产业或健康经济，这主要对应的即是上文的医疗卫生服务业。在这一内涵下，联合国国际标准产业分类（ISIC）提出，健康产业范围通常包括医院开展的活动、医疗和牙科执业活动、其他人类健康活动。全球行业分类标准（GICS）和行业分类基准（ICB）则将健康产业划分为医疗设备和服务、药品、生物技术和相关生命科学。同时，部分国外学者将健康产业定义为保健产业，即主要是针对非患病人群提供保健产品和服务活动的经济领域，其外延不包括医疗卫生服务活动。

而广义的健康产业，主要是指所有投资于改善、增加人群身体健康的相关产业，包括了保健产业与医疗产业。即包含了所有投资于增加人的身体健康的所有产业，即使这个人没有患上医学标准的任何疾病，而只是用于改善其健康状态。其主要包括健身和保健业、商业和食品制造业、医疗行业以及其他任何关注疾病预防、增加健康和应对老龄化的产业。

另一方面，从国内的相关研究来看，其对于健康产业的概念界定主要存在着三种研究与分析视角，三次产业视角、产业链与服务链视角和健康消费需求与服务提供模式视角。

国内首次提出"健康产业"一词，是在1998年成立的中国健康产业发展研究会上，而在党的十八届五中全会正式提出"健康中国"战略之后，"健康产业"正式成为一个高频热词。伴随着相关研究的开展，对于健康服务业和健康产业的界定与区分也日益清晰。

以三次产业划分的视角，从大健康的概念与理解，认为健康产业是与健康紧密相关的制造和服务产业体系，任何与健康相关的生产、制造和服务均可以被纳入健康产业的内涵之中。其对于健康产业的划分主要围绕着健康农业、健康工业和健康服务业三部分，不同的研究则有着不同的具体界定与划分。

以健康产业链与服务链的视角，健康产业是与健康紧密联系的相关产业链、服务链和产业体系。其对于健康产业的划分主要围绕着前端产业、中端产业和后端产业，形成了一个维持健康、促进健康与修复健康的完整生态的产业链、服务链和产业体系。

以健康需求与服务提供模式的视角，健康产业是涉及医药产品、保健用品、营养食品、医疗器械、休闲健身、健康管理、健康咨询等多个与人类健康紧密相关的生产和服务领域的新兴产业。其对于健康产业的划分主要围绕着制造经营和健康服务两项活动，或医疗性和非医疗性服务两大类。

通过对于国内外研究的对比和总结，我们认为，健康产业是指以医疗卫生和生物技术、生命科学为基础，提供以维护、改善、促进健康为直接或最终用途的各种产品与服务的行业及部门的集合。由此观之，健康服务业是健康产业的重要组成部分与面向用户的最终消费、获得和使用环节。

第三，现代服务业。现代服务业是在传统服务业的基础上，与新兴技术结合对于第三产业的升级、提升、赋能和外延。其主要兴起于工业革命与第二次世界大战期间，之后伴随着科技革命浪潮与产业发展升级，在西方进入了快速发展阶段，最终在20世纪80年代左右完全确立。在中国，"现代服务业"这一名称在十五大报告中首次出现。之后，中国国家科技部在2012年2月在《关于印发现代服务业科技发展"十二五"专项规划的通知》(国科发计〔2012〕70号）正式对这一概念进行了准确界定：现代服务业以现代科学技术特别是信息网络技术为主要支撑，建立在新的商业模式、服务方式和管理方法基础上的服务产业。它既包括随着技术发展而产生的新兴服务业态，也包括运用现代技术对传统服务业的改造和提升。从本质上看，现代服务业是传统服务业发展的一种更高形态，它是技术进步、社会发展、经济增长和产业专业化分工的必然结果。世贸组织的服务业分类标准界定了现代服务业的九大分类，即：商业服务、电信服务、建筑及有关工程服务、教育服务、环境服务、金融服务、健康与社会服务、旅游相关的服务、娱乐文化与体育服务。

与传统服务业相比较，健康服务业主要具有以下"两新四高"的特点。

两新：全新的服务领域和新的服务业态。伴随着消费者需求的个性化与多样化，同时为了进一步适应城市、产业集群与产业升级的客观需要。现代服务业进一步突破了传统的消费性服务业领域，拓宽了其服务领域的边界与外延，形成了一些全新的服务领域，包括健康服务业、生产性服务业、智力（知识）型服务业和公共服务业等。与新服务领域相对应，现代服务业借助技术创新浪潮与人力资本优势，其通过转变与消费者的互动方式、服务功能换代和服务模式创新等方式，创造了一系列新的服务业态。

四高：高文化品位内涵和高知识技术含量；高增值与高附加值服务；高素质、高智力的人力资源结构；高情感体验、高精神享受的消费服务质量。

由此观之，现代服务业具有技术水平高、服务体验好、集群优势强、资源消耗低、环境污染少等众多优点，是地区综合竞争力和现代化水平的一个重要标志。综上所述，健康服务业不仅属于健康产业，其属性也同样属于健康服务业。同时，作为现代服务业的重要构成，健康服务业又是其中最具市场潜力的新兴产业，没有任何一种服务业能像健康服务业一样具有广泛的服务对象（全体人民）、长远的服务时程（人生全程）、无尽的服务需求（多层次、多样化）；健康服务业的发展同样依赖于现代服务业大环境的支持和保障。

五、中国健康服务业的分类

当前，国家对于健康服务业的官方分类标准为国家统计局颁布的《健康服务业分类（试行）》，这一分类将健康服务业划分为四部分。第一部分为医疗卫生服务，第二部分为健康管理与促进服务，第三部分为健康保险和保障服务，第四部分为其他与健康相关的服务。前三部分是健康服务业的核心内容，包括了以维护与促进人类身体健康状况或预防健康状况恶化为主要目的的服务活动；第四部分是与健康服务相关的产业，包括了相关健康产品的批发、零售和租赁服务。各部分内容标有与国民经济行业分类小类的对应关系。

尽管这一分类标准是对于中国健康服务业的首次分类，同时与国民经济行业分类相对应。但是，相较于当前中国健康服务业的发展现状，这一分类则相对存在着一些落后与不足，特别是对于一些与新技术以及传统产业融合后所产生的新业态未能充分体现，难以较为全面地展示出中国健康服务业的发展现状。

因此，本书借鉴国家卫生健康委，卫生发展研究中心与国家统计局相关课题的研究成果，依据其所构建的中国健康产业分类体系，界定中国健康服务业的具体分类。其中，健康服务业包括以下八大类：医疗服务，健康管理与促进服务，健康保险和保障服务，健康养老服务，健身休闲运动服务，健康旅游服务，药品及健康相关产品流通服务，其他与健康相关服务（详见表2-2）。

表2-2 中国健康服务业分类

大行业分类	中行业分类	小行业分类
医疗服务	治疗服务	治疗服务
	长期护理服务	长期护理服务
	康复服务	康复服务
	独立医疗辅助性服务	独立医疗辅助性服务
健康管理与促进服务	政府与社会组织健康服务	政府健康服务
		社会组织健康服务
	预防服务	预防服务
	健康咨询服务	健康咨询服务
	养生保健服务	养生保健服务
	健康出版服务	健康类图书出版服务
		健康类报刊出版服务
		健康类音像制品出版服务
		健康类电子出版物出版服务
健康保险和保障服务	健康保险服务	商业健康保险
		其他健康保险
	健康保障服务	健康保障服务
健康养老服务	健康养老服务	健康养老服务

续表

大行业分类	中行业分类	小行业分类
健身休闲运动服务	体育服务	体育服务
	休闲健身服务	休闲健身服务
	体育健身服务	体育健身服务
	体育健康服务	体育健康服务
	体育运动培训	体育运动培训
健康旅游服务	健康旅游服务	健康旅游服务
药品及健康相关产品流通服务	药品及健康相关产品批发	西药批发
		中药批发
		医疗用品及器材批发
		健康食品和医学化妆品批发
		其他健康相关产品批发
	药品及健康相关产品零售	西药零售
		中药零售
		医疗用品及器材零售
		健康食品和医学化妆品零售
		其他健康相关产品零售
		药品、医疗用品及健康相关产品综合零售
		药品、医疗用品及健康相关产品互联网零售
	健康设备和用品租赁服务	健康设备和用品租赁服务
	健康相关产品仓储、配送	健康相关产品仓储、配送
其他与健康相关服务	健康科学研究和技术服务	医学研发服务
		科技推广和应用
		健康知识产权服务
		健康产品检验检疫服务
	健康人才培养服务	医学、体育教育
		健康职业技能培训
	其他未列明与健康相关服务	其他未列明与健康相关服务

数据来源：傅卫．中国卫生发展绿皮书——健康产业专题研究 [M]．北京：人民卫生出版社，2020.

第三节　健康产业相关理论

一、健康需求理论

健康人力资本是人力资本的重要内容，由健康人力资本的特性可知，健康的回报体现在健康时间的增加和健康状况的改善上。健康回报产生的直接影响是个体健康水平的提升，能够用于正常劳动的健康时间的增加；健康回报产生的间接影响体现在由健康水平提升和健康时间增加而带来的经济效益上，比如生产率的提升，以及劳动收入的增加等。在健康经济学领域，学者们往往从这一视角出发来分析人们对健康的需求。

（一）贝克尔健康需求理论模型

学者贝克尔（Becker）首次提出健康需求理论模型。贝克尔从健康人力资本的角度入手，结合健康人力资本所具有的特质，并以消费者行为理论为基础，构建了健康需求理论模型。贝克尔构建的健康需求模型旨在分析某一个时期内消费者如何实现效用水平最大化。模型设定了两个约束条件，即时间限制和收入预算限制，消费者效用水平最大化的实现受到以上两个约束条件的制约。消费者的效用函数、消费者的家庭生产函数和消费者的收入预算和消费者的时间限制公式分别表示为以下：

$$U=U\ (H,\ Z) \tag{2-1}$$

$$H=f_1\ (M,\ T_n,\ e_n) \tag{2-2}$$

$$Z=f_2\ (X,\ T_z,\ e_z) \tag{2-3}$$

$$p_mM+p_xX=N+WT_w=R \tag{2-4}$$

$$T=T_n+T_z+T_w \tag{2-5}$$

其中，U 表示消费者最后实现的效用水平；H 代表消费者的健康水平，这里将健康作为一种消费品；Z 代表消费者购买的除健康之外的其他消费品；M 表示的是消费者购买的医疗服务的数量；X 代表消费者购买的其他消费品的数量；健康函数表示为 f_1（·），它是由消费者对医疗卫生投入数量 M、消费者投资于健康所需的时间 T_n 和随机项 e_n 决定的；消费者对其他消费品的消费函数表示为 f_2（·），其影响因素包含消费者对其他消费品的需求数量 X、消费者为了获得其他消费品而投入的时间 T_z 和随机项 e_z。式（2-4）表示消费者的收入预算约束方程，式（2-5）是消费者的时间约束方程。R 代表的是消费者可以支配的总收入；p_m 表示每个单位的医疗服务 M 用货币表示的价格；p_x 代表每个单位的其他消费品 X 用货币表示的价格；W 表示的是消费者单位小时工资率；N 代表消费者除了工资以外的其他收入；T_w 表示的是消费者用在正常工作上的时间；T 代表消费的时间限制，即所有可用的时间。根据上述的函数模型，消费者对于医疗服务的需求并不是消费者的最终目的，消费者真正需要的是健康，而医疗服务只是消费者在实现健康的过程中所投入的要素。

在贝克尔的健康需求模型中，健康被认为是一种消费品，消费者进行消费的最终目的是实现其效用水平的最大化。然而，通过贝克尔模型所得到的效用只是某一个时期的效用，或者是即期的效用。由于健康具有长期性的特征，这就使得消费者进一步考虑其长期的效用水平。因此，格罗斯曼（Grossman）将健康的长期性考虑在内，发展了贝克尔提出的健康需求模型。格罗斯曼提出的健康需求模型不仅仅将健康视为消费品，还将健康视为投资品。从这两个视角出发，格罗斯曼认为当健康资本边际收益与其边际成本相等时，能够实现最优的健康需求。

（二）格罗斯曼健康需求理论模型

在贝克尔模型基础之上，格罗斯曼将消费者一生的效用考虑在内。因此，消费者在特定时点上所做的选择，既影响现期的效用水平，也影响到未来各个时期（$t+1$，$t+2$，…）的效用水平。基于跨时期模型的分析，需要将流量概念与存量概念区分开来。流量具有时段性，指特定时间段内交易行为所引起的经济变化；

存量具有时点性，指某一时点经济行为的累积结果。

格罗斯曼所建立的模型是跨时期的，考虑到了消费者在其一生中所追求最大化的效用水平，消费者的效用函数如下所示：

$$U=U\left(\phi_0 H_0,\ \cdots,\ \phi t H t,\ Z0,\ \cdots,\ Zt\right) \tag{2-6}$$

式（2-6）为效用函数，其中，U 表示消费者总体的效用水平，包含消费健康和其他消费品而得到的效用；H_0 代表的是消费者最初的健康存量水平，是外生变量；H_t 代表的是消费者在第 t 期所累积的健康资本存量，除了 H_0，H_t 在之后的各期都是内生变量，由消费者自身决定；ϕt 代表在第 t 期每一个单位的健康存量所产生的健康天数（单位健康资本的收益），则第 t 期总的健康天数，即总的健康存量表示为 $h_t = \phi_t H_t$；Z_t 代表的是消费者在第 t 期消费的除了健康之外的其他消费品数量。消费者的寿命 n 是一个内生变量，当 $H_t = H\min$ 的时候，意味着消费者生命的终结。然而，消费者寿命的长度与 H_t 密切相关，生产和消费也影响了健康

资本 H_t 能否实现最大化。健康资本在某一个时期的净投资可以表示为健康资本的增量，即消费者对于健康的总投资与健康折旧之差，如式（2-7）所示：

$$H_{t+1}-H_t=I_t-\delta_t H_t \tag{2-7}$$

其中，I_t 表示消费者在第 t 期的健康总投资，δ_t 是外生变量，表示折旧率，该折旧率因年龄的变化而不同，年龄较小折旧率较小，年龄较大折旧率较大。

消费者的家庭生产函数决定了消费者对其健康进行的投资 I_t 和对其他消费品进行的投资 Z_t，即健康和其他消费品的投资函数分别表示如下：

$$I_t=I_t\left(M_t，TH_t，E\right) \tag{2-8}$$
$$Z_t=Z_t\left(X_t，T_t，E\right) \tag{2-9}$$

格罗斯曼提出的健康需求模型，不仅仅将健康视为消费品，还将健康视为投资品。从这两个视角出发，他认为当健康资本边际收益与其边际成本相等时，能够实现最优的健康需求。健康需求与传统需求既有联系又存在着区别。首先，消费者对于医疗服务的购买和对其他服务的消费的目的是一致的，都是要获得自身效用的最大化。例如，消费者购买食品是为了满足自己的基本生存需要，同时要通过进食美食来获得身心的愉悦。相对地，消费者对健康服务的投入是为了改善与维持自身的健康状态，从而为自身的收入与生活水平提供保障。在这里，商品与服务都是手段和途径，而非最终的目的。而当消费者对健康产生需求的时候，需要购买相应的健康服务来获得健康。其次，除了购买特定的健康服务外，其实个人也可以通过改变自身的生活习惯与行为方式等途径来改善自身的健康状态。最后，健康还能够被视为一种资本，其与人力资本类似。从短期来看，一个人的健康状态在获得改善之后，不会马上发生变化，即消费者通过健康服务所获得的健康很难在短时间内被消耗。而健康像人力资本一样保持在一个人的身上，其会成为一种生产性产品，消费者可以使用其来产生其他产品或服务。当然，从长期的角度来看，任何资本都会发生损耗、折旧与贬值，健康也不例外。随着一个人年龄的增长，其健康状况势必会发生改变，这就需要消费者为了维持和改善自身的健康状况不断地进行相关投入。与此同时，健康还具备着消费品和投资品的双重属性。

格罗斯曼在分析健康需求模型时引入了健康生产函数的概念，健康生产函数可以表示如下：

$$H=F\left(X\right)=F\left(个人禀赋、生活方式、收入水平、教育、时间投入、环境$$
因素、公共物品消费等） \tag{2-10}

格罗斯曼健康需求模型体现了以下几个理论含义：

第一，消费者追求最大化的效用水平，其中包含了消费健康给消费者带来的效用。从本质上看，医疗卫生服务并非是消费者的最终消费需求，只有健康才是。究其原因，主要是由于医疗卫生服务仅是消费者达到较高的健康水准，提高消费者效用水平所投入的要素之一。

第二，由于健康会随着时间的推移而不断折旧。所以，消费者为了促使自身的健康质量提升，往往会非常重视健康方面的投入。

第三，健康既可被视为一种消费品，也可被视为一种投资品。主要是由于健康能够使消费者的效用水平提升，若是将其看作是一种投资品，从健康的主要作用分析来看，即健康的投资增加了健康时间，从而使得消费者用于劳动的时间增加，提高消费者的收入水平。

第四，健康质量的提升与消费者的收入水平有关，所以，收入状况的改善可使健康的回报率大大增加。另外，受教育层次也会对健康产生一定的影响，通常来说，教育水平高低和人获得最优健康存量的难易程度具有显著的正相关性。

二、健康人力资本理论

（一）人力资本理论

人力资本理论的发展经历了漫长的过程，直到 20 世纪 50 年代末，人力资本理论才真正形成。人力资本概念及理论的正式提出者是舒尔茨（Schultz），舒尔茨在《论人力资本投资》中提出了人力资本理论。他认为人力资本是一种经济价值，人们在出生时不会具有这种经济价值，它需要通过后天的投资而取得，包括在教育、健康、培训和迁移等多方面的投资。人们在教育等诸多方面的投资构成了人力资本理论。从舒尔茨对人力资本的定义可知，人力资本体现在四个方面，即健康投资、教育投资、培训投资和迁移投资。舒尔茨认为从人力资本的本质来看，它是一种资本，不仅能够增加劳动者的价值，而且对经济发展起到很大作用。根据不同的划分标准，人力资本可以分为不同的类别。按照人力资本的级别可以将其划分为高级和初级人力资本；按照生产力形态可将其划分为异质型和同质型的人力资本；按照人力资本的载体可将其划分为个体和国家整体人力资本等。

在舒尔茨提出了人力资本概念之后，学者们开始从不同的角度来分析人力资本。舒尔茨的人力资本侧重于教育对经济增长的贡献，而从微观角度分析人力资本的学者是贝克尔。贝克尔在其《人力资本》一书中阐述了人力资本与收入分配的关系，从而将人力资本理论与收入分配相结合，为人力资本测度体系的构建打下基础。明塞尔（Mincer）在其《学校教育、经验与收入》一书中构建了人力资本收入函数，该函数之后成为经济计量学中常用的研究工具。20世纪80年代之后，新经济增长理论的代表人物罗默、卢卡斯等推进了人力资本的研究，使得人力资本理论得到了进一步发展。

（二）健康人力资本

由上述可知，首次提出人力资本概念的学者是舒尔茨，舒尔茨也开创了人力资本理论的研究。舒尔茨认为人力资本是不同于物质资本的另一种资本形式，人力资本包含了对健康投资所形成的健康资本，对教育投资形成的教育资本，进行培训所形成的培训资本以及进行迁移所形成的迁移资本。莫什金（Mushkin）正式将健康和教育列为人力资本的两大组成部分，并首次提出了健康人力资本的概念。他认为尽管教育人力资本在经济增长的过程中起到重要作用，但也不能忽视健康人力资本的作用。

尽管健康人力资本和教育人力资本都是人力资本的重要内容，但是健康人力资本的受重视程度不及教育人力资本。随着研究的深入，学者们发现健康人力资本无论对个体发展，还是对整个国家的进步都起到了巨大的作用。相较于人力资本的其他方面，健康人力资本具有其独有的特点。首先，人们对健康的投资体现在健康人力资本的增加上，健康人力资本以个体本身作为载体。因此，对健康的投资可以增加个体的健康人力资本存量，表现在个体自我评价健康状况为良好，个体具有较长的预期寿命，个体具有更低的患病率和发病率以及个体所具有强烈的幸福感和满足感等方面上。其次，健康人力资本的功能体现在健康时间的增加上。人们对健康进行的投资一方面降低了健康的折旧速度，另一方面有利于维持健康水平，减少疾病的发生，因此能够增加个体健康时间。健康时间表现为人们从事劳动活动、娱乐活动、休闲活动等的时间。接着，健康人力资本受到个体先天的健康资本存量和通过后天投资得到的健康资本存量共同的影响。先天的健康资本存量是既定的，它对健康人力资本的影响较小，而个体后天对健康进行的投资决定了个体的健康人力资本。再次，健康人力资本在个体生命周期的不同阶段呈现不同的特征。随着个体年龄的增长，健康人力资本呈现出先上升后下降的趋势，即健康人力资本呈现倒U形的特征。这是因为，尽管个体在不同的年龄段都会对健康进行投资，但是健康折旧的速度在不同的年龄段却是不同的，随着年龄的增长，健康折旧速度加快，尤其是对于老年人来说，对于健康的投资可能仅仅弥补了健康的折旧。最后，在人力资本的不同类别中，健康人力资本是最基础的人力资本，能够影响其他类别的人力资本的发展。

三、产业发展理论

产业发展理论的研究涉及产业发展规律、产业转移、资源配置、产业发展影响因素、产业发展政策等问题的研究。产业发展是与产业演化和产业成长既相互联系又相互区别的概念。从产业生命周期的角度看，产业发展包含了产业从初创期，到成长期，再到成熟期的全过程；产业成长侧重于分析产业生命周期中处于产业成长阶段的产业发展状况；产业演化涵盖了产业发展的全周期，包括产业形成过程、成长过程以及衰退过程。产业成长侧重于产业进化过程中快速发展的阶段，而产业演化不仅体现了进化这一方面，而且体现了退化这一方面，产业发展指明了产业进化的方向。产业发展理论由众多经济学理论发展而来，比较有影响力的理论主要有以下两个。

（一）产业生命周期理论

产业生命周期理论是从现代产业组织理论分支而来，它反映了整个产业从形成，到成长，再到成熟，最后走向衰退的变化过程，也反映了产业内部生产活动的动态变化过程，比如产品创新的过程和企业竞争程度等。该理论的发展经历了三个阶段：最初阶段是产品生命周期理论的形成，接着发展到企业生命周期理论阶段，最后阶段形成了产业生命周期理论。

最早提到产品生命周期概念的学者是波兹，之后维农提出了产品要经历开发、引进、成长、成熟，直到消亡的过程，正式定义了产品生命周期理论。

伊查克·爱迪思定义了企业生命周期理论，之后国内学者对企业生命周期理论进行了积极探索，例如陈佳贵提出的企业成长模型。其他学者们也针对企业在不同生命周期所具有的特征展开了研究。

以产品生命周期理论和企业生命周期理论为基础，产业生命周期理论逐渐形成。产业生命周期理论是由学者戈特（Gort）、克莱珀（Klepper）正式提出的，该理论为之后的产业组织和产业经济发展的分析奠定了基础。

总体上来说，产业的生命周期分为形成期、成长期、成熟期和衰退期四个阶段，形态类似S形曲线。

（二）产业成长理论

产业成长理论由产业生命周期理论延伸而来。产业成长理论的研究对象为处于成长阶段的产业，侧重于研究产业的发展规律。产业成长涵盖了多个方面，不仅仅体现在产业增长方面，而且体现在产业在质和量方面的成长。技术进步和科技创新能够反映产业在质方面的成长，而产业产值的增长、资产的扩大和劳动力人员的增多反映了产业在量方面的成长。随着产业规模扩大和技术进步，产业组织也会发生改变，例如产业中企业之间的关系、企业的数量、企业的规模和分布等都会发生变化。因此，产业发展实际上包含了产业在质方面的提升和在量方面的增加，体现在产业规模、产业技术和产业组织三方面都得到提升。

关于产业成长的研究，最早在《国富论》中有所提及，即市场分工理论的研究。亚当·斯密认为由市场分工导致的劳动力分工推动了劳动生产率的提高。企业为了获得规模经济效益，通过分工不断形成新的企业，推动了整个产业的发展。基于亚当·斯密的市场分工理论，大卫·李嘉图首次提出了比较优势理论，他认为随着国际化分工合作的趋势，一国如果能够利用自身的优势进行专业化的生产，势必能够在贸易过程中处于相对优势的地位，从而有利于该国财富总量的增加。新古典学派创始人阿尔弗雷德·马歇尔结合进化论的思想对产业成长的过程进行了阐述。他认为产业结构是在历史的转变过程中逐步平稳形成的，而不是由外部因素所导致的。迈克尔·波特认为产业成长的实现与产业不断地获取竞争优势密不可分。

关于产业成长理论的研究，最近几年才引起国内学者的重视。较为典型的理论包含赵玉林等学者们提出的理论。他们提出产业成长不仅仅指产业在规模上的扩大，也包括产业内部结构的升级，以及产业组织绩效的提升。

综上所述，产业的发展不仅体现为产业规模的扩大，还体现为产业组织的变化，以及产业结构的变化。产业规模体现了产业在量上的特征，是产业进行的横向扩张，包含产业投入规模、产出规模和市场规模的扩张等。产业组织的变化表现为产业内部企业数量的变化、企业规模的变化、企业绩效的变化以及不同企业间的竞争态势的变化。产业结构的变化体现在产品需求结构和技术结构等方面的变化。

四、马斯洛需求层次理论

1943 年，亚伯拉罕·马斯洛在《人类激励理论》中系统地概述了自己的需求层次理论。对于需求层次按照由低级到高级的顺序共分为生理需求、安全需求、社交需求、自我尊重需求、自我实现需求。具体来说，生理需求所涵盖的有衣、食、住、行等需求，是推动人类行动最首要的动力需求；人身安全等都归纳入安全需求的范畴，这些需求都是低层次的；与前两个层次需求相比，相对层次较高的需求是社交需求，所涵盖的有友情、亲情等。自我尊重、对他人尊重、正面评价、信心、成就等属于自我尊重需求层次，它属于较高的层次需求。自我实现需求是最高层次的需求，包括个人道德、创造力、发挥自身能力、取得社会认可、实现自我价值等。

.

第四节 理论模型与指标体系

一、健康服务业发展影响因素理论分析

（一）经济因素

第一，收入水平。传统经济学理论表明，个人需求的满足最主要的影响因素即是个人的收入水平。收入水平的上升不仅会直接提升国民的购买力与消费能力，使其有更多的资源能够直接用于消费，通过消费水平的提升与消费内容的多样化，推动相关健康服务业的发展。同时，还会进一步刺激相关的潜在需求，提高个人的需求层次，需求的释放同样会带动健康服务业的发展。

第二，教育水平。已有研究证实，教育水平与职工工资收入呈现长期稳定的相关关系（严善平，2007），即教育水平越高则收入水平越高。国家的经济发展会不断改善国民的受教育程度，由于教育水平的提升，国民的健康素质将会持续增加，并对消费观念产生影响，增加相关领域的消费投入。同时，教育水平的提升也为相关健康服务业的人才培养提供了坚实保障。而且，教育水平的提升会直接增加人力资本的积累，这同样有利于提升个人的收入水平。

第三，基础设施投入。国民经济的发展，势必会提升包括公共卫生与医疗健康在内的各种公共基础设施的投入水平，这既有利于为相关健康服务业的发展提供资源保障，也会吸引相应的投资与消费的增长，从而推动相关健康服务业的持续增长与创新。

（二）人口因素

第一，寿命增加。理论研究与客观事实皆表明，国民的预期寿命和实际寿命会随着经济发展与社会进步而获得提升，这会给健康服务业发展带来多方面的影响。首先，人口平均寿命的增加，将会直接增加个人的受教育时间与工作时间，在提升个人收入水平的同时，也提升了人力资本的积累。其次，由于平均寿命的延长，个人对于医疗健康的关注程度与消费理念会发生转变，相应的需求与消费将会不断增加。最后，由于人口寿命增加与出生率下降的共同影响，很可能会出现人口老龄化与少子化的叠加。

第二，人口老龄化。人口平均寿命的增加最直接的结果即是人口老龄化，这是一个不可逆的趋势。而老年人口数量的上升，加之其自身身体功能下降、易发

生疾病与意外等特点，以及较高的健康资本折旧水平，都使老年人群体对于卫生健康的关注力度、需求程度与消费水平都要高于其他人群，这将是相关健康服务业发展的重要推动力。

（三）城镇化因素

城镇化水平的提升，意味着更多的资本、技术与劳动力等生产要素向城市的集聚，这会对健康服务业发展产生诸多影响。首先，城镇化会直接促进经济发展与社会进步，这有利于国民收入水平的提升、公共基础设施的改善，也增加了个人的消费能力。而且，人口的增长本身就带动了需求水平的提升。其次，城镇化会改善教育质量，这同样会影响个人的收入水平与消费理念。最后，城镇化还存在着一些负面影响，其所导致的一些健康问题也会产生的新的需求，同样会促进相关健康服务业的发展。

（四）政策因素

第一，社会保障政策。社会保障政策特别是社会保险政策的完善，有利于直接减轻个人的医疗负担，从而间接提升其消费能力，使其有更多的资源能够用于健康领域的消费。

第二，医疗改革政策。医改进程的推进和相关政策的出台，不仅为相关健康服务业的发展打开了政策空间，也引导相关资源持续关注和投入相关领域。国家战略的实施更是有利于推动相关健康服务业的发展。

第三，健康服务业政策。专项健康服务业政策的实施，既有利于通过直接补贴、减免税费与开放市场等方式直接推动健康服务业发展，也会通过鼓励、倡导和监管等多种方式间接为健康服务业发展塑造良好的市场生态环境。

（五）科技因素

科技创新与应用转化是任何健康服务业实现升级发展的持续推动力，新技术的赋能与融合，不仅为健康服务业的升级提供了新的载体与途径，还为健康服务业开辟了新的服务方法与发展模式，为健康服务业带来了更多的创新性与可能性。

（六）疾病因素

疾病因素主要指的是疾病谱的变化。由于疾病谱的变化，使得对健康产生重大影响的疾病特征发生了改变，这势必会对医疗卫生服务产生一系列的影响，同时也会使个人产生新的健康消费需求，都会对健康服务业发展带来新的客观需求与发展机遇。

二、理论模型构建

第一，格罗斯曼健康需求理论表明，健康既可被视为一种消费品，也可被视为一种投资品。健康既能够使消费者的效用水平得以提升，又增加了消费者的健康时间。因此，消费者会增加劳动的时间，这样收入状况也会得到改善。同时，收入水平的增加和健康回报率的提升呈显著的正相关性。另外，人们的教育层次高低与获得最优健康存量的难易程度呈明显的正相关性。

从现代医学模式的角度分析，健康的影响因素是多维的，健康不仅受到生物遗传因素的影响，还受到医疗卫生、环境和生活方式等因素的影响。由世界卫生组织（WHO）的调查数据显示，在人类死亡的原因中，生活方式因素占主导（60%），其次是环境因素（20%），再次是生物遗传因素（15%），最后是医疗卫生服务因素（5%）。格罗斯曼在分析健康需求模型时引入了健康生产函数的概念，健康生产函数可以表示如下：

$$H=F(X)=F（个人禀赋、生活方式、收入水平、教育、时间投入、环境因素、公共物品消费等）\tag{2-11}$$

其中，H 表示个人的健康状况，是影响健康状况的一系列因素，包括个人的禀赋、生活方式、收入水平、时间投入等。

第二，健康人力资本无论对个体发展，还是对整个国家的进步都起到了巨大的作用。相较于人力资本的其他方面，健康人力资本具有其独有的特点。

第三，产业生命周期理论是由学者戈特、克莱珀正式提出的，该理论的诞生和应用为后期经济的持续增长提供了重要的理论指导。总体上来说，产业的生命周期可细分为不同的阶段。第一阶段是形成期；第二阶段是成长期；第三阶段是成熟期；第四阶段是衰退期，形态类似 S 形曲线。当前，中国健康服务业正处于产业的成长期。

第四，马斯洛需求层次理论将需求层次按照由低级到高级的顺序分为生理需求、安全需求、社交需求、自我尊重需求、自我实现需求。

通过以上对健康与产业发展相关影响机制的分析，可以提出以下研究假说。

理论假说 1：收入水平能够影响健康，提高收入能够提升健康的回报率。国民的收入水平越高，则越关注健康，更愿意为了维护健康增加相应支出。即收入水平与健康服务业发展呈正相关关系。

理论假说 2：由于健康会随着时间的推移而不断折旧，因此消费者为了维护和提高自身的健康水平，积极地花费时间和金钱来对健康进行投资。随着年龄的增长，健康折旧速度加快，尤其是对于老年人来说，对于健康的投资可能仅仅弥补了健康的折旧。即人口老龄化水平与健康服务业发展呈正相关关系。

理论假说 3：教育水平同样影响健康，受教育程度越高，人们越容易获得最优健康存量。即人口的受教育水平与健康服务业发展呈正相关关系。

三、指标体系

本书使用 1998—2019 年的时间序列数据分析健康服务业发展的影响因素。数据来源于《中国统计年鉴》《中国卫生健康统计年鉴》《中国人口和就业统计年鉴》《中国教育统计年鉴》和国家统计局等。

考虑到研究的科学性与数据获取的可及性，根据借鉴既有研究成果，本书将人均卫生费用设定为被解释变量，用这一变量来代表健康服务业的发展水平，即通过国民卫生支出的增长来代表健康服务业的发展。

通过上述理论分析，我们认为，在各种因素之中，最重要的因素是国民的收入水平，唯有足够的收入水平才能保障消费能力。因此，本书将其设定为核心解释变量，用这一变量来代表反映国民的收入水平与消费能力，即通过它来考查收入水平对于健康服务业的影响。

同时，人均个人现金卫生支出、14 岁以下人口比重、65 岁以上人口比重、高中阶段毛入学率、城镇人口占总人口比重和是否实施了新医改将被设定为控制变量。其中，人均个人现金卫生支出代表个人的自费医疗卫生费用支出，它能够从直接反映出国民的医疗卫生负担，并从侧面反映出国家与社会在医疗卫生方面的投入水平及经济发展水平，通过它来考查其对于健康服务业的影响。14 岁以下人口比重代表总人口中的儿童人口比重，通过它来考查人口年龄结构因素对于健康服务业的影响。65 岁以上人口比重代表总人口中的老年人口比重，通过它来考查人口年龄结构因素对于健康服务业的影响。高中阶段毛入学率代表国民的平均受教育水平，通过它来考查人口的受教育水平对于健康服务业的影响。城镇人口占总人口比重代表城镇化水平，通过它来考查城镇化水平对于健康服务业的影响。是否实施了新医改代表政策规划的影响。由于政策规划的数量众多，且难以进行准确的界定与量化。考虑到政策的实施时间与持续时长，本书选择"新医改"政策作为衡量政策影响的分水岭，通过来考查政策规划对于健康服务业的影响。

各变量的定义与指标来源以及描述性分析结果具体如下（详见表 2-3）。

表 2-3　各变量定义与指标来源

变量定义	指标来源
人均卫生费用（元）	《中国卫生健康统计年鉴》
国民人均可支配收入（元）	国家统计局；《中国统计年鉴》
人均个人现金卫生支出（元）	国家统计局
14 岁以下人口比重（%）	《中国人口和就业统计年鉴》
65 岁以上人口比重（%）	《中国人口和就业统计年鉴》
高中阶段毛入学率（%）	《中国教育统计年鉴》
城镇人口占总人口比重（%）	国家统计局；《中国人口和就业统计年鉴》
是否实施了新医改	

第三章 中国健康服务业发展历程与现状

"健康服务业"这一概念在 2013 年才正式出现在国家文件当中，但是，健康服务业的一些主要业态和分支产业已经在中国出现并分支已久。为了较为全面地研究分析中国的健康服务业，有必要对它的发展历程进行梳理。此外，本书通过规模与分类两个角度来对中国健康服务业的发展现状进行简要说明，并总结了中国健康服务业发展取得的一系列基本成就，同时，也指出了中国健康服务业发展进程中所存在的一些问题并进行了简要分析。

第一节 中国健康服务业的发展历程

相较于发达国家而言，中国健康服务业的发展时间相对较晚，如果根据其在政府正式文件中的出现和正式的分类标准颁布，则中国健康服务业的正式发展时间尚不足 10 年。为了较为全面地研究分析中国的健康服务业，有必要对它的发展历程进行梳理，将中国健康服务业划分为初创发展阶段、逐步完善阶段、规划阶段和快速发展阶段。

一、中国健康服务业的初创发展阶段（1949—1978 年）

中华人民共和国刚成立时的经济社会资源都很紧缺，医疗机构缺医少药，人民健康水平也十分落后，由于长期的社会动乱，当时中国人的平均寿命只有 35 岁。中华人民共和国成立后，我国通过一系列的政策促进了医疗卫生事业的发展，提升了人民的身体健康水平。从建国初期到改革开放前（1949—1978 年）这 30 年是我国的计划经济时期，在健康问题方面采取了以政府为主体向全体人民提供全部免费的医疗卫生服务为主要实践模式，通过赤脚医生、合作医疗、爱国卫生运动等措施，结合群众运动，建立起了基本的医疗卫生体系，在短时期内极大地改善了饱受战争摧残的人民健康水平，被世界认为成功的"中国模式"，是值得现今在基本健康服务领域供给学习、保障健康公平的最好范例。

在健康生活方面，党和政府带领人民大力开展爱国卫生运动，除四害、讲卫生，运动的内容从"讲卫生、除四害（蚊子、苍蝇、老鼠和臭虫）、消灭疾病"逐步扩展到"治理公害，净化、绿化和美化环境"。大力在人民群众中普及卫生常识，号召人们行动起来，以消灭资产阶级敌人的态度对待生活中那些不健康、不卫生的因素，同时为农村修筑水坝、水库等服务设施，增加城镇中的基本公共设施。这些措施客观上改善了人民的生活条件，大大改善了城市和农村的环境卫生，提高了人们关注健康的意识。这一时期影响人民生活健康的因素除了资源紧缺的客观因素和人民健康意识、健康知识不足外，还有封建迷信的影响，因而破除迷信思想也是这一时期的健康工作内容。总的来说，这一时期的生活健康方面建设具有群众充分参与、人人共建共享的特征。是我国政府动员群众参与卫生建设效果最好的一段时期。

在健康服务方面，我国制定了"面向工农兵，预防为主，团结中西医，卫生工作与群众运动相结合"的卫生工作方针；在以赤脚医生作为人才资源的同时大力培养医疗卫生人才，促进中西医交流融合、共同发展；在城镇和农村都形成了三个层次的医疗服务体系，农村包括村卫生站、乡镇卫生院和县级医院，城市则由城市街道卫生站、社区卫生服务中心和区域医院组成。建立了中央防疫队和广泛的基层卫生组织。针对公共卫生如传染病和地方病的泛滥，我国建立起了包括国家、省、市、县各级卫生防疫站和妇幼保健站及卫生宣教机构。同时主要依靠财政支出，为这些机构建立起稳定的资金来源和筹资机制。在传染病防治方面，除一般性的卫生防疫体系之外，国家还建立起如结核病防治所、皮肤病防治所等各级专科防治所，这些机构以预防控制为主，辅以临床治疗，专门针对某种或某类疾病展开防治。由于这一时期我国的医疗资源与医疗人才都十分紧缺，而农村人口占当时我国总人口的大多数，因而这一时期的健康服务发展是以农村为重点，特别在农村建立起以人民公社为组织单位的合作医疗，由公社所辖大队组织公社卫生院，为人民提供医疗服务。

在健康保障方面，这一时期建立了影响我国至今的医疗保障体制框架。1951年劳动保险条例颁布，1952年公费医疗制度确立，1953年劳保医疗制度确立。公费医疗经费由国家和各级政府财政预算拨款，一般按照人头划拨到各单位包干使用。劳保医疗费按照企业职工工资总额和国家规定比例，计入生产成本；在职职工医疗费从职工福利费中开支，离退休人员从劳动保险费中列支。合作医疗实行之前，农村并没有正式的医疗保障制度，名义上实行"谁看病谁付钱"的自费式医疗，但由于国家对医疗机构进行补贴，并对医疗服务和药品价格进行严格把控，所以对农村存在事实上的医疗保障。实行合作医疗以后的农民享受的也是这种低廉的自费医疗方式。

在健康产业和健康环境方面，由于这一时期我国的医疗卫生供给是在统管统筹的模式下的福利性质保障体系，因而基本不存在健康产业的发展问题。同时，由于这一时期我国地广人稀、环境污染较轻，相对于人的疾病问题而言不算十分重要，因而发展起步较晚。建国初期我国的环境发展规划是基于积极开发各类资源，进行经济建设的角度进行的。为了更好地配合经济建设，规划和规范土地、森林等自然资源的开发利用，国家出台了一些资源保护类的法规及政策文件，如1953年发布的《国家建设征用土地办法》。由于"伦敦烟雾"等环境公害事件的出现，联合国于1972年召开了首届人类环境会议。本次会议使我国认识到在国内开展环境管理的重要性。1973年我国召开了第一次全国环境保护工作会议，并通过了《关于保护和改善环境的若干规定》。其后，为了应对工业体系导致的环境污染，国家陆续制定了一系列的环境政策，如1973年国家计划委员会等发布的《工业"三废"排放试行标准》。总而言之，这一时期的健康产业和健康环境并不是我国健康事业的重点。

二、中国健康服务业的逐步完善阶段（1978—2008年）

改革开放后，我国为改变受国家财政困顿而影响的医疗卫生供给不足的局面，运用市场经济的手段，开放对民营医疗产业的限制，逐渐下放医院的经营权、管理权，取消了过去统管统筹的健康事业模式。但同时也以倡导体育运动、加强身体锻炼为主体促进人民生活健康，加强了对环境的保障和相关法制建设。1996年12月在《中共中央、国务院关于卫生改革与发展的决定》中，明确提出"以农村为重点、预防为主、中西医并重、依靠科技进步、动员全社会参与、为人民健康和社会主义现代化建设服务"作为我国新时期的卫生工作方针。除此之外，随着资源意识和健康意识的提升，人们也更加注重对环境的保护和公共卫生工作。

（一）以体育促进生活健康

党的十一届二中全会，赋予了体育新的重任。体育工作要为经济建设服务，促进精神文明建设。我国政府根据党的十四届五中全会通过的《中共中央关于制定国民经济和社会发展"九五"计划和2010年远景目标纲要的建议》于1995年颁布了《中华人民共和国体育法》，明确指出提高全民族身体素质，大力开展群众性体育运动，发展国家体育事业。国家体委鉴于1977年以来体育体制改革的步伐慢、成效不显著和有限性，于1986年确立了"以革命化为灵魂，以社会化和科学化为两翼，实现体育的腾飞"（简称三化腾飞）的战略指导思想，从而着手体制改革来推动体育的社会化和科学化；从 1987 年国家体委提出的"以青少年为重点的全民健身战略和以奥运会为最高层次的竞技战略协调发展"的方针到 1989 年的"以青少年为重点的群众体育和以奥运会为最高层次的竞技体育协调发展战略"。1995 年《全民健身计划纲要》的颁布和实施是近十几年来全面健身计划的基础。新世纪初的《全民健身计划纲要》第二期工程启动，2002 年中共中央、国务院《关于进一步加强新时期体育工作的意见》、2009 年的《全民健身条例》、2011 年《全民健身计划（2011—2015 年）》等一系列中央政策出台，充分说明了党和国家对群众体育锻炼、增强体质的高度重视，这些规划的出发点，无一不是为了促使人们通过运动提高健康水平、减少生病概率，进而达到维护健康稳定的目的。同时这些措施也切实地促进了人的身体健康发展。

（二）在市场化中曲折发展的健康产业与健康服务

改革开放以后，政府对医疗市场采取了自由放任政策，期望依靠无节制的自由市场的力量来支配组织、融资和提供卫生保健服务。这样的措施在农村，大部分的村级医务室被私人承包，从而与农民之间的医疗服务关系变成了单纯的买卖关系，基于集体经济的合作医疗制度也迅速瓦解。当人民公社被解散以后，人民公社瓦解之后，以公社为基础的农村医疗制度也随之消失，大部分乡村医生变成了私人医生。虽然城市三个层次的医疗保障系统保持不变，但是政府的资金支持也已经减少，所有的医疗单位必须依赖于患者个人和医疗保险的付款。2003 年暴发的"非典"疫情，大面积暴露了中国医疗卫生领域存在的缺陷，引起国家和社会史无前例对医疗卫生的关注与反思。政府越来越意识到医疗保障问题在改革开放后凸显出的严重性，开始采取一些措施进行补救和完善。2003 年初，开始推广致力于覆盖农民的新农合制度。新农合制度安排中体现了政府的财政支持，地方财政和中央财政都给予一定金额的资助或补助。2003 年农村合作医疗覆盖率仅为 9.5%，到 2007 年达到 82.83%。为了扩大城镇居民医疗保险的覆盖面，2007 年 4 月国务院决定进行建立以大病统筹为主的城镇居民基本医疗保险制度试点，把没有纳入城镇职工基本医疗保险制度范围以内的中小学生、少年儿童，以及其他非从业城镇居民纳入城镇居民基本医疗保险。

（三）健康保障在市场化中的巨大变革

改革开放以后，"自主经营、自负盈亏"成为越来越多全民所有制企业和集体所有制企业改革的导向，因此对医疗保障的影响非常大。第一，劳保医疗制度的本质发生变化，劳保医疗不再是计划经济时期实质上的社会统筹，而变成了真正的企业保障。当企业无法承担巨大医疗费支出成本时，一些企业不得不临时解雇员工，降低福利待遇；但作为有中国特色的社会主义的一部分，这些企业必须继续为下岗职工、退休人员及家庭提供福利保障。第二，公费医疗制度也受到了冲击。改革开放后实行的财政"分灶"吃饭，以及行政事业费分级包干和事业单位企业化等改革后，大部分公费医疗也变成了单位保障。第三，非公有制经济的迅速发展使得非公有制经济部门的职工人数骤升，然而，对于这部分人口愈来愈多的人群，却没有医疗保障制度上的设计。以上三个方面的原因造成城镇人口的医疗保障覆盖面越来越窄，待遇水平也逐步降低。

（四）以立法为标志的环境健康保护

在环境保护方面，1973 年 8 月，第一次全国环境保护会议在北京召开，标志着中国现代环境保护事业的开始。当时人们认为环境问题主要是工业污染问题，所以我国环境保护主要是工业"三废"（废水、废气、废渣）等方面的治理。改革开放以来，伴随着我国经济持续快速发展，环境治理先后大致经历了"污染控制、综合利用""控制转型、协调发展""资源节约、环境友好"等发展阶段。随着 1978 年《宪法》明确提出"国家保护环境和自然资源，防治污染和其他公害"，我国环境管理立法进入成熟期。1979 年通过的《环境保护法（试行）》是我国首部环境管理综合法，其对我国环境保护和管理的核心内容做出了原则性的规定。其后，在资源环境管理领域，国家出台了《草原法》(1985)、《矿产资源法》(1986)、《水法》(1988) 等法律。在污染防治领域，国家出台了《水污染防治法》(1984)、《大气污染防治法》(1987)、《固体废物污染环境防治法》(1995)、《噪声污染防治法》(1996)、《清洁生产促进法》(2002)、《循环经济促进法》(2008) 等法律。我国环境管理法律体系逐渐形成。

中国的健康管理产业于 21 世纪初开始出现，2000 年左右，第一批健康管理企业开始出现，其中，发展较好的主要以体检服务为主，诸如就医型、保健型、整合型、网络型等其他服务形式也纷纷出现，一时间各种新概念与新服务层出不穷，尽管行业发展迅速，但由于缺乏整体规划与明确规范，其服务质量往往是参差不齐、鱼龙混杂。2002 年，"非典"（SARS）在中国大规模暴发成为推动中国健康管理产业发展的 个重要契机，"非典"疫情既促使国家推动了公共卫生体系的建立与完善，又使得国民的健康养生观念与生命安全意识获得了进一步觉醒和强化。2005 年 10 月，健康管理师正式成为一种新职业，各种相关培训也开始迅速发展起来。2007 年 7 月，中华医学会健康管理学分会正式成立。自此，健康管理正式成为中国健康服务业发展体系中的一个完整独立的产业。2008 年前后，中国的健康管理产业进入到高速发展阶段，大量的民营资本陆续进入到该行业之中，相关机构的数量与规模不断增加。与此同时，健康管理的具体内涵与服务内容也在不断扩展，具体包括健康体检、健康风险评估、健康生活管理、养生保健、孕妇照护、婴幼儿早教与慢性病管理等一系列方面项目，健康管理相对完整的产业链已经初步形成。由于区域发展水平的客观差异，这一时期，中国的健康管理企业主要分布在以北京、上海与广州为主的一线城市，其中超过64%的机构为健康体检中心。由于产业发展迅速，而相关的法律法规与规范标准尚未完全确立，加之各种机构的规模与质量良莠不齐，大部分的服务机构都是自行设定具体的服务项目与服务价格，自主进行服务的营销与推广。专业服务不规范，高素质专业人才相关匮乏，信息不对称较为严重以及服务内容与客户局限化等问题依旧存在。更有甚者，极少数的非正规健康管理机构尚处于无标准、无规范、无管理的"三无"状态。

在2008年之前，健康服务相关支撑产业均处于显著的发展上升期，其中，以保健品和营养品为代表的健康食品相关产业的发展相对较为迅速。这既因为国民收入水平与生活质量的提升，对于相关产品的需求逐步增加，又因为这一在投资与技术方面的行业准入门槛相对较低，加之西方相关健康理念与传媒广告的传播和推广，这些都推动了这一产业的快速发展。但与此同时，由于相关的监管体系尚未完全建立，相关规范标准同样有待完善，加之国民的整体健康素养还比较有限，一时之间整个健康食品市场鱼龙混杂，一些不正规、不规范甚至不合法的现象时有发生。这期间，不仅有部分企业借助诸如"酸碱体质"等未经科学证实的妄论来强行推销产品，更有甚者，由于夸大宣传与虚假广告，导致消费者擅自将营养品或保健品代替了药物，造成了非常严重的后果。也因此，在健康食品行业发展的同时，越来越多的质疑也不断出现。因此，国家有关部门也在不断地完善相关的法律法规、行业规范与产品标准，行业的发展也逐渐步入正轨。2008年，中国保健品的市场规模即将突破100亿元，在国际知名品牌不断进入中国市场的同时，一批批具备自主知识产权的国产品牌也在崛起。从20世纪90年代产业起步到2008年前后，中国的保健品消费增速始终保持在15%—30%，远高于发达国家平均13%左右的增长率。当前，在国民健康意识与健康素养不断提升的大背景下，加之各种环境污染与生活压力加大等问题日益得到关注和重视，人民对于美好生活的向往日益增加，对于营养保健品、有机食品和绿色食品等健康食品的需求量也在水涨船高。而且，伴随着人口平均预期寿命的延长，人口老龄化水平的不断提升，都将会进一步为健康食品产业提供更加广阔的市场空间与发展前景。同时，由于国民对于健康需求的多元化与个性化，加之国家综合国力的提升所带来的技术进步与消费升级，医药研发、健康用品与健康器械等产业均获得了良好的发展机遇，各行业的发展潜力正在被不断激发，并不断与其他健康服务业的具体产业形成联动支持的良性互动，同时，还在不断与其他行业进行融合，进一步扩大健康服务业的发展空间与市场潜力。

综上所述，总体来看，在2008年之前，中国的健康服务业已经初具规模。其中，医疗服务占据绝对的主导地位与优势地位，商业健康保险已经可以在国家整体的医疗保障体系中获得一席之地，而健康管理与促进行业以及相关支撑行业也在国民生活质量与收入水平稳步提升的大背景下，伴随着国民健康素养与健康意识的觉醒而逐步获得发展。但从宏观层面来看，产业的发展尚缺乏明确的布局，国家层面也没有相关的整体规划与政策引导，对于健康服务业的内涵界定与产业边界尚不明确，各产业的内部关系与结构尚未理顺。从中观层面来看，具体的企业之间往往缺乏沟通与合作，相关资源难以得到有效整合与互联互通，不同的区域、产业之间的发展呈现不均衡的状态，很多的企业处于野蛮生长的状态。从微观层面来看，由于相关知识的专业性，加之缺乏正规有效的传播与宣传渠道，大量的"伪科学""伪健康"的观念借助大众媒体的传播，加之监管的滞后，误导甚至欺骗消费者的现象仍时有发生，消费者对于健康服务业的接受程度依旧有限。因此，2013年之前的中国健康服务业正处于初创阶段。

三、中国健康服务业的规划阶段（2008—2017年）

"健康服务业"这一概念在中国正式确立，或者说在政府文件中正式出现，是以2013年国务院印发的《国务院关于促进健康服务业发展的若干意见》（国发〔2013〕40号）这份文件的发布作为主要标志的。该文件不仅第一次提出了"健康服务业"这一概念，也首次对这一概念的内涵与外延进行了明确界定。该文件的正式出台是一个重要的里程碑，它标志着中国的健康服务业迈入了一个全新的发展阶段，也基于此，很多的研究都将2013年称为"中国健康服务业元年"。在这一阶段，各种与相关行业有着紧密联系的政策文件陆续出台，关于健康服务业的投资环境、创业环境与市场环境不断向好，从国家到地方，各级政府在重视健康服务业发展的同时，也在逐步建立起"大健康观"的发展理念，从顶层设计层面对健康服务业的相关资源进行整合，并逐步建构符合中国基本国情与时代发展需要的健康服务业体系。

（一）健康服务业的发展被提升为国家战略

"健康中国"是中国在新时代"保障和改善民生、促进国民经济社会发展"的重要战略路径，具有丰富的思想内涵。人民健康对中国全面建成小康社会、实现中华民族伟大复兴的重要性，强调要以"大健康、大卫生"的思想开展健康工作，"全方位、全周期"地保障人民健康，坚持走中国特色道路，着力推进医疗卫生体制改革，为人民提供安全、有效、优质、放心的健康服务。

1.把人民健康放在优先发展战略地位

健康是人的全面发展的基础，是人追求幸福美好生活的保障。把人民健康作为人民权益的重要内容，放在优先发展的战略地位，是习近平一直以来的思想内容。2012年11月15日，刚刚当选中共中央总书记的习近平率十八届中央政治局常委与中外记者见面时，就十分明确地指出："我们的人民热爱生活，期盼有更好的教育、更稳定的工作、更满意的收入、更可靠的社会保障、更高水平的医疗卫生服务、更舒适的居住条件、更优美的环境，期盼孩子们能成长得更好、工作得更好、生活得更好。"

优先发展人民健康，是对中国国家的社会主义本质、对党的历史使命不忘初心的体现。习近平认为，"健康是促进人的全面发展的必然要求，是经济社会发展的基础条件，是民族昌盛和国家富强的重要标志，也是广大人民群众的共同追求。我们党从成立起就把保障人民健康同争取民族独立、人民解放的事业紧紧联系在一起。"中华人民共和国成立以来，中国共产党一直都坚持以人民为中心的发展思想，将人民的权益放在优先发展的地位，努力提高人民健康水平，为人民群众带来健康福利。中国人均预期寿命从1981年的67.77岁提高到2016年的76.5岁，孕产妇死亡率从1990年的88.9/10万下降到2016年的19.9/10万，婴儿死亡率从1981年的34.7‰下降到2016年的7.5‰，居民的主要健康指标总体上优于中高收入国家平均水平，提前实现联合国千年发展目标。在新的历史时期，面对不断变化的国内外环境，继续坚持保障人民健康，是中国共产党所肩负的历史使命。

在新时代的背景下，当人民对美好生活的需要同不平衡的发展产生矛盾时，"把人民健康放在优先发展战略地位"是党的必然选择。当前，我国的工业化、城镇化和人口结构老龄化等进程的持续发展，带来人们的生活方式、生活环境、疾病谱等变化，为新时代的人民健康工作带来新的挑战。这些新的问题和人民不断增长的健康需求要求必须重视解决这些问题，否则必然会影响人民对政府工作的满意度、影响我国社会主义事业的健康发展。2014年12月，习近平考察江苏镇江市世业镇卫生院时首次提出："没有全民健康，就没有全面小康。"这一思想将人民健康纳入了全面建成小康社会的发展目标当中，随后，2016年8月19日，习近平在全国卫生与健康大会上强调，要把人民健康放在优先发展的战略地位。从全面小康到"两个一百年"奋斗目标、"中华民族的伟大复兴"，习近平不断深化对人民健康重要性的认识程度，是将"健康中国"提升为国家战略的思想基础。习近平本人，也在工作中以身作则，不断推动"健康中国"的工作落实。

2. 全方位、全周期保障人民健康

全方位、全周期地保障人民健康，把以治病为中心转移为以人民健康为中心，是"大健康、大卫生"理念的体现。习近平强调，"要倡导健康文明的生活方式，树立大卫生、大健康的观念，把以治病为中心转变为以人民健康为中心。"健康才是我国提供健康服务的出发点与落脚点。在我国的医疗服务和公共卫生工作中，都要转变以控制疾病发展的目标，以人民健康为工作的整体方向。

"大健康、大卫生"观要求扩展健康保障的生命周期。我国传统中医认为，"上医治未病，中医治欲病，下医治已病。"过去，我国的医疗服务是以诊疗疾病为重点，关注疾病发生后的控制与治疗，但这种工作只关注到健康过程中的一个很小的片段，只关注对"已病"的治疗，这是远远不够满足全周期的健康服务的需求的。2016 年 8 月 19 日，习近平在全国卫生与健康大会上提出"向长期奋战在卫生与健康战线的广大干部职工和医务工作者，致以崇高的敬意和衷心的感谢"中的"卫生与健康战线"一词，是对以往惯常所讲的"卫生战线"的扩展，表示医疗服务的主要目标从过去的医治疾病向维护健康的工作方向的转移，是对我国医疗卫生工作理念的丰富，对未来的健康服务提出了更高要求。

全周期地保障人民健康要重视预防的重要性。以预防为主体，是习近平对健康中国提出的原则要求。"要坚定不移贯彻预防为主方针，坚持防治结合、联防联控、群防群控，努力为人民群众提供全生命周期的卫生与健康服务。要重视重大疾病防控，优化防治策略，最大限度减少人群患病。"相比于医疗服务，疾病预防工作能够在更小的资源消耗下产生更大的健康效益，能够使人民免于疾病的痛苦，无论是从资源节约的观点出发，还是站在人民幸福的观察角度，都能够产生更大的社会效益。疾病预防，要从生命的早期开始，人在青年儿童时期机体活力较强，消除疾病风险较老年人更为容易，"要重视少年儿童健康，全面加强幼儿园、中小学的卫生与健康工作，加强健康知识宣传力度，提高学生主动防病意识，有针对性地实施贫困地区学生营养餐或营养包行动，保障生长发育。"20岁以前是为人的全面发展打下基础的关键时期，然而，没有健康，人的发展注定是不会长远的，在对青少年时期进行投入时，健康投入是取得一切成果的基础。

全方位的健康不只是身体健康。现代的健康观还包含精神健康、社会交往、适应能力的健康发展。现代医学证明，心理健康同生理健康能够相互影响、相互作用。心理健康工作是我国健康服务的短板，但随着人民健康水平的提高和我国医疗技术的发展，为人民的精神健康提供全面、方便、可及的服务成为可能。习近平指出："要加大心理健康问题基础性研究，做好心理健康知识和心理疾病科普工作，规范发展心理治疗、心理咨询等心理健康服务。"中国现代社会的快速发展、紧张的生活节奏给人的心理带来压力，越来越多的人需要心理调适，但受传统观念的影响，大部分人都不愿意去咨询心理医生，在这样的情况下，普及心理健康知识，改变人们对心理咨询的看法，发展起规范、可靠的心理服务体系，是十分迫切的需要。

健康是涉及多种因素的问题，全方位的人民健康保障所依赖的不能仅仅是医疗卫生工作者，而是需要各部门、行业和社会的共同努力奋斗。随着人民对健康的要求越来越高，单纯的医疗服务也越来越难以满足人民的健康需求，必须同时加强其他社会工作，才能全面地提供健康保障。习近平曾在多种场合中强调，环境卫生、全民健身运动、食品药品安全、养老等工作都是关系人民健康的事业，对建设健康中国具有重要意义。2013 年 8 月 31 日，习近平在第十二届全国运动会上会见先进代表时指出："全民健身是全体人民增强体魄、健康生活的基础和保障，人民身体健康是全面建成小康社会的重要内涵，是每一个人成长和实现幸福生活的重要基础。我们要广泛开展全民健身运动，促进群众体育和竞技体育全面发展。"这一思想把全民健身运动提高到建设小康社会、实现人民幸福生活的高度。

2016 年 8 月 19 日，习近平在全国卫生与健康大会上指出："良好的生态环境是人类生存与健康的基础。"又将环境卫生作为健康中国的重要基础。习近平还在视察食品安全、药业调研中多次将这些工作同人民健康联系起来。总之，建设健康中国，就必须将环境、养老、健身等健康相关的工作提高到保障人民健康的高度，纳入健康中国战略体系，增强对工作目的、工作意义的认识程度，共同努力、协调推进才行。

3. 要坚持中国特色卫生与健康发展道路

建设有中国特色的健康事业，首先"要坚持正确的卫生与健康工作方针"。受历史条件、发展路径、社会文化等因素的影响，每个国家都有不同的健康问题，同样的解决方法不可能适应每个国家的需要，因而，探索并发展适合中国国情的、有中国特色的卫生与健康发展道路就十分重要。2013 年 8 月，习近平在会见世界卫生组织总干事陈冯富珍时强调："我们将迎难而上，进一步深化医药卫生体制改革，探索医改这一世界性难题的中国式解决办法，着力解决人民群众看病难、看病贵，基本医疗卫生资源均衡配置等问题，致力于实现到 2020 年人人享有基本医疗卫生服务的目标，不断推进全面建设小康社会进程。"表明了习近平走中国特色社会主义健康发展道路的决心和信心。

改革开放以来，我国医疗卫生事业迅速发展，但也遗留下地区间、人群间健康发展不够公平、不够均衡的问题。习近平认为，保障人民健康，重点是要保障所有人民的健康，"要重视重点人群健康，保障妇幼健康，为老年人提供连续的健康管理服务和医疗服务，努力实现残疾人'人人享有康复服务'的目标，关注流动人口健康问题，深入实施健康扶贫工程。"中国特色社会主义是所有人共同发展的社会，有区别的健康权益不符合我国的社会主义本质，必须加强对弱势群体的健康资源、健康服务供给。

共建共享是健康中国的基本路径。人民是健康资源使用、健康服务体验的主体，成功的国家健康战略离不开社会中每个人的参与、评估与建设，特别是在中国共产党代表人民、带领人民建设社会主义的中国，以人民为健康中国战略的发展中心，重视发挥人民的力量，一向是中国共产党的制胜法宝。习近平指出，建设健康中国，要"建立健全健康教育体系，提升全民健康素养，推动全民健身和全民健康深度融合"。只有提升人民健康意识，增加健康科学知识，丰富健康运动方式，才能充分调动人民提高自身健康水平，参与建设健康中国的积极性，才能更好、更快地推进健康中国战略。

自党的十一届三中全会后，我国已澄清了市场经济不是区分资本主义和社会主义的本质因素，但如何利用市场经济为社会主义健康事业服务，在很长一段时间里我们都没有准确的认识。习近平认为，正确对待市场的作用，就"要坚持正确处理政府和市场关系，在基本医疗卫生服务领域政府要有所为，在非基本医疗卫生服务领域市场要有活力"。政府与市场在健康服务中各有优点和弊端，政府能够最大限度地保障公平，具有基础性、全面性的优势，但如果以政府控制全部的医疗资源，完全没有市场的竞争威胁，巨大的权利催生巨大的腐败，难免就会有资源浪费、机构冗杂、服务效率低下等问题。同样，市场具有灵活性好、竞争环境下服务质量较高的特点，但如果以市场替代全部的政府功能，缺乏法制制约的话，也会产生一家独大、店大欺客的弊端，不利于经济社会的长期稳定发展。健康服务是既需要公平又需要效率的领域，掌握政府和市场调节的不同特点，在基本服务供给中保持政府工作，在私人化服务供给中发挥市场作用，是高效建设有中国特色的卫生与健康服务的路径选择。

有中国特色的健康发展模式的成功，能够为世界提供中国经验。随着现代经济全球化的发展，疾病在国际间的传播也越来越容易，各国人民对生命健康的要求也在不断增强，健康问题成为国际治理合作的重要内容。治理本国健康事务，帮扶他国健康建设，不只是对本国人民福祉的促进，也成为履行国际责任的重要内容。2016 年，习近平在审议《"健康中国 2030"规划纲要》的工作会议中强调，健康中国战略"是我国积极参与全球健康治理、履行我国对联合国'2030可持续发展议程'承诺的重要举措"。过去，中国在短时间内以较少的资源快速提高人民寿命，取得了令世界瞩目的成就，"全面展示了我国国际人道主义和负责任大国形象，国际社会也给予广泛好评。"未来，创建更好更完善的健康服务体系，有助于进一步提高我国的国际地位和国家形象，有利于促进我国在国际事务中的话语权、影响力。落实到行动上，"我们要积极参与健康相关领域国际标准、规范等的研究和谈判，完善我国参与国际重特大突发公共卫生事件应对的紧急援外工作机制，加强同'一带一路'建设沿线国家卫生与健康领域的合作。"不断扩展中国经验在世界的认知度与影响范围。

4. 继续着力推进医疗卫生体制改革

医疗卫生是保障健康的工作的核心与主体，是健康中国的关键内容。我国的医疗卫生系统在尽力平衡效率与公平的全面发展中，在不断的改革完善后，"当前，医药卫生体制改革已进入深水区，到了啃硬骨头的攻坚期。"总结习近平关于推进医疗卫生体制改革的内容，可以总结出三部分思想：一要着力推动制度建设；二要发挥中医药作用；三要保护医护工作人员。

制度、体系是人的关系的凝结，完善的制度能够促使人将劳动力投入正确的使用方向。一国的医疗卫生制度不只为人民提供了获取健康资源的流程，还能够反映出国家的发展方向、工作原则和利益所在。2016 年，习近平在全国卫生与健康大会上就如何加快把党的十八届三中全会确定的医药卫生体制改革落到实处，提出了分级诊疗制度、现代医院管理制度、全民医保制度、药品供应保障制度、综合监管制度五项基本医疗卫生制度建设。这五项制度在医保、医药和医疗三个层面上对进一步深化医疗卫生体制改革提出了要求。提高质量、扩充资源、坚持公益性是这些制度的发展目的，"让广大人民群众享有公平可及、系统连续的预防、治疗、康复、健康促进等健康服务。"分级诊疗制度能够调整现有的医疗资源结构，现代医院管理制度有利于提高医疗服务质量，全民医保制度是保障人民获取基本卫生服务的必要条件，药品供应保障制度是医疗机构提供有效医疗服务的基础，综合监管制度是系统协调各项制度、体系能够达成为人民服务目标，及时发现问题、解决问题的保障。

中医是我国的传统医学，在我国古代为保护人民健康曾发挥过重要作用。中华人民共和国成立后，我国一直将发展中医药学作为我国卫生工作的方针之一，但由于中医往往见效较慢，同现代科学体系的方法具有系统上的区别，在西医的疗程短、人才培养快、资源较为丰富的优势影响下，推动我国的中医药学振兴，仍然任重道远。健康中国重视疾病的预防为中医的发展提供了良好的环境。习近平强调："要着力推动中医药振兴发展，坚持中西医并重，推动中医药和西医药相互补充、协调发展，努力实现中医药健康养生文化的创造性转化、创新性发展。"经过几十年的发展建设，我国的医学人才素养有了普遍提升，对中医的重要性认识和对中医典籍的整理工作也有了一定的基础，在建设健康中国的历史新时期，充分发挥中医药的预防作用，传承我国的宝贵传统文化并发扬光大，为中国医药在世界上正名，是我们这代人的使命任务。

医务人员也是人民群众的一分子，长期奋战在与疾病抗争的前线，理应得到社会的尊重和保护。习近平高度认可医务人员为中国人民的健康福祉所做出的重要贡献，他在2015年祝贺中国中医科学院成立60周年的致信中写道："60年来，中国中医科学院开拓进取、砥砺前行，在科学研究、医疗服务、人才培养、国际交流等方面取得了丰硕成果。以屠呦呦研究员为代表的一代代中医人才，辛勤耕耘，屡建功勋，为发展中医药事业、造福人类健康做出了重要贡献。"医疗服务，归根到底是人对人的服务，人的主体性发挥着巨大作用，因而，在面对医疗工作者时，一方面要对他们的医风医德提出要求"我国广大卫生与健康工作者要弘扬和践行社会主义核心价值观，强化医德医风建设和行业自律，为人民提供最好的卫生与健康服务。"另一方面，更重要的是"要严厉依法打击涉医违法犯罪行为特别是伤害医务人员的暴力犯罪行为，保护医务人员安全"。医学工作者培养时间长、任务重、工作繁忙，身为医学知识的使用者却常常不能顾及自己的身体健康，对社会的贡献不可忽视。必须重视保障医务人员的应得利益，"从提升薪酬待遇、发展空间、执业环境、社会地位等方面入手，关心爱护医务人员身心健康，通过多种形式增强医务人员职业荣誉感，营造全社会尊医重卫的良好风气。"培养和谐的医患关系，让医务工作者无后顾之忧，让我国的医疗卫生行业更好地为人民服务。

正如前文所述，2013年"健康服务业"这一概念出现在国家的正式文件中以后，党与政府对于健康服务业的关注程度与重视水平快速提升，越来越多的政策规划均涉及了相关产业的发展，健康服务业的发展正在逐步上升至国家战略的新高度。2016年8月，全国卫生与健康大会召开，习近平总书记强调："没有全民健康，就没有全面小康。要把人民健康放在优先发展的战略地位，以普及健康生活、优化健康服务、完善健康保障、建设健康环境、发展健康产业为重点，加快推进健康中国建设，努力全方位、全周期保障人民健康，为实现'两个一百年'奋斗目标、实现中华民族伟大复兴的中国梦打下坚实健康基础。"在此之后，《"健康中国2030"规划纲要》《"十三五"卫生与健康规划》《"十三五"深化医药卫生体制改革规划》等一系列重要文件的出台，加之《中华人民共和国中医药法》的正式颁布与实施，与健康服务业相关的政策法规体系框架正在逐步构建，这也标志着中国健康服务业从指导思想到发展战略，从基本纲领到具体行动的国家战略规划已经基本形成。总而言之，伴随着健康服务业成为国家战略的重要组成部分，政策规划对其的关注与重视不断增加，与健康服务业全产业链构建发展所相应的积极的政策体系与政策环境正在形成。

（二）大量的社会资本开始进入健康服务业领域

一方面，健康服务业的核心对象是健康，其关注的是个人全生命周期的健康，而不仅仅是在疾病发生的基础之上。对比而言，医疗服务所关注的是如何治愈疾病，而健康服务则重点在于尽可能地减少疾病发生的可能性，并且在疾病的情况下，最大限度地降低其所带来的危害。因此，健康服务业贯穿于个人的全生命周期与各产业的全产业链，为个人健康需求的满足与相关产业的联通与发展提供了近乎无限的可能性与潜在机遇。对于个人而言，国民对于健康的需求水平正在不断提升，对于健康需求的层次同样在持续上升且呈现出多样化的趋势。可以说，国民对于健康需求水平与需求层次的提升，正是其对于美好生活需要的客观体现。但与此相对应的则是，医疗卫生手段的单一化，或者说健康供给侧的不平衡与不充分发展。现实的需求过剩与供给不足自然带来了巨大的商机和机遇。对于产业而言，健康服务业作为第三产业，同样需要第一产业来提供原料，而第二产业提供相应的技术与产品支持，而且伴随着技术创新，各产业间的壁垒正在被不断打破，产业联动与产业融合正在成为新的发展趋势。同时，健康服务业既包含公共经济又囊括了市场经济，两者间互为补充且相辅相成，这使其获得了较大的市场需求弹性，保障了市场机制的发挥空间，为社会资本创造了良好的参与空间。

另一方面，良好的政策环境为社会资本提供了相关依据和制度保障。在社会资本进入健康服务业的具体领域方面，《国务院关于促进健康服务业发展的若干意见》（国发〔2013〕40号）中明确提出："放宽市场准入。建立公开、透明、平等、规范的健康服务业准入制度，凡是法律法规没有明令禁入的领域，都要向社会资本开放，并不断扩大开放领域；凡是对本地资本开放的领域，都要向外地资本开放。"即采取"非禁即入"的方式，给愿意进入健康服务业的各类主体充分松绑，为社会资本提供参与机会和发展空间。与此同时，政策还在诸多方面给予了直接与间接的政策优惠，进一步调动社会资本的积极性与主动性。在直接优惠上，主要包括财税优惠、投融资支持和土地优惠。既通过简化行政审批手续与流程来提升办事效率并减低相关成本，还通过财政补贴、税收优惠、费用减免与专项资金补助等方式直接予以支持。同时，鼓励金融创新，吸引境外资金，引导相关资源进行整合，为社会资本创造良好的投融资环境。最后，切实保障健康服务业的土地供给。而在间接优惠上，则主要是促进健康消费、完善标准及监管与塑造社会氛围。通过政策的引导和创新，促使公共经济与社会资本形成互补联动的良好关系。进一步完善健康服务业的相关法律、行政法规、行业规范与产品服务的标准，同时要在不阻碍产业创新的基础上，不断地改进与完善监管方式，保证监管力度。最后，运用多种渠道与方式宣传健康知识，提升国民健康素养，对于各种虚假与不实宣传要加大管理和打击的力度，提升消费者信心，营造健康服务业发展的良好社会氛围。

（三）健康服务业对于国民经济的贡献率在不断提升

纵观国内外发展经验，都明确证明，随着城市化与现代化进程的推进，服务业在国民经济发展过程中所占的比重将会越来越高，成为经济发展与社会进步的主要推动力。各种数据都表明，在全球整体经济发展趋势趋于放缓的大背景下，服务业正越来越受到投资者与创业者的偏爱。特别是由于收入水平提升、人均寿命延长与居民消费升级所带来的多重影响，直接推动了以旅游、文化、体育、健康、养老为代表的"五大幸福产业"的快速发展，这些产业往往具备较长的产业链，且具有广泛的用户群体，还能够有效带动关联产业的发展。与此同时，它们还有利于提升国民的综合素质，并且进一步促进民生的改善，最终会增加国民的幸福感。

除了对于消费与投资的显著拉动以外，健康服务业作为维护健康、促进健康、治疗疾病与管理健康的产品生产、服务提供以及信息传播等一系列活动的总和，其所融入与涵盖的范围可谓是包罗万象，是集"医、药、养、游"为一体的关联性、融合性、渗透性较强的产业。可以说，健康服务业在很大程度上体现了社会经济发展的先进程度，并已经成为信息产业后规模最大的一个新兴产业。毫无疑问，伴随着人均寿命的不断延长和人口老龄化程度的不断加深，国民对于健康的各种需求趋势必将会是有增无减的，这必然意味着健康服务业有着无比广阔的发展前景。因此，在中国经济增长进入中高速增长与高质量发展的大背景下，健康服务业将为国民经济的发展做出重要贡献。

综上所述，在 2013 年国务院印发的《国务院关于促进健康服务业发展的若干意见》（国发〔2013〕40 号）正式出台至 2016 年，是中国健康服务业及其相关细分行业规划密集出台的时期，也是行业发展的政策环境不断向好的时期。在这一时期，围绕健康这一主题的各种政策规划与法律法规不断出台，其直接体现着"将健康融入所有政策"这一"健康中国"的重要理念。其中，既有对健康服务业直接推动的专项文件与宏观规划，也包括对于具体产业的长远规划及法律法规，且更多的是在各种政策中融入和体现对于健康的关注与重视，以健康为核心、围绕健康产业发展的政策体系正在快速形成。通过国家一系列政策规划的鼓励与引导，逐步对健康服务业进行发展布局，用政策规划、规范标准与制度创新为社会资本的参与铺路搭桥，充分调动投资者与创业者的主动性和积极性，不断地激发健康服务业的发展潜力，增强其对于国家经济发展与社会进步的贡献。

四、中国健康服务业的快速发展阶段（2017 年至今）

2017 年至今，中国的健康服务业进入了快速发展的新阶段。2017 年 10 月，党的十九大召开，十九大报告中郑重写明："实施健康中国战略。人民健康是民族昌盛和国家富强的重要标志。要完善国民健康政策，为人民群众提供全方位全周期健康服务。"在这一阶段，伴随着国民教育水平的提升与健康文化宣传的加强，国民对健康的理解水平与认识程度在不断加深，加之收入水平的上升和消费结构的升级，对于个性化、多元化与高水平健康服务的需求被进一步激发，越来越多的投资机遇不断出现。与此同时，对于健康的认识逐步从生命的长度转变为关注生命的质量，一些特色健康服务领域逐步获得关注与青睐，不仅越来越多的国内外资本开始进入健康服务业，很多传统产业也开始积极主动地与健康服务业进行融合联动。在市场经济的活力被激活后，学术界对于健康服务和健康管理的研究也在不断加深，各方面的学术研究成果陆续落地，初步建立起"政产学研用"为一体的健康服务创新发展模式。

第二节　中国健康服务业的发展现状与基本成就

一、中国健康服务业的规模

根据国家卫生健康委，卫生发展研究中心与国家统计局关于健康产业核算体系和方法的研究，健康服务业直接向国民提供健康服务，健康服务作为国民健康的最终消费环节。所以，在不考虑进出口情况的基础上，由于产业链中增加值累计至最终使用产品和服务的总规模，因此可以粗略地认为健康产业的增加值总和即为健康服务业的总规模。

我国健康产业规模保持平稳增长的趋势，2016年我国大健康产业规模已经达到5.6万亿元。我国大健康产业的产业链已经逐渐形成并完善，且不断涌现出新兴业态。新兴产业呈现出强劲的发展势头，比如养老产业、健康旅游、营养保健产品研发、高端医疗器械研发等。我国医药保健品进出口总额到2016年达到1034亿美元，较2015年有所增长。其中，进口达到480亿美元，同比增长3.83%；出口达到554亿美元，同比下降1.82%，造成74亿美元的对外贸易顺差。此外，我国健康产业也呈现出迅猛发展的态势。中医药知名的企业开始进军大健康领域。比如中药企业天士力、同仁堂等名企在做强现代中药的基础之上向"治未病"的大健康领域扩展，全面进军"大健康"产业。再如，康美药业与梅河口市人民政府签订了《医疗产业战略合作框架意向书》，梅河口市人民政府依据国家医疗卫生改革的相关政策，与康美公司建立了医疗产业战略合作关系。梅河口市妇幼保健院、友谊医院和中医院被康美公司整体收购，进军大健康产业。这些都体现了健康产业处于蓬勃发展的阶段。

健康产业相关的科技研究成果取得很大进展。无论在医疗的基础研究方面，还是基础设施建设方面，我国都积累了良好的发展基础。慢性疾病的预防、传染病和重大疾病的防治、肿瘤的防治、创新药物开发等方面都取得了好的进展。例如两个重大科技专项（艾滋病和肝炎等重大传染病的防治，重大新药的创制）都是与健康科技密切相关的，健康产业科技研究投入增多，体现在医学科技论文和专利发明的快速增长。这些显著的成果表明，我国健康产业的发展具有良好的科学技术作为支撑，而这些科学技术更加有利于健康产业的进一步发展。

健康服务业2017年各部分的具体规模结构如下。

医疗服务业的规模为33976.6亿元，占健康服务业总规模的比重为59.96%，是当前中国健康服务业的主体。其中，治疗服务规模为33458.9亿元，在医疗服务业中的占比高达98.5%；康复服务规模为384亿元，其占比为1.1%；独立医疗辅助性服务规模为133.7亿元，仅占0.4%。医疗服务业在中国健康服务业中的主体仍旧没有发生改变，治疗服务同样在医疗服务中占据绝对的主体地位。

药品及其他健康产品零售业的规模为8921.7亿元，占健康服务业总规模的比重为15.74%，在健康服务业的规模中仅次于医疗服务业。

健康管理与促进服务业的规模为4646.6亿元，占健康服务业总规模的比重为8.2%，在健康服务业的规模中位居第三。其中，政府与社会组织健康服务规模为2142.6亿元，其占比为46.1%；公共卫生服务规模为2018.3亿元，占比也达到了43.4%；养生保健服务规模为151.1亿元，仅占3.3%；健康出版服务规模为334.6亿元，占比为7.2%。在健康管理与促进服务业中，政府提供的各种公共服务占据着明显的主导地位。

健康保险和保障服务业规模为 4166.5 亿元，占健康服务业总规模的比重为 7.35%，在健康服务业的规模中居于中等地位。其中，健康保险服务规模为 3875.4 亿元，在健康保险和保障服务业中的占比高达 94.0%；健康保障服务规模为 291.1 亿元，占比为 7.0%。健康保险在健康保险和保障服务业中居于绝对的主体地位。

其他与健康相关服务业规模为 1957.5 亿元，占健康服务业总规模的比重为 3.45%。其中，健康科学研究和技术服务规模为 751.2 亿元，占比为 38.4%；健康人才培养培训规模为 1206.2 亿元，其占比达到了 61.6%。健康人才培养培训在其他与健康相关服务业中处于主导地位。需要说明的是，由于未能获取到相关数据，健康会展、健康投资和管理等其他未列明与健康相关服务规模此次未核算。

健身休闲运动服务、健康旅游服务、健康养老与长期护理服务、智慧健康技术服务等融合产业规模合计为 2999.4 亿元，占健康服务业总规模的比重为 5.3%。

二、我国发展健康产业的优势条件

健康产业的发展已经成为一种必然，而我国发展健康产业有着天然和后天的优势条件。

（一）人力资源较丰富

我国发展健康产业有着丰富的人力资源优势。我国有着天然的丰富的劳动力资源，而劳动密集型产业占据了健康产业的很大一部分，比如说护理产业、康复产业等健康服务业，还有包括健康产品的生产和销售、美容、饮食、健身等行业。未来很长时间内，我国将始终保持着这种丰富的劳动力资源优势，因此对于我国来说，发展劳动密集型产业有着天然的基础条件。健康产业的发展势必会对这些劳动力创造出更多的就业岗位，为此还能够解决由于劳动力众多而造成的就业难问题。相对于传统的劳动密集型产业来说，健康产业对于从事该产业的劳动者本身来讲更加人性化，因为劳动者在从事健康产业相关工作的过程中，能够获得有关健康的信息、相关的知识和必要的技能，这个过程本身是一个健康知识传播和普及的过程，有利于全民健康和全民创造。

（二）市场条件较成熟

我国人口众多，形成了巨大的市场需求，因此在我国发展健康产业，能够满足我国巨大的市场需求。巨大的市场为培育健康产品创新、发展健康产业提供了良好的基础条件。经济发展规律表明，任何一种商品的推出和任何一种创新的发明，如果缺乏市场需求的有力支撑，就终将难以发展成为一种成熟的大众消费品。而健康产品的研发尤其需要消费者的支持，才能够得以发展。比如在药品研发的过程中，临床研究作为药品研发的必经环节，需要大量的患者。而我国是世界上人口最多的国家，拥有一大批具有遗传多样性的患者群体，在开展临床研究方面有着天然的优势。

（三）文化基础雄厚

我国发展健康产业有着良好的文化基础，因为中华民族自古以来就崇尚养生之道。我国传统的健康文化在经历了数千年的积累之后，形成了发展健康产业所需的深厚的文化底蕴。因此，对我国传统的健康文化和经验进行借鉴与总结，并将其融入现代化的健康产业之中，有利于发展具有中国特色的健康产业，促进中国特色的健康产业在国际上发挥很强的竞争优势。健康产业和健康经济的发展需要有健康文化为支撑，而健康文化的发展也需要依托于健康产业和健康经济的发展，它们是相辅相成的。我国正是具有天然的健康文化根基，才奠定了健康产业发展的基础优势。

（四）有力的政策支持

在我国发展健康产业，得到了政府政策积极地支持。2009 年，政府从以人为本的角度，提出了切实可行的新医改方案。2013 年 8 月，国家卫生计生委公布了《"健康中国 2020"战略研究报告》，明确提出了到 2020 年我国医药卫生事业要达到的总体目标。其中指出，主要健康指标到 2020 年能够与中等发达国家水平保持一致，人均期望预期寿命上升到 77 岁，5 岁以下儿童死亡率下降到13‰，孕产妇死亡率下降到 20/10 万，地区间健康状况的差距不断缩小。卫生总费用占 GDP 的比重提高两个百分点，达到 6.5%—7%。在满足居民的健康需求方面，要发展健康产业，满足多层次、多样化的卫生服务需求。而在卫生事业的发展模式上，要逐渐从注重疾病的诊疗转向疾病的预防，防治结合转变。"健康强国"被提高到了一个国家战略的高度。2016 年，国家卫生计生委又公布了《"健康中国 2030"战略研究报告》，提出了一系列的目标，其中包含到 2030 年人均预期寿命达到 79 岁，婴儿死亡率降低到 5‰，5 岁以下儿童死亡率下降到 6‰，孕产妇死亡率下降到 12/10 万。2030 年要实现健康服务总规模 16 万亿元。

（五）老龄化社会的逐渐形成

健康产业的发展离不开社会人口学的变化。人口老龄化不仅是全世界面临的一大社会问题，而且是我国人口发展的一大特征。目前，我国已经步入了老龄化社会。根据国家统计局的数据，2014 年 65 岁以上老年人口数为 13755 万人，占总人口比重的 10.1%，2015 年底我国 65 岁及以上老年人口占总人口比重的

10.46%，数量达到 1.4 亿人。截至 2017 年底，我国 60 岁及以上老年人口占全国总人口比重的 17.33%，预计到 2050 年，该比重将达到 31%。人口老龄化的发展势必对健康产业的发展提出要求，健康产业未来一个很重要的方向就是发展老年健康产业，比如老年护理、老年保健、营养食品等。

（六）居民可支配收入水平的提高和健康消费观念的加强

我国 GDP 自改革开放以来保持了 10% 的增长速度。2010 年我国 GDP 增长速度为 10.4%。2013 年全国居民人均可支配收入为 18310.8 元，其中城镇居民人均可支配收入为 26467.0 元，农村居民人均可支配收入为 9429.6 元。2014 年全国居民人均可支配收入为 20167.1 元，城镇居民人均可支配收入为 28843.9 元，农村居民人均可支配收入为 10488.9 元。2015 年全国居民人均可支配收入为 21966.2 元，城镇居民人均可支配收入为 31194.8 元，农村居民人均可支配收入为 11421.7 元。收入水平的提高大大提升了人们对健康产品的需求，人们对健康的追求，不仅仅是停留在不生病的阶段，而是追求更高的生活品质。美国健康产业占 GDP 的比重在世界上处于领先地位，已超过了 15%，健康产业占 GDP 的比重在加拿大、日本等国也超过了 10%。2010 年，我国健康产业占 GDP 的比重仅为 5.5%，由此可见，我国健康产业具有较大的发展潜力。

三、中国健康产业发展现状

目前，我国健康产业的发展面临着良好的形势和机遇。以医疗服务为主体的健康领域快速发展，健康理念得到了社会的广泛认可，全民健康意识普遍提高，健康生活方式及健身运动得到广泛推广，各类健康讲座、培训的数量和质量不断增加，全民身体素质和健康水平不断提高，对我国经济和社会发展起到了重要的推动作用，但和世界发达国家相比较，我国健康产业发展仍处于初级阶段。因此，系统分析我国健康产业发展的现状，充分认识我国健康产业发展中遇到的困境，汲取美国健康产业的发展经验，寻找可行的解决方案，对于提升我国健康产业的发展水平具有重要意义。

（一）健康中国已上升为国家战略

我国健康产业的发展具有良好的政策环境，政府持续不断地完善法律法规体系，以良好的政策环境支持健康产业的高质量发展。2002 年 12 月，保监会出台了《关于加快健康保险发展的指导意见》，鼓励保险公司与医疗健康服务机构展开深入合作关系。2006 年 9 月 1 日，保监会颁布《健康险管理办法》，要求保险公司加强与健康管理服务机构和医疗服务机构的合作，严格控制医疗服务成本，规范健康保险行为，对医疗服务的费用进行必要监督。"十二五"以来，为促进生物产业的健康发展，国务院先后发布了《促进生物产业加快发展的若干政策》《生物产业发展"十二五"规划》等与生命健康产业相关的指导性文件。2011 年，国务院发布的《医学科技"十二五"规划》明确提出健康产业的发展目标——"培育大健康产业、新型健康产品开发"，这是我国首次将健康产业作为一个整体产业进行规划。

为推进"健康中国"建设，提高全民健康水平，积极应对我国主要健康问题和挑战，早在 2008 年，卫生部就启动了"健康中国 2020"战略研究，该研究历时 3 年多，于 2012 年 8 月 17 日发布，意味着我国健康产业进入新的发展阶段，该战略的目的是要全面提高全民健康水平，对我国健康产业未来的发展提出新要求和新目标。战略明确提出，政府要加大对健康产业的资金投入，到 2020 年，卫生总费用支出要达到 GDP 的 6.5%—7%，未来政府在医疗健康领域的投资也将持续提高。国家健康规划直接关系着国家整个健康产业的未来，我国健康规划的实施，极大地推进了健康中国建设，标志着健康产业已经上升到国家战略层面。随后，在同年的 12 月 19 日，国务院印发了《生物产业发展规划》，将生物产业确定为国家重点发展对象，以此为基础，引领我国健康产业快速发展。2013 年以来中国健康服务业部分代表性政策汇总如表 3-1 所示。国家出台四项措施来加快推动我国健康产业发展进程，分别为：加快发展健康养老服务、放宽市场准入、丰富商业健康保险产品、提升中医药医疗服务能力，多措并举共同促进健康产业的发展。2014 年 10 月 17 日，国务院发布了《关于加快发展商业健康保险的若干意见》，强调了发展商业健康保险的重要性，夯实了多层次医疗保障体系，进一步推动商业保险机构参与健康管理服务，加强政策干预及健康风险评估，持续加大对养生保健、疾病预防、慢性病管理、健康体检、健康维护、健康咨询等健康服务的供给，降低患病风险，满足消费者多样化的健康需求。2015 年 10 月 26 日，十八届五中全会提出了"创新、协调、绿色、开放、共享"的发展理念和"推进健康中国建设"的战略决策。2016 年 10 月 25 日，党中央、国务院发布了《"健康中国 2030"规划纲要》，作为未来 15 年推进健康中国建设的宏伟蓝图和行动纲领。纲领的总体战略是以提高人民健康水平为核心，以建设健康环境、优化健康服务、普及健康生活方式、完善健康保障、发展健康产业为重点，为了实现"两个一百年"的奋斗目标提供坚实的健康基础。对新形势下的健康产业而言，不仅拥有了新的含义，还具有了新的发展动力。

表 3-1　2013 年以来中国健康服务业部分代表性政策汇总

时间	发文机构	政策规划
2013.9	国务院	《关于促进健康服务业发展的若干意见》
2014.10	国务院办公厅	《关于加快发展商业健康保险的若干意见》

续表

时间	发文机构	政策规划
2014.11	国家卫生计生委、国家发展改革委、人力资源社会保障部等	《关于印发推进和规范医师多点执业的若干意见的通知》
2015.4	国务院办公厅	《中医药健康服务发展规划（2015—2020年）》
2015.4	国务院办公厅	《国务院办公厅关于印发中医药健康服务发展规划（2015—2020年）的通知》
2015.6	国务院办公厅	《关于促进社会办医加快发展的若干政策措施》
2015.9	国务院办公厅	《国务院办公厅关于推进分级诊疗制度建设的指导意见》
2015.11	国家卫生计生委、民政部、发展改革委等	《关于推进医疗卫生与养老服务相结合的指导意见》
2016.6	国务院办公厅	《国务院办公厅关于促进和规范健康医疗大数据应用发展的指导意见》
2016.10	中共中央、国务院	《"健康中国2030"规划纲要》
2017.2	国务院办公厅	《中国防治慢性病中长期规划（2017—2025年）》
2017.5	国务院办公厅	《国务院办公厅关于支持社会力量提供多层次多样化医疗服务的意见》
2017.5	科技部、发改委、工信部、卫计委等	《"十三五"健康产业科技创新专项规划》
2017.5	国家卫生计生委、国家发展改革委、财政部等	《关于促进健康旅游发展的指导意见》
2018.4	国务院办公厅	《国务院办公厅关于促进"互联网＋医疗健康"发展的意见》
2019.3	国务院办公厅	《国务院办公厅关于推进养老服务发展的意见》
2019.6	国务院	《国务院关于实施健康中国行动的意见》
2019.6	国务院办公厅	《国务院办公厅关于印发健康中国行动组织实施和考核方案的通知》
2019.7	健康中国行动推进委员会	《健康中国行动（2019—2030年）》
2020.10	医疗保障局	《医疗保障局关于完善"互联网＋"医疗服务价格和医保支付政策的指导意见》
2019.9	国务院办公厅	《国务院办公厅关于促进全民健身和体育消费推动体育产业高质量发展的意见》

数据来源：作者自行整理

（二）健康产业得到快速发展

表 3-2　健康产业内各行业产值　　　　　　　　（单位：亿元）

年份	医疗产业	医药产业	保健品产业	健康管理产业	健康养老产业	合计
2009	1717	9539	450	432	3399	15537
2010	2133	11849	609	518	4199	19308
2011	2746	15255	856	622	6444	25923
2012	3246	17083	1131	746	7709	29915
2013	3913	20593	1579	896	10382	37363
2014	4432	23326	2055	1075	14100	44988
2015	4850	25842	2361	1290	16442	50785
2016	5322	28062	2644	1520	18525	56073

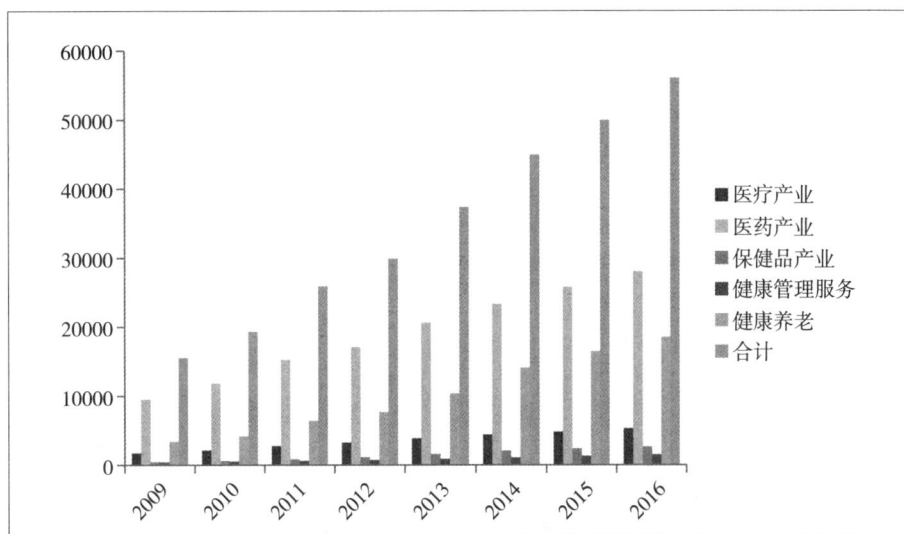

图 3-1　2009—2016 年终健康产业市场规模（单位：亿元）

表 3-3　2010—2016 年中国 GDP 和健康产业年增长率对比

年份	GDP 增长率（%）	健康产业增长率（%）
2010	10.30	24.27
2011	9.20	34.26
2012	7.80	15.39
2013	7.70	24.89

年份	GDP 增长率（%）	健康产业增长率（%）
2014	7.40	20.40
2015	6.90	11.10
2016	6.70	12.17
平均增长	8.00	20.35

如表 3-2、图 3-1 和表 3-3 所示，2009—2016 年这 7 年时间，健康产业得到了迅猛发展，2016 年我国大健康产业规模达到 5.6 万亿元，比 2015 年增长 12.17%；2009—2016 年这 7 年的健康产业平均增幅为 20.35%，而 GDP 平均增幅仅为 8%。可以看出健康产业的增长速度远高于 GDP 的增长速度，我国的健康产业得到了快速发展。健康产业成为拉动经济发展的支柱产业。具体表现为以下六个方面。

一是产业结构日趋合理。从产业类型上来看，目前我国健康产业已经形成多个行业门类。主要包括：以医疗服务为主体的医疗产业；以医疗器械和药品为主体的医药产业；以保健食品产销为主体的保健品产业；以健康体检、健康咨询、康复调养为主体的健康管理产业；以养老服务、老年教育为主体的养老产业，其中，医疗服务和医疗器械占主导地位。

二是科技研究不断深入。目前，我国在医学基础研究、基础设施建设、人才培养等方面已经具有了很好的基础，重大疾病和传染病防治、慢性病预防、肿瘤防治、医疗诊断、创新药物开发、认知科学、生物信息学、转化医学等都取得了重要进展。

三是产业布局进一步优化。面对国民日益高涨的健康需求，许多互联网、医药、食品饮料、化妆品、餐饮、旅游、文化娱乐、地产等企业都积极参与其中，并力争在产业的形成和发展中起主导地位。在互联网健康管理领域，随着互联网的发展迎来了健康产业的新契机，国内领先的通信企业乐语通讯开发了专注于打造健康管理平台——妙健康 App，联合 300 多种智能硬件产品，覆盖了运动健康、饮食健康、医疗健康、生活行为分析等多种功能，与大数据、物联网、人工智能技术相融合，对用户的健康状况进行评估，为用户提供一站式的健康服务。妙健康服务平台为消费者接受健康服务提供了极大的便利，探索出了一条通过跨界融合的方式推动健康管理的产业发展之路。

四是医疗保障水平显著提高。进入 21 世纪以来，我国建立了全民基本医保制度，覆盖了超过95%的城乡居民，建成世界上最大的基本医疗保障网。2010年，中国成为全球第二大医疗健康市场，同时以20%的高增速快速发展。同时，政府大幅度增加了对人民健康的投入，2017年全国卫生支出总费用预计达51598.8亿元，其中：政府卫生支出15517.3亿元（占30.1%），社会卫生支出21206.8亿元（占41.1%），个人卫生支出14874.8亿元（占28.8%）。人均卫生支出总费用3712.2元。截至2017年末，全国医疗卫生机构总数达986649个，比上年增加3255个。其中：医院31056个，基层医疗卫生机构933024个，专业公共卫生机构19896个。

五是健康需求快速增长。随着我国经济的快速发展，公众对健康管理和保健食品的需求日益增加，随之而来的健康养生科普热潮席卷全国，充分反映了当代国民对自身健康关注度的不断提高和对预防保健知识的迫切追求，以健康服务业为主体的健康产业在经济、文化发达的城市已初露头角。由于经济发达地区工作生活等多方面的压力较大，亚健康状态人群也在不断增加。在我国百万人口的城市中，亚健康率位居前三的分别是北京75.31%、上海73.49%、广东73.41%，而众多的亚健康人群在观念上也越来越认识到预防保健对于健康的重要性。目前，我国正面临世界上规模最大、速度最快的人口老龄化历程，而且老龄化人口健康程度不高。对我国60岁以上老年人进行统计发现，其平均患有2—3种疾病，慢性病发病率是普通人的4.2倍，特别是肿瘤、心脑血管疾病、糖尿病、老年精神病等患病率有明显的增长态势，而目前我国每千位老人拥有机构养老床位数仅30张，发达国家是50—70张。同时，老年人在医疗健康类消费支出比例较大。因此，老龄化社会的到来，势必造成医疗服务、养老疗养等市场需求快速增加。广阔的市场需求为我国健康产业的发展带来了千载难逢的机遇。

六是产业规模不断扩大。健康产业链已经逐步完善，养老产业、健康旅游、营养保健食品研发制造、高端医疗器械研发制造等新兴产业正在不断涌现。而新兴产品也呈现多元化趋势，健康需求也不再局限于体检和治病，种类正在不断增加。从经济效益看，健康产业对整个国民经济特别是第三产业发展的推动作用日益凸显。健康产业在国民经济中所占的份额也稳步提高。2005—2015年我国保健品市场平均年增速为13%，位居世界第一。除医疗产业以外，我国作为全球医疗器械的重要生产基地和消费市场，占全球医疗器械约14%市场份额，在中低端医疗器械领域，产量居世界第一。2017年1—4月，医疗仪器设备及仪器仪表制造业增加值同比增长11.6%，增速高于规模以上工业增速5.1个百分点。生物医药及高性能医疗器械已被纳入中国制造2025重点发展规划。同时，智能家用医疗器械产业蓬勃发展。医疗器械的发展呈现"小型化、简易化、智能化"的趋势，原来在医院使用的医疗设备，如今可在家中自行操作。2016 年，我国共向 224 个国家和地区出口医学装备，出口数量同比增长 2.64%，我国医疗器械市场将持续扩大。

从世界范围来看，我国医药市场规模持续增加。如表 3-4 所示，2001 年，我国医药市场规模在全球排名第十，在 2009 年上升至第五名，并在 2011 年和 2013 年保持在全球第三的位置，到 2020 年超越日本，成为继美国之后的全球第二大医药市场。由此可见，我国健康产业将迎来广阔的发展前景。

表 3-4　我国医药市场规模在全球地位变化

2001		2009		2011		2013		2020	
国家	排名	国家	排名	国家	排名	国家	排名	国家	排名
美国	1	美国	1	美国	1	美国	1	美国	1
日本	2	日本	2	日本	2	日本	2	中国	2
德国	3	德国	3	中国	3	中国	3		
法国	4	法国	4						
意大利	5	中国	5						
英国	6								
西班牙	7								
加拿大	8								
墨西哥	9								
中国	10								

资料来源：IMS（中金公司研究部）

（三）健康管理与促进服务产业链初步形成

健康管理与促进服务是健康服务业增量的重要主体之一，并由此衍生出多种新兴业态。经过 10 余年的探索与实践，中国健康管理服务市场初具规模、相关产业链逐步建立，主要由医疗服务机构、健康管理服务机构和健康支撑产业相关企业、健康保险服务机构等组成。在打造健康促进支持性环境的过程中，将健康促进医院作为重要的核心与突破口，在国家各项方针和政策的引导下，截至 2017 年，国内已经开始投入试点建设的医院达到了 3000 家以上。其中，基本公共卫生服务项目进一步递增至现在的十四大类共 51 小项，人均补助上涨到 55 元。总体来看，公民的获得感和幸福感大大增强了。在整个产业链中，起着衔接作用的环节则是健康体检机构。现阶段，根据相关数据和资料调查统计得知，2017 年全国健康体检的人员基本达到 5 亿人次，市场容量则在 1300 亿元以上。

预计截止到 2021 年，5 的市场容量复合增长率将平均维持在 25% 左右。大数据、人工智能等技术创新的推广使用，为中国健康管理服务体系的建设和实施提供了强有力的技术支持。与此同时，也推动了该领域走向了网络化与专业化。2018 年，互联网健康管理产业所实现的产值达到了 900 亿元以上。2017 年 8 月，国家卫生部门新增了一类医疗机构——健康体检中心。根据所统计的数据了解到，2017 年，社会办健康体检在国内健康体检市场中所占据的比重达到了 10%，其产业规模与之前 5 年相比扩大了 4 倍。

（四）商业健康险市场规模持续增长

在新一轮医疗卫生体制改革的过程中，对于商业健康保险中涉及的基本医保问题做出了详细的概述。近年来，随着社会医疗保险的日益普及，商业健康保险也得到了更多人的认可和支持。二者之间相互促进、互相影响，形成了良性发展的利好局面。结合国内保险机构的数据统计分析得出，2018 年，商业健康保险原保费收入已经超过了 5000 亿元，在整个行业内商业健康保险所实现的收入比重就达到了 12% 以上；而被调查的地区内，常住人口平均所投的保费在每人300 元左右。2012—2017 年，保费收入的复合增长率一直维持在 38% 左右。但是，财产保险同比增长幅度却在 10% 以下。由此可见，未来商业保险发展的核心将会集中在商业健康保险上。

（五）融合发展纵深推进，幸福产业焕发活力

当前，随着居民生活水平的提升和生活质量的改善，国民的消费结构与之前相比也有了较大的变化。从整体上看，旅游产业、文化产业和养老产业等迸发出强大的活力。而在民生领域投入不断提升的背景下，人民的物质需求和精神需求得到了较大程度的满足，尤其是幸福指数呈现持续递增的趋势。健康服务业身为其中的重要组成内容，不仅跟群体相关产业进行了充分互动，而且还不断衍生出一些新业态，如："健康 + 养老""健康 + 体育"等。

2015 年 11 月，为了更好地引导中医药健康旅游产业的发展与崛起，旅游部门协同其他机构出台了相关指导文件，其中主要内容是：对中医药健康旅游的概念做出了系统的概述和分析。2017 年 5 月，《关于促进健康旅游发展的指导意见》正式下发和实施，由于健康旅游作为一种新业态，在推行以后就获得了良好的市场反响，如一些健康城镇类的项目已经呈现出良好的开发前景。2017 年 6月，对于首批开放的健康旅游示范区域国家做出了相关公示。

当前，中国已经步入了人口老龄化的行列。截至 2019 年 12 月，60 岁以上和 65 岁以上的老年群体分别达到了 2.54 亿人与 1.76 亿人，在总人口中所占据的比例分别为 18.1% 和 12.6%。从 2013 年起政策上开始引导和鼓励民间资本参与，

中国健康养老产业的政策主题先后经历"跨界产业融合""医养结合 + 金融支持 + 智慧养老""十三五规划年",以及"质量提升年"的变迁,五年来出台相关政策约 138 个,政策体系逐渐细化落地。国务院新闻办发布的《改革开放 40 年中国人权事业的发展进步》白皮书中提到,截至 2017 年,在中国范围内社区养老服务设施等各类养老服务机构已经达到了 15.5 万个,床位数量总计为 744.8 万张。由此可见,中国健康养老产业已经形成了全新的发展格局,而且已经步入了重视发展质量的全新发展阶段。

在一系列优惠政策与技术创新的推动下,国内中医药健康产业迸发出强大的活力与良好的前景。具体而言,第一,从政策导向上看,针对中医人才降低了考评的相关限制;第二,各项技术创新的推广应用,为中医健康管理服务体系的发展与完善提供了重要的技术支持;第三,基于国民收入水平的不断提升及其消费模式的调整,中医药健康产业所实现的产值呈不断递增的趋势。截止到 2017 年已经突破了 17500 亿元,同期相比上涨的幅度为 21.1%。

(六) 区域健康服务业高地初显,示范效应良好

当下,在中国范围内,健康服务业的发展已经日渐走向规模化和成熟化。很多地区通过结合自身的发展状况以及所掌握的资源优势,在深入探索和研究下积累了丰富的实践经验,与此同时,从产值、竞争力等方面看都保持着良好的发展状态,尤其是当前所创建的健康服务业发展模式已经完全摆脱了传统医疗服务机制的限制,在产业结构、产业集聚、新业态的扶持上都有明显的改善和发展。鉴于此,本书特地挑选了几大示范区作为研究对象,通过了解其实际运营特点,以便为其他地区的发展提供科学的指导。

上海"先"在抓顶层设计:因为上海地区的经济条件相对较为发达,其掌握的医疗资源、人力资源等更占优势,为此在国内很早就开始发展健康服务业。从 2011 年至今,政府先后下发了一系列文件,如《上海市健康促进规划(2011—2020 年)》等,主要内容是从多元化的角度上进行顶层设计。其目的是推动区域范围内健康服务业发展模式的形成和完善,以提升在亚洲地区的综合影响力和竞争力。2017 年,与全国平均水平相比,上海地区孕产妇死亡率、婴儿死亡率略低于该项指标;而跟欧美等资本主义国家相比差距同样在进一步减小。

浙江"胜"在抓平台建设:当前,整个浙江省已经将发展的重心集中于健康服务业。最近几年,全省先后放开了一大批综合医疗改革试点,如杭州市养老服务业综合改革试点、温州社会办医(国家)联系点等。有 17 个省级健康小镇的投资建设取得了良好的经济效益,同时制定了着重培育的健康产业清单,行

业间的互动更加频繁。2017 年，全省范围内的健康服务业所实现的产值总计在 4255 亿元，其中，健康小镇项目的投资规模达到了 75 亿元，在该年度的投资中所占据的比重为 80%。

海南"优"在抓生态支持环境：身为先行示范区，海南省在全省的十二个主导产业中率先纳入了健康服务业。通过充分结合地区的地理环境、旅游环境等优势，设立不同类型的医疗卫生服务组织，与此同时，以中医药为核心，在此基础上进一步摸索开发出多元化的健康产业运营模式，如"健康＋养老""健康＋旅游"等。这些新颖的健康理念和新业态，为其健康服务业的崛起创造了非常有利的环境。2017 年，该省健康服务业的产值达到了 121 亿元，跟健康产业相关联的产业所创下的业绩在该省的国民生产总值中的比重超过了 10%。

天津、湖北和宁夏三个地区各具特色：天津市凭借着京津冀地区的经济优势与政策优势，一方面不断稳定自己的根基，另一方面则借助多元化的途径和政策对传统的城市健康服务机制进行改革与创新；湖北省政府对健康服务业高度重视，陆续对该领域出台了多项扶持性政策，目前规划方案已经十分完善，而国家示范区所取得的效果也较为理想；宁夏回族自治区坚决贯彻落实"先行先试"的健康服务业发展政策，即在推动该产业快速崛起的同时，还将其跟智慧城市的创建进行充分的融合，开启了"互联网医疗健康协同服务"的新途径。

从上述一系列的分析中能够了解到，区域健康服务业开发的方向为：根据当地的地理环境、资源优势、经济条件、交通状况等将优惠政策拟定出来；在设定健康服务业的开发战略时立足于整体目标上；大力推动产业集群效应的形成，从而为健康服务业的健康、高效和稳定运行而奠定坚实的基础。

四、健康产业发展基本规律

健康产业由于其产品或服务的特征区别于其他产业，因此，健康产业的发展演变规律也有所不同。

（一）行业演变规律

健康产业的发展随着人均收入水平的提高而经历了从平稳增长阶段到快速扩张阶段，再过渡到稳步提升阶段这三个时期。一般来说，当国民生活水平处于温饱水平之下时，健康需求主要是以基本的刚性需求为主，此时健康产业处于平稳增长阶段；而当国民生活水平超过温饱阶段时，健康需求快速扩张，健康产业进入到快速扩张阶段；当国民生活水平进入到富裕的阶段，健康需求表现出个性化和多样化的趋势，此时健康产业的发展也进入到稳步提升阶段。由此，可以看出，健康产业的发展与人们的生活水平和健康需求密切相关，很大程度上，由人们的健康需求增加而推动了健康产业的发展。

（二）产业结构调整规律

国民健康水平和健康需求层次的提升，导致了健康产业的结构发生改变。健康产业的发展从基础的以医疗生产、医疗服务等为主的产业逐步向高层次产业扩展，实现了产业结构的优化升级。具体表现为，收入水平的提高促使人们不仅仅满足于基本的健康需求，也开始追求更高层次的健康需求，因此，医疗服务开始向养生、保健、体育、休闲、娱乐等提高人们生活质量的方向扩展；技术的不断进步和发展，促使医药生产扩大了原有的生产范围和领域，人们对医药生产设备的需求也在不断地增强等。健康产业结构的调整也遵循了从低级向高级的演变过程。

（三）健康产业就业规律

健康产业具有劳动密集型和技术密集型的双重特征。技术密集型特征体现在健康产业中的研发设计、诊疗技术等环节和相关领域。这些领域的技术含量比较高，要求专门的技术知识与之匹配，因此，需要拥有专业知识的人员才能胜任，此类技术密集型的健康产业对就业人员的知识储备和教育水平都有一定的要求，进入该类健康产业的门槛相对较高，也造成了该类健康产业的就业容量相对较少。而健康产业中的一些分行业对技术和专业知识的要求并不是很高，比如健康服务业，其具有生产和消费同时进行的特点，属于劳动密集型的健康产业。随着人们生活水平的提高，以及亚健康人群的大量存在，健康服务业的发展逐渐兴起，导致健康服务的需求量很大，进而使得该类健康服务业的就业人员的需求量也很大。像美容、休闲、娱乐、体育等健康服务业，对劳动人员的专业素养要求相对较低，因此就业人员进入此类健康产业的门槛较低。

第三节　中国健康服务业发展制约因素分析

改革开放以来，在党和政府的大力支持下，我国健康产业尽管得到了快速发展，但由于起步较晚，在发展过程中还存在许多问题和困难。这些困难与问题主要是健康产业服务体系不健全、结构不合理、区域发展不平衡、服务质量不高。重治疗、轻预防思想观念还依然存在，"看病难""看病贵"的供需矛盾没有得到有效的缓解，健康保险体系不完善，健康风险保障水平不高，产业人才匮乏，创新能力不足等诸多困难与问题。这些困难与问题既存在政府投入不足，制度不健全，监管不到位，基层医疗资源薄弱，优质医疗资源过于集中，产业结构不合理，区域发展不平衡的体制问题；又存在服务质量低，医疗负担重，企业数量多、规模小、创新能力差，产品科技含量低，竞争力弱等诸多机制问题。

一、健康服务体系不健全，服务质量有待提高

一是医疗卫生资源总体不足。据统计，世界健康年支出占 GDP 的 1/10 左右，2010 年美国健康产业支出总额为 2.6 万亿美元，占 GDP 的比例为 17.6%，居于全球首位。而同年，中国健康支出总额为 2933.91 亿美元，仅为美国的 1/10，占 GDP 比例仅为 5.1%。2014 年美国医疗卫生支出占 GDP 的比例为 17.1%，我国医疗卫生支出占 GDP 的比例为 5.5%，世界排名 123 位，排在俄罗斯占比 7.1%、越南占比 7.1%、坦桑尼亚占比 5.6% 之后。资金投入的不足造成了医疗卫生资源总体不足。二是医疗机构运行机制不健全。公立医院公益性淡化，重经济效益、轻社会效益。民营医院存在人才匮乏、管理不善、信用度低等诸多问题。三是药品生产流通机制不健全。药品审批、生产、流通监管不到位，"同药多名"和"虚高定价"现象突出。四是产业结构不够合理。完整的健康产业链包含预防保健、医疗产业、健康管理、健康保险及养老服务等，涵盖了预防、修复、维护和改善健康的各领域产业。目前在我国健康产业中，传统的医疗服务领域占据了绝大多数的优势资源，预防保健领域资源较少，在健康教育、风险评估、疾病筛查等方面还不完善，不能为服务对象提供全方位系统化的健康服务。各健康管理机构很难得到医疗机构充分、持续的支持。同时由于缺乏医疗机构的信息共享，健康管理机构信息资源极度缺乏，很难获得患者前期在院住院及出院康复等方面的信息，机构难以对患者进行后续的医疗服务和有效的健康指导。五是区域发展不平衡。我国优质的医疗保健资源集中在北京、广东、上海等发达城市或省会城市，基层医疗服务机构条件差、医疗水平低、服务质量不高，健康管理服务主要停留在体检阶段，非医疗的健康管理项目由个人支付费用。

二、健康管理与促进服务整体水平有待进一步提升

通过多年的完善和改革，中国的健康管理服务市场已经走向了成熟化、规范化和专业化，总体而言，产业链正在逐渐延伸和拓展，特别是以健康体检为核心的医疗服务机构，在数量和发展规模上都呈现出不断递增的趋势。2016 年健康体检行业规模已超过 110 亿元。部分地区还采取了一系列的措施不断推动健康管理服务水平的提升。比如建立独立健康管理机构、第三方评价机构、健康咨询服务机构、"互联网 +"健康管理机构等。

然而，目前健康管理医学服务总体水平有待提高，服务提供单一、质量参差不齐的问题不容忽视。大部分的机构依旧将体检作为核心业务，较少涉及检后服务，各区域之间与各机构之间所服务的项目及其质量存在较大的差距；部分社会办和公立健康体检机构重盈利轻质量，媒体曝光下个别机构的负面新闻令整个行业蒙尘；健康管理与促进技术的研发缺乏动力，而且有些技术的应用并不规范合理，这就导致健康管理与促进服务水平低下；尚未创建完善、健全的健康管理医学服务体系，一些新业态的成长与发展相对缓慢（涵盖养生保健、运动健身、医疗美容和健康旅游等服务），目前仍处于起步探索阶段，相关产业尚未呈现出明显的规模效应和集群效应。

与此同时，健康管理人才短缺导致了产业发展的瓶颈。相比行业的发展潜力来看，健康管理人才的供应严重不足。结合相关数据和资料调查统计，当前，国内每15万人中所配备的健康管理人员仅有1名，而欧美等发达国家则每10人中所配备的健康管理服务人员就达到了6—7人。现阶段，健康管理服务人员的供应严重不足，究其原因，主要是由于人才的职业教育、岗位培训机制等尚未完整构建。

除此之外，健康体检行业乱象不断。随着健康体检工作的深入开展，民营体检机构的经营规模迅速扩大，在体检技术、体检设备逐渐更新升级的情况下却面临着技能型人才严重短缺的问题，另外，国家体检质量管理部门的制度建设相对滞后，这就使得整个体检市场存在很大不规范之处。再者，一些体检机构为了盈利，相互之间形成了恶性竞争的关系，从深层次来看，这不仅大大影响了行业的信誉和形象，而且还严重妨碍了医疗卫生领域的快速发展。据了解，2018年媒体就报道了多起体检行业以价格套餐等不正规手段来谋利等行为，这在一定程度上也影响了健康服务业的整体形象。

三、健康保险体系有待进一步完善

我国基本医疗保险保障水平低，个人负担重。基本医疗保险覆盖面、筹资水平和补偿水平有待进一步提高。新型农村合作医疗，以及城乡医疗救助体系保费相对不足，农民及城乡弱势群体医疗负担较重。据统计，城镇基本医疗保险基金结余居高不下，2011年累计结余已高达4015亿元，累计结余率高达72%。此外，商业保险发展滞后，健康风险得不到有效化解。商业健康保险的发展严重滞后于经济和社会发展的需要。2006年我国商业健康保险保费收入占人身保险保费收入的比例为8.81%，而在一个成熟的保险市场，这个比例一般为30%左右。健康保险组织，通过保险业务对医疗服务成本的控制和管理作用还没有得到充分的发挥。

一方面，当前，中国健康保险服务发展仍处于"小脚迈步"的状态。随着国内人口老龄化问题的加剧以及国民健康需求的日渐增长，国民的健康保险意识正在逐渐增强，但是，国内商业健康保险的发展现状仍不容乐观。首先，商业健康保险产品供给与居民需求之间不平衡，其供需矛盾依然较为突出。在产品种类上，当前死亡商业健康保险以普通医疗保险等为主，但相比社会保障制度所提供的基本医疗保险而言，这一类保险项目与其存在着一定的相似性。而当前市场需求较大的高额医疗保险、长期医疗保险等产品则相对较为缺乏。再者，由于慢性病的发病率不断提升，使得国民对长期护理保险需求变得更加的旺盛。而当前市场上所供应的保险品种却比较单一。其次，相对于消费者多元化、差异化与个性化的需求，当前商业健康保险产品的同质化现象比较突出，产品结构还有待进一步的优化，这些都不利于商业健康保险形成长期发展优势。此外，商业健康保险的发展跟其他产业之间并未形成紧密的关系，相应的专业人才也比较匮乏。

另一方面，商业健康保险发展仍存在着一些壁垒。2018 年 6 月中国保险行业协会发布的《2018 中国商业健康保险发展指数报告》显示，目前中国商业健康保险整体仍处于发展初期，覆盖率不足 10%，"叫好不叫座"的尴尬局面依旧存在。究其原因，主要有以下两点：第一，目前国内医疗保险依国情特点存在相应的制度管制，但其中部分规则一定程度上掣肘了商业健康险的市场化；第二，由于覆盖面有限，保险机构与医疗机构在诊疗数据共享合作上举步维艰，因而无法进行较为精准的产品设计及赔付管理，导致相关险种亏损风险高。另外，由于商业健康保险在中国整体医疗保障体系中仍为辅助角色（占比尚不到 5%），因此保险机构在与利益相关者（医疗机构，特别是公立医院）的对接中"话语权"较少，无法形成风险共担、利益共享的共赢局面。

四、人才相对匮乏，创新能力不足

一是人才短缺制约健康产业快速发展。人才匮乏直接导致我国健康服务水平和能力较低，距离提供高质量、全方位的健康服务目标还有很大的差距。作为横跨多领域的综合性产业，我国健康产业普遍面临专业人力资源匮乏的风险。健康产业的培训体系、科研体系、服务体系尚未完善，健康产业中的医疗服务、健康管理、健康养老服务等均需要专业的人才，而我国健康产业缺乏人才培养、流动和激励的制度，高层次健康管理团队更是难以形成，导致我国开展的健康服务只覆盖有限的人群，远远不能满足国民对预防保健的迫切需求。相较于其他发达国家，我国人力资源更是明显不足。从日本卫生部统计的数据来看，日本每万人中约有 33 名健康管理师或营养师，是临床医师数量的 2 倍以上。相比之下，我国每万人仅有 1 名从业人员，我国若要达到日本的占比，未来至少需要 200 万名健康管理师。在美国，70% 的居民能够在健康管理机构接受到近乎完善的服务，在我国只有 2/10000 的国民能够接受到科学、专业的健康服务，近年来，我国医疗卫生技术人员的数量虽然有所增长，但是在现有的健康产业从业人员中，绝大多数均未受过正规的专业、系统的培训，无论从数量还是质量上均难以满足健康产业长远发展的需要。

二是自主创新能力有待进一步提高。创新能力缺乏是制约我国健康产业发展的关键因素。当前国内具备国际竞争力的健康产业，很大程度上还是追随国家发展的角度，企业普遍规模较小，对于医疗技术和生物技术等健康相关技术领域的自主创新与科研能力薄弱，对于国际进口产品依赖较大，缺乏高端产业孵化和服务平台，对于健康资源的利用不是放在技术的创新和研发上，而是侧重于对产品的仿制和改进上，在中低端市场打价格战，同质化竞争严重，核心技术仍被国外大公司牢牢掌控。相关数据显示，目前国产的药品中仿制药占到 97% 以上，制药技术基本来自国外，且医药市场份额基本被外资占据。相比之下，我国制药企业研发投入占销售总额的比重不足 1%，与发达国家的 15%—20% 相差甚远。据统计，2016 年全国制药企业研发总投入不及世界上最大的一家制药企业的研发经费。即便是以仿制药为主的印度制药企业，其研发投入也占到近年销售收入的 10% 左右。从行业整体来说，目前我国健康产业不能提供领先的创新技术和成功的商业模式、全方位地满足国人的要求。

五、科技创新转化难且信息孤岛问题依然存在

健康技术研发难度较高、成果少且转化存在困难。从某种程度上看，决定健康服务业发展的根本在于科技创新，它为该领域的可持续性发展提供重要的技术支持，并使其能够在激烈的市场竞争中保持自身的优势。尽管中国的科技研发投入水平与科技创新能力一直在稳步提升，但是当前国内的健康科技创新水平仍然有待进一步提高。通过深入的分析发现，这主要是由于创新机制不成熟，国家对该领域所投入的人才、资金占比较少而造成的，所以，资源要素的配置结构还有待进一步优化。除此以外，还存在一些其他问题：健康技术创新所申请的项目经费与监管要求不一致，缺乏对专利技术的保护；目前所实施的财税政策偏重于表现形式，并未真正起到推动作用等。再者，科研成果的转化率不高也是一个重要影响因素。现阶段，利益分配机制尚不合理，有些配套性政策文件并未完成

制定与实施，在科技成果转化的进程中，对科研人才不够尊重，有时甚至侵犯了他们的知识产权，这就严重打击了科研人员的研发主动性与积极性。

医疗健康的信息孤岛效应一直存在，因为国家在顶层设计上还存在着不完善之处，再加上管理水平不高，使得当前中国的健康医疗信息与数据处于相对分散的状态，即使是运用了大数据与云计算等最新技术，依旧难以使这一问题得到彻底有效的解决。另外，健康服务信息网络也尚不成熟，与此相应的法律法规监管与保障体系同样尚未真正建立起来。

第四章　中国健康服务业发展影响因素分析

依据前文可知，当前中国健康服务业正处于快速发展阶段，在了解其发展条件与面对问题的基础上，很有必要对其发展背后的影响因素进行分析说明。同时，借助健康生产函数作为基本理论，构建计量回归模型来进一步验证和分析中国健康服务业发展的影响因素。

第一节　中国健康服务业发展影响因素实证分析

一、模型构建

根据第二章所述的理论分析框架，可以建立如式 4-1 所示的基本计量模型：

$$\ln HE=\alpha+\beta_1\ln TS+\beta_2\ln HS+\beta_3\ln POPY+\beta_4\ln POPO+\beta_5\ln EDU+\beta_6\ln UR+\beta_7\ln POLY+\mu \tag{4-1}$$

其中，HE 代表人均卫生费用，表示健康服务业的发展水平；TS 代表国民人均可支配收入；HS 代表人均个人现金卫生支出；$POPY$ 代表儿童人口比重；$POPO$ 代表老年人口比重；EDU 代表国民受教育水平；UR 代表城镇化水平；$POLY$ 代表政策影响；α 为截距项；μ 为随机误差项。

二、变量选取

本章使用 1998—2019 年的时间序列数据分析健康服务业发展的影响因素。数据来源于《中国统计年鉴》《中国卫生健康统计年鉴》《中国人口和就业统计年鉴》《中国教育统计年鉴》和国家统计局等。

需要特殊说明的是，尽管科技创新与疾病谱变化对于健康服务业的发展同样具有重要影响，但是由于缺乏相关的准确分类统计，难以获得相应的科学数据，加之现有的资料数据过于分散且专业性过强，故未将科技创新和疾病谱的变化这两个因素纳入计量模型当中。

被解释变量：

人均卫生费用（*HE*）：本书为了便于数据的获得与计算，根据借鉴既有研究成果，选择人均卫生费用代表健康服务业的发展水平，即通过国民卫生支出的增长来代表健康服务业的发展。

核心解释变量：

国民人均可支配收入（*TS*）：通过上述理论分析，本书认为，在各种因素之中，最重要的因素即是国民的收入水平，唯有足够的收入水平才能保障消费能力。因此，本书将其设定为核心解释变量。本书使用国民的人均收入水平来反映国民的收入水平与消费能力，通过它来考查收入水平对于健康服务业的影响。

控制变量：

人均个人现金卫生支出（*HS*）：这一指标代表个人的自费医疗卫生费用支出，它能够从直接反映出国民的医疗卫生负担，并从侧面反映出国家与社会在医疗卫生方面的投入水平及经济发展水平，通过它来考查其对于健康服务业的影响。

14 岁以下人口比重（*POPY*）：这一指标代表总人口中的儿童人口比重，通过它来考查人口年龄结构因素对于健康服务业的影响。

65 岁以上人口比重（*POPO*）：这一指标代表总人口中的老年人口比重，通过它来考查人口年龄结构因素对于健康服务业的影响。

高中阶段毛入学率（*EDU*）：这一指标代表国民的平均受教育水平，通过它来考查人口的受教育水平对于健康服务业的影响。

城镇人口占总人口比重（*UR*）：这一指标代表城镇化水平，通过它来考查城镇化水平对于健康服务业的影响。

是否实施了新医改（*POLY*）：这一指标代表政策规划的影响。由于政策规划的数量众多，且难以进行准确的界定与量化。考虑到政策的实施时间与持续时长，本书选择"新医改"政策作为衡量政策影响的分水岭，通过它来考查政策规划对于健康服务业的影响。

各变量的定义与指标来源以及描述性分析结果，具体如下（详见表 4-1、表 4-2）。

表 4-1　各变量的定义与指标来源

变量	定义	指标来源
HE	人均卫生费用（元）	《中国卫生健康统计年鉴》
TS	国民人均可支配收入（元）	国家统计局；《中国统计年鉴》
HS	人均个人现金卫生支出（元）	国家统计局

续表

变量	定义	指标来源
POPY	14 岁以下人口比重（%）	《中国人口和就业统计年鉴》
POPO	65 岁以上人口比重（%）	《中国人口和就业统计年鉴》
EDU	高中阶段毛入学率（%）	《中国教育统计年鉴》
UR	城镇人口占总人口比重（%）	国家统计局；《中国人口和就业统计年鉴》
POLY	是否实施了新医改	

表 4-2　变量的描述性分析

变量	平均数	标准差	极大值	极小值
lnHE	7.0599	0.9112	5.686501	8.446062
lnTS	9.2205	0.751	8.087641	10.33309
lnHS	6.1647	0.6358	5.085866	7.185902
ln$POPY$	19.335	3.0752	16.41	25.7
ln$POPO$	8.8527	1.7348	6.7	12.57
lnEDU	68.127	19.877	40.7	89.5
lnUR	47.563	8.5068	33.35	60.6
ln$POLY$	0.5	0.5118	0	1
_est_m1	1	0	1	1

三、结果分析

基于前文构建的计量模型，通过 STATA 进行多元回归分析，具体结果如下（详见表 4-3）。

表 4-3　计量模型实证分析结果

Fee	Coef.	Std. Err.	t	$P > t$	95% Conf.	Interval
lnTS	0.6501	0.1660	3.92	0.002	0.2941	1.0062
lnHS	0.2852	0.1382	2.06	0.058	−0.0112	0.5817
ln$POPY$	0.0156	0.0099	1.57	0.138	−0.0057	0.0369
ln$POPO$	0.0238	0.0196	1.21	0.245	−0.0183	0.0659
lnEDU	0.0027	0.0021	1.3	0.214	−0.0017	0.0071
lnUR	0.0188	0.0135	1.39	0.185	−0.0102	0.0478

Fee	Coef.	Std. Err.	t	$P > t$	95% Conf.	Interval
ln*POLY*	0.0779	0.0197	3.96	0.001	0.0357	0.1201
_cons	−2.3251	0.7696	−3.02	0.009	−3.9757	−0.6745

通过对模型的回归结果做进一步的分析，可以得到如下结论。

国民人均可支配收入（*TS*）：由回归结果中 ln*TS* 的系数为正可知，人均实际可支配收入与人均卫生费用之间存在正向影响，这与理论假设的预期符号相同，即说明了收入水平与健康服务业发展呈正相关关系。β_1 的值为 0.6501，表示 ln*TS* 每增加一个单位时，ln*HE* 相应增加 0.6501 个单位。服务业的发展离不开国民对于相关商品与服务的消费，而与消费商品最直接的因素即是国民的收入水平。人均实际可支配收入是指国民能够用于进行最终消费与储蓄的总和，这一指标最能够代表国民可自由支配的收入水平，同时也是经济发展水平与国民生活质量的一个重要表现。因此，笔者认为，伴随着经济发展与社会进步，国民人均可支配收入水平的提升，势必会增加对于卫生健康方面的支出，则人均卫生费用将会上升，这有利于健康服务业的发展。故收入水平与健康服务业发展呈正相关关系。

人均个人现金卫生支出（HS）：由结果中 ln*HS* 的系数为正可知，人均个人现金卫生支出与人均卫生费用之间存在正向影响。β_2 的值为 0.2852，表示 ln*HS* 每增加一个单位时，ln*HE* 相应增加 0.2852 个单位。人均个人现金卫生支出是指在总医疗费用中，扣除政府与社会医疗费用的部分，即总医疗费用中个人所负担的部分。它既直接代表了个人的医疗负担水平，也从侧面反映出国家投入与社会保障体系在医疗上的保障水平。当前，众多的健康服务项目还属于纯粹的私人消费，其尚不能够被纳入相关补贴与社会医疗保险的覆盖范围内，则人均个人现金卫生支出的提升意味着国民在健康服务业中有着更多投入。因此，笔者认为，人均个人现金卫生支出的增加，有利于国民提升对健康服务业的关注与消费。故人均个人现金卫生支出与健康服务业发展呈正相关关系。

14 岁以下人口比重（POPY）：ln*POPY* 由结果中的系数为正可知，14 岁以下儿童人口的比重与人均卫生费用之间存在正向影响。β_3 的值为 0.0156，表示 ln*POPY* 每增加一个单位时，ln*HE* 相应增加 0.0156 个单位。诚如前文所述，尽管近年来中国的生育率和生育水平并未出现明显上升，但国民对于优生优育和母婴健康的关注度与投入水平确实在增加，而这种关注与投入会因为婴幼儿数量的减少而上升，这直接带动了健康服务业相关产业的发展。因此，笔者认为，14

岁以下人口比重的下降，将会直接带动母婴相关产业的发展，进而推动健康服务业的发展。故 14 岁以下人口比重与健康服务业发展呈正相关关系。

65 岁以上人口比重（POPO）：由结果中 $\ln POPO$ 的系数为正可知，65 岁以上人口比重与人均卫生费用之间存在正向影响，这与理论假设的预期符号相同，即说明了人口老龄化水平与健康服务业发展呈正相关关系。β_4 的值为 0.0238，表示 $\ln POPO$ 每增加一个单位时，$\ln HE$ 相应增加 0.0238 个单位。65 岁以上人口比重直接代表了人口老龄化水平，正如前文所述，中国人口老龄化具有老年人口规模大、老龄化发展速度快以及老龄化与少子化并行等特点，它将会从需求、供给与政策环境等多方面对健康服务业产生影响，并为健康服务业的发展带来机遇。因此，笔者认为，65 岁以上人口比重的上升，意味着老年人群规模的扩大与人口老龄化水平的加深，这都将成为健康服务业发展的重要推动力。故 65 岁以上人口比重与健康服务业发展呈正相关关系。

高中阶段毛入学率（EDU）：由结果中 $\ln EDU$ 系数为正可知，高中阶段毛入学率与人均卫生费用之间存在正向影响，这与理论假设的预期符号相同，即人口的受教育水平与健康服务业发展呈正相关关系。β_5 的值为 0.0027，表示 $\ln EDU$ 每增加一个单位时，$\ln HE$ 相应增加 0.0027 个单位。诚如前文所述，经济发展水平的提升将会不断改善国民的受教育程度，由于教育水平的提升，国民对于健康的相关知识与有关理念将会持续增加，从而影响到其自身的消费观念，更多个性化与多元化的健康需求进一步被激发出来。因此，笔者认为，高中阶段毛入学率的提升，意味着国民的受教育水平与健康意识的改善，这有利于带动相关需求，推动健康服务业的发展。故高中阶段毛入学率与健康服务业发展呈正相关关系。

城镇人口占总人口比重（UR）：由结果中 $\ln UR$ 的系数为正可知，城镇人口占总人口比重与人均卫生费用之间存在正向影响。β_6 的值为 0.0188，表示 $\ln UR$ 每增加一个单位时，$\ln HE$ 相应增加 0.0188 个单位。诚如前文分析，城镇化水平的提升不仅有利于增强健康服务业的服务提供能力，还能够不断地创造与健康服务相关的各种需求。因此，笔者认为，城镇人口占总人口比重的提升，有利于从增强服务提供能力与创造产生新的需求两方面促进健康服务业的发展。故城镇人口占总人口比重与健康服务业发展呈正相关关系。

是否实施了新医改（POLY）：由结果中 $\ln POLY$ 的系数为正可知，是否实施了新医改与人均卫生费用之间存在正向影响。β_7 的值为 0.0779，表示 $\ln POLY$ 每增加一个单位时，$\ln HE$ 相应增加 0.0779 个单位。正如前文所述，政策规划不仅为健康服务业的发展创造了契机，还有力推动了健康服务业的发展，同时也带动了对于健康服务业相关需求的增加。因此，笔者认为，新医改的实施对于健康服务业的发展具有诸多的利好因素。故是否实施了新医改与健康服务业发展呈正相关关系。

而且，从各变量的系数来看，国民人均可支配收入、人均个人现金卫生支出、是否实施了新医改与65岁以上人口比重的系数相对较大，则可以认为，对于当前中国的健康服务业发展而言，国民收入水平、个人医疗消费支出、政策规划与人口老龄化水平的影响程度相对较大，这也是未来应持续关注的重点。

第二节　中国健康服务业发展影响因素分析

根据上一部分的实证分析，已经说明了国民收入水平、个人医疗消费支出、政策规划与人口老龄化水平等因素对中国健康服务业发展的影响程度相对较大，结合前文的理论分析，可以说明，经济发展水平、政策规划与人口年龄结构对于中国健康服务业的发展起着重要作用。而且，城镇化水平也同样具有积极作用。此外，尽管未能在模型中进行实证分析，但笔者认为，科技创新与疾病谱变化对于健康服务业发展的影响也同样不能忽视。因此，在实证分析的基础上，结合各影响因素在中国的客观现实，有必要进一步深入说明各因素对于中国健康服务业产生影响的主要表现形式和影响方式。

一、经济发展水平

经济发展水平对于健康服务业的发展至关重要，毫无疑问，它既是任何产业能够得以发展的坚实基础，也是影响其发展的重要因素，主要体现在产业基础与发展需求两个方面。

一方面，国民经济的整体发展为健康服务业提供了坚实基础。健康服务业作为健康产业与现代服务业的交集，从三次产业划分来看属于第三产业。相关经济理论与发达国家的现实情况表明，伴随着国家经济发展水平的上升，国民经济体系的结构也会由以工业与制造业即第二产业为主体，逐步向以服务业即第三产业为主体进行过渡。2013年，在中国的GDP总量中，第三产业增加值比重为46.9%，首次超过了第二产业，而2015年中国第三产业增加值占GDP的比重达到了50.8%，首次突破了50%并且其比重保持着逐年增长的发展趋势（详见图4-1）。当前，第三产业已经成为中国经济发展的主要推动力，正是在这样的大背景下，在新时代中国健康服务业借着第三产业强劲前行的"东风"进入了快速发展阶段。而且，经济发展水平的提升，也使得政府对于卫生健康领域的关注程度

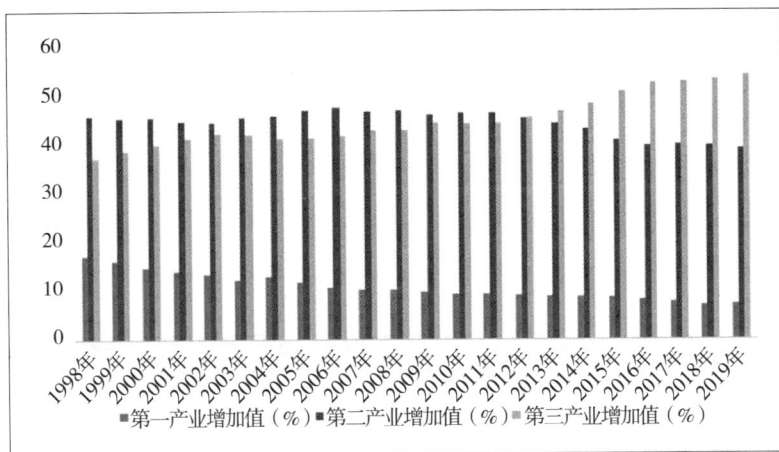

图 4-1　中国三次产业增加值占 GDP 比重变化情况
资料来源：国家统计局

与投入水平在不断增加，医疗机构与医务人员的数量保持稳定增长，医疗服务能力与服务质量不断提升，覆盖全民的医疗保障体系正在逐步完善，各种最新的医疗手段与服务方式正在不断涌现，医疗产业、医药产业以及医疗器械等传统相关产业已经初具规模。这既体现在政府在卫生健康领域资源投入总量的持续上升，又体现在社会保障体系的不断完善与保障水平的稳步提升，更体现在不断提高相关政策体系的构建来促进政府、市场、社会与个人多方参与联动的良好发展格局的形成。根据相关数据统计，中国的卫生总费用和人均卫生费用的增长率近年来基本保持在 10% 左右，且卫生总费用占 GDP 的比重也已经超过了 6%，达到了世界卫生组织与联合国所提倡的发展中国家 5% 的支出标准，并且正在向高收入国家的 8% 的水平靠拢，与此同时，政府与社会的卫生支出在卫生总费用中的比重在不断增加，而个人支出的比重在相应下降（详见图 4-2、图 4-3）。以上这些都从物质基础、市场规模与投入水平等多方面为中国健康服务业的发展提供了良好的产业基础。

　　另一方面，国民经济的整体发展为健康服务业带来了旺盛的需求。任何服务业其最终的对象皆是要落实到个人，因此，各人的需求水平与购买力对于产业发展至关重要。而经济发展水平对于个人最主要的影响就是其收入水平与消费能力的提升，这将会极大地刺激其对于健康服务的需求。首先，收入增加使得国民的消费趋势发生变化。国家统计局数据表明，2019 年，中国的人均国内生产总值为 70892 元，按年平均汇率折算达到了 10276 美元，突破了 1 万美元的大关，实现了新的跨越，即中国已经正式进入了万元美金社会。收入水平的上升直接强化

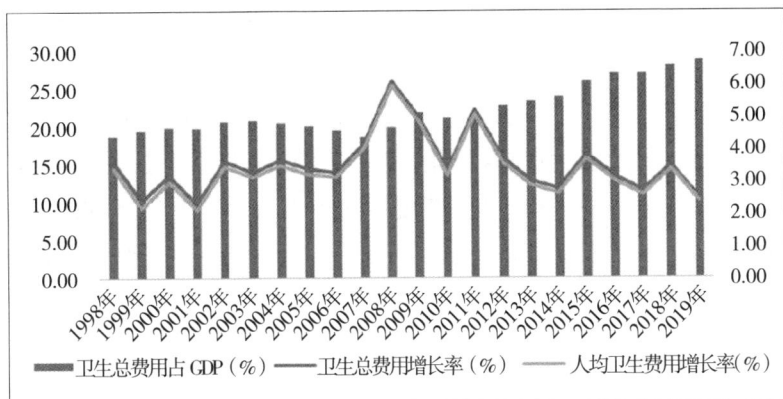

图 4-2　中国卫生总费用占 GDP 比重、卫生总费用与人均卫生费用增长情况

资料来源：国家统计局

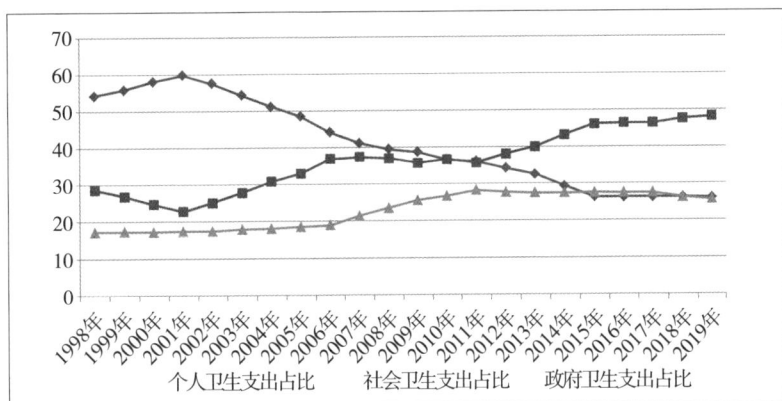

图 4-3　中国卫生总费用结构变化情况

资料来源：国家统计局

了国民的购买力，人均可支配收入的增加使其在日常生活需求和疾病治疗需求之外，越来越多的关于自身健康的内在需求正逐渐得到激发与释放，国民有能力为日常的健康维护与改善投入更多的资源。近年来，个人医疗费用支出与居民人均医疗保健消费支出持续增加，且居民人均医疗保健消费的增长率已经超过了个人医疗费用支出的增长率，这正如实反映了上述消费趋势所发生的变化（详见图4-4）。其次，社会保障特别是社会保险体系的完善与给付水平的提升，使得国民个人的医疗费用负担得以下降，使其能够在预防保健与健康管理等方面增加相关服务的消费，这进一步间接提升了国民的消费能力。最后，经济发展水平的提升将会不断改善国民的受教育程度，由于教育水平的提升，国民对于健康的相关知

识与有关理念将会持续增加，从而影响到其自身的消费观念，更多个性化与多元化的健康需求进一步被激发出来，加之近年来国民的两周患病率与慢性病患病率在逐年增加，且增速也在逐年加快，由此令越来越多的国民开始重视自身的健康状况和生活质量，并愿意为保护自身的健康给予更多的关注与投入，既包括"亚健康"人群与慢性病患病人群，也包括愿意关注与保持自身健康的国民群体。这就为中国健康服务业的发展提供了基本需求与目标人群，这势必为健康服务业提供持续增长的需求动力。

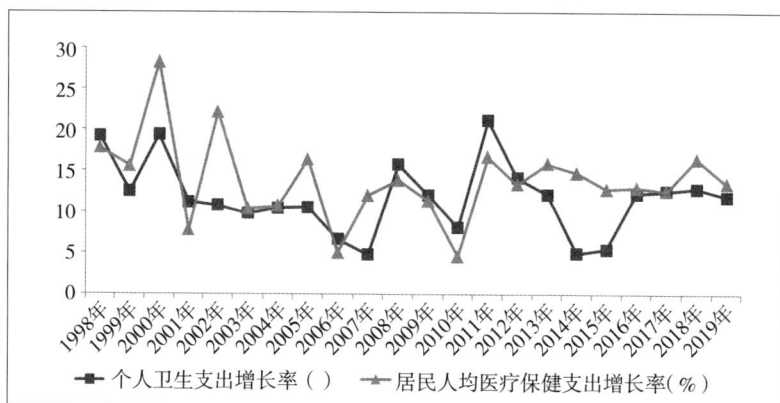

图 4-4 中国个人卫生费用与居民人均医疗保健消费支出增长率变化情况
资料来源：国家统计局

二、政策规划

一种产业能否健康发展，不仅需要相应的客观需求与供给能力，还需要良好的市场环境与政策制度的保障，多方合力才能有效推动产业发展。因此，政策规划对于中国健康服务业的发展有着重要影响。

首先，医改进程与国家战略为健康服务业的发展创造了契机。2009 年，中国开始新一轮的医药卫生体制改革，"新医改"相关文件中明确指出，坚持公共医疗卫生的公益性质，把基本医疗卫生制度作为公共产品向全民提供。经过多年的持续推动，"新医改"已经在公立医院改革、基本医疗保障体系构建和建立国家基本药物制度等方面取得了重大进展，这些改革措施为健康服务业的产生与发展奠定了重要的硬件条件、人才储备与制度基础。而且，在此过程中出现的一些新问题，例如就诊期间等待与缴费时间过长、挂号与就医流程存在不合理问题、医务人员工作压力较大、医疗资源配置不合理以及对慢性疾病控制相对乏力等问题，也进一步催生了健康服务业的出现。同时，在国家战略与顶层设计中对于

"健康"的重视程度大大提升，人民健康逐渐成为党和国家的关注重点。2015年"打造健康中国"第一次被写入政府工作报告，2016年《"健康中国2030"规划纲要》正式发布；2017年十九大报告将"健康中国"上升为国家战略。这都为健康服务业的发展创造了良好的发展契机。

其次，国家一系列相关政策的实施有力推动了健康服务业的发展。近年来，中国中央政府及其相关部门出台制定了一系列涉及医疗卫生、互联网以及养老服务的政策，逐步形成了有利于健康服务业发展的政策体系。主要包括：2013年国务院对外发布《国务院关于促进健康服务业发展的若干意见》（国发〔2013〕40号），其中对于健康服务业的基本概念、任务目标与政策措施做出了相关规定。2015年《全国医疗卫生服务体系规划纲要（2015—2020年）》正式对外发布，其中明确提出开展健康中国云服务计划，积极应用移动互联网、物联网、云计算、可穿戴智能设备等新技术，推动惠及全民的健康信息服务和智慧医疗服务，推动健康大数据的应用，逐步转变服务模式，提高服务能力和管理水平。同时还提出中西医并重、多元发展和医养结合等一系列的具体规划。同年，国务院正式对外发布《国务院关于积极推进"互联网＋"行动的指导意见》，在"互联网＋"益民服务的具体内容中，明确提出要推广在线医疗卫生新模式与促进智慧健康养老产业发展，进一步明确了医疗卫生行业与互联网互相融合的发展趋势。并且，"健康中国"在同一时期正式上升为国家战略。2016年，《"健康中国2030"规划纲要》正式对外公布，文件中明确提出要充分发挥中医药独特优势和发展健康产业，这也是中华人民共和国成立以来首次在国家层面正式提出的健康领域中长期战略规划。2017年十九大报告将"健康中国"上升为国家战略，明确提出："人民健康是民族昌盛和国家富强的重要标志。要完善国民健康政策，为人民群众提供全方位全周期健康服务。"2019年健康中国行动有关文件即《国务院关于实施健康中国行动的意见》《健康中国行动组织实施和考核方案》《健康中国行动（2019—2030年）》三份文件正式发布。

最后，国家的政策调整也带动了对于健康服务业的相关需求。根据国家人口年龄结构的现状与人口的发展趋势，中国近年来快速对人口政策做出调整。2013年，中国启动实施"单独二孩"政策。2015年10月，十八届五中全会，公报宣布全面实施一对夫妇可生育两个孩子政策，生育政策再次调整。2016年，全面"二孩"政策开始在全国施行。根据"经济学人智库"的最新研究，"二孩"新政下的中国2050年前会迎来三波要儿潮，分别出现在2017—2019年、2036—2038年和2048—2050年。近几年中国新生儿数量稳定在1600万左右，由于上一次要儿潮（1983—1990年）中出生的"80后"已经进入适婚年龄，再加上"二孩"

政策，专家预计未来 5 年内，中国每年的新生儿数量将增加约 20%，达到 1900 万左右。尽管近年来中国的人口出生率和生育率尚未出现较大的增长，但国民对于母婴行业的关注度则在逐步提升，这也为健康服务业提供了更为稳定的需求。

三、人口年龄结构

在"未富先老"与"未备先老"的条件下，中国就已经进入了老龄化社会。国际上通行衡量人口老龄化的标准，是国家 60 岁及以上人口占人口总数的比重达到 10% 或 65 岁及以上人口占人口总数的比重达到 7%。基于上述标准，中国于 2000 年正式进入"老龄化社会"。根据国家统计局的最新数据，截至 2019 年末，中国 60 岁及以上人口已接近 2.5 亿人，占总人口的比重为 17.9%。其中，65 岁及以上人口超过 1.6 亿人，占总人口的比重为 11.9%。中国作为世界第一人口大国，老年人口的规模同样也是世界第一。但与发达国家相比，中国在进入老龄化社会时，其相应的收入水平、医疗水平、社会保障程度以及相关设施的建设水平等，都与发达国家存在着一定的差距。根据相关预测，中国的人口老龄化将在 2025 年左右开始进入提速期，并在 2050 年左右达到老年人口的峰值，届时中国 60 岁以上老年人口总数预计将有可能达到 4.8 亿左右，占总人口的比重也将超过 1/3，中国将正式步入"深度老龄化社会"。而且，据联合国老龄化预测数据，中国 60 岁和 65 岁以上老年人口占比由老龄化社会"门槛"的 10% 和 7% 翻倍所用的时间，分别仅为 26 年和 25 年，其速度远超过西方发达国家。老龄化速度在不断加快，老龄化程度在不断加深，且老年人中的绝大部分均为慢性病或者老年病患者。这既令老年人群体对于健康服务的需求更加迫切，又使得国民的健康需求整体规模快速提升，都为健康服务业的发展带来了重大机遇。

国家发展所带来的经济增长与社会进步，使得国民整体生活水平与医疗卫生服务能力获得了显著提升，这都促进了中国国民人均预期寿命与实际寿命的延长。与此同时，由于生育观念的改变、生育成本的上升、生育意愿的下降以及生育政策等相关因素的影响，中国的人口出生率在不断下降，即出现了人口的老龄化与少子化并行的状况。在人口结构上则表现为两对数据的变化，即老年抚养比的逐年上升与少儿抚养比的逐年下降，在总人口 0—15 岁人口比重的不断下降与 60 岁以上人口比重的不断上升。且 60 岁及以上人口于 2018 年首次超过了 0—15 岁人口，这进一步表明老龄化与少子化的程度在不断加深。国家统计局相关数据指出，近年来，中国 65 岁及以上人口在总人口中的比重正在快速上升，而与此相对应的是，14 岁及以下人口的比重则在稳步下降，两者的比重正在逐步趋同（详见图 4-5）。根据 2015 年第四次中国城乡老年人生活状况抽样调查的数据来看，有必要对老年群体的高龄化与失能问题予以重视和警惕。调查显示，2015 年，中国老年人群体的年龄结构为低龄（60—69 岁）老年人口占 56.1%、中龄（70—79 岁）老年人口占 30.0%、高龄（80 岁及以上）老年人口占 3.9%。全国城乡失能、半失能老年人口在老年人口中的占比 18.3%，总量约为 4063 万人。由此观之，在中国的老年人群体中，高龄人口与失能人口的比重还处于相对较低的水平，但是，由于这两类人群生活自理能力差、发生意外风险概率高以及对于相关专业护理与医疗服务需求高等特点，其由此产生的费用负担和养老压力都是不可小觑的，其势必会考验国家的养老保障能力与医疗服务水平。全球老龄化数据显示，预计到 2050 年，中国高龄老年人口将达到 9000 万人。相较于其他老年人，这部分老年人群体对于医疗服务、慢性病管理、生活照护与长期护理等方面的需求更大，这同样将会促进健康服务业相关产业的发展。最后，由于人均预期生命的增加，加上国民收入水平的提升与国民高储蓄率的观念，以及老年人群体对于卫生健康方面的重视，整体上有利于形成推动健康服务业长期稳定发展的消费新动能。而且，当前老年人中的绝大部分均为慢性病或者老年病患者，同时，由于家庭结构转变所导致的养老模式的变化以及空巢老人、独居老人、失独老人与失能老人的增加等，使得老年人产生了对于医疗健康与日常生活等一系列相关服务的巨大需求。加之由于生活水平的提高、基础设施的完善以及积极老龄化观念的提出，老年人对于自身生活的需求已经不仅限于满足基本生活与医疗保健，正逐步呈现出个性化与多元化的特点。老年人在实现了老有所养与老有所医之后，正越来越注重老有所为和老有所乐，即由此产生了大量的养老服务需求。

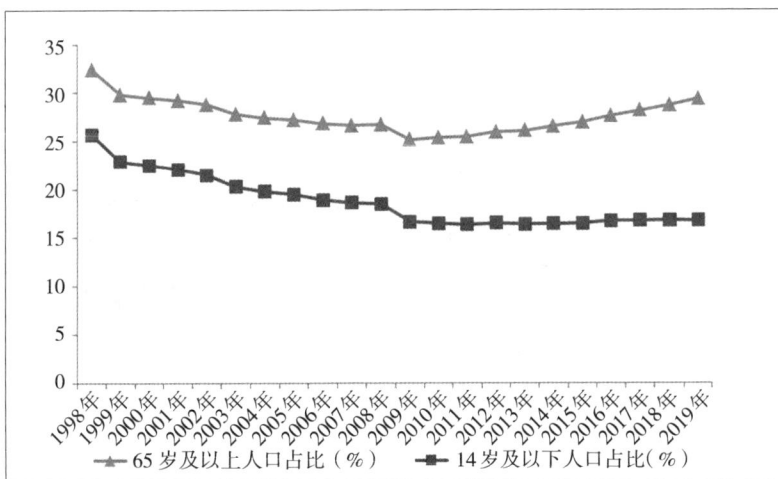

图 4–5　中国 14 岁及以下人口与 65 岁及以上人口占总人口的比重

资料来源：国家统计局

但是，就中国目前的政府与市场现状来看，还难以有效地满足这些需求，这也给健康服务业特别是养老产业的发展带来了重大机遇。

与此同时，由于历史、政策与传统观念等原因，中华人民共和国成立以来，中国在一段时间内形成了独生子女的生育现象，生育意愿伴随着不断上升的生育成本在逐渐下降。近些年来，中国0—3岁婴幼儿的数量稳定在5000万人左右，加之收入水平的提升与生活质量的改善，使得中国成为仅次于美国的全球第二大婴幼儿用品消费市场。此外，随着中国在放开二胎政策的实施，预计今后每年将有1700多万新生儿的出生，势必带动婴幼儿产业成为投资和消费热点。而且，由于传统观念和健康素养的提升，越来越多的家庭对产妇与婴幼儿的重视程度和投入水平在持续增加，辅助生殖技术、助孕保健、母婴护理、产前培训与胎教早教等一系列和母婴相关的产业都迎来了持续性的增长及重要发展机遇，有力地推动了健康服务业的整体发展。

四、城镇化水平

改革开放后，中国的城镇化水平一直在稳步提升，平均每9年即会提升10%左右，中国的城镇化率在2011年首次超过了50%（详见图4-6）。根据国家统计局的最新数据，截至2019年末，中国总人口约为140005万人，其中城镇常住人口84843万人，占总人口比重（常住人口城镇化率）为60.60%，比上年末同比上升了1.02个百分点。户籍人口城镇化率为44.38%，比上年末同比上升了1.01个百分点。但同样要看到的是，尽管中国的城镇化水平已经超过了发展中国家50%左右的平均水平，但与发达国家70%的平均水平相比，还存在着一定的差距。

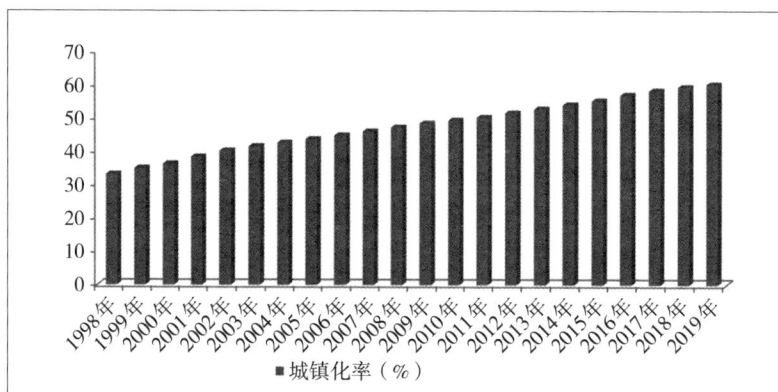

图4-6 中国历年城镇化水平变化情况

资料来源：国家统计局

　　城镇化水平对国民健康与健康服务业的发展主要具有提供服务与创造需求两方面的影响。

　　一方面，城镇化水平的提升有利于增加国民的平均收入水平，改善其生活质量，加强教育、卫生、交通等公共设施的建设投入，并进一步增强城市地区的公共服务能力。其中，特别是对于医疗与养老的投入，为健康服务业的发展提供了非常有利的产业基础，有效提升了其服务供给能力。而且，由于人口和资源的大量集聚，令城市区域内的资源利用效率和人员创新成功率获得了极大的提高，加之人群规模的扩大也等同于潜在市场的扩张，这些都有利于推动健康服务业的持续发展和不断创新。

　　另一方面，城镇化水平的提升使得国民的受教育时间与受教育水平得以提升，进一步增强了国民的健康素养与保健意识，令更多的潜在健康需求获得释放，有益于增加对于健康服务业的直接需求。与此同时不可忽视的是，城镇化水平的提升，本身就可能会导致一系列的健康问题。首先，城市的快速发展使得身体与环境产生失序与"错配"问题。相较于人类几百万年的进化历史，近千年来人类文明的发展速度太过迅速，这既是人类文明的伟大成就，但也相伴产生了一系列的问题。反映在人体健康上，即是人类在漫长进化历史进程中所形成的本能和基因，与现代生活状态形成的冲突与"错配"。城镇化水平的提升极大地改善了人类的生活水平与生存条件，丰富、稳定且多样化的食品来源充分保障了人类的基本生活需求，相较于茹毛饮血的狩猎采集生活，现代生活环境要更加安全舒适。但两者间的差距与"错配"就会带来疾病。以糖尿病为例，其本质即是人类"好吃懒做"的天性与本能和衣食无忧的现代都市生活方式之间的"错配"，这使得我们在难以抵抗美食诱惑的同时，又本能地排斥体力劳动和体育锻炼的辛苦，其结果就是脂肪的快速堆积和人体代谢系统的紊乱，糖尿病就成了自然而然的结果。抑郁症也是因为同样的道理，越来越多的相关研究证明，适当且可控的抑郁情绪非但无害，还很可能是人类祖先为适应危机四伏的自然环境，所形成的做出快速决策的重要工具。但这种古老的情绪工具一旦和当今这个信息爆炸、需要快速切换工作场景与角色的现代世界之间出现了"错配"，则抑郁症就不可避免了。其次，城市的生活方式有可能会对健康造成不利影响。长时间地处于坐姿状态，极有可能对人的颈椎和腰椎造成伤害；工作时间的延长与较大的工作压力，加之不规律的生活作息，以及久坐、熬夜、吸烟、酗酒、暴饮暴食、纵欲过度等不良生活习惯，加之滥用抗生素、药物依赖和药物医疗的不正确使用等。上述行为都非常可能会导致"亚健康"状态，甚至会对人的免疫系统、呼吸系统、内分泌系统、消化系统和神经系统等造成损害并诱发相关疾病。而且，城镇化所推动的人口集聚，可能会增加区域内的人口密度，这同样可能为传染病的快速流行与大规模传播创造条件。最后，由于城镇化的快速发展，非常有可能引发一系列的环境污染问题。近年来，备受关注的雾霾问题就是典型的空气污染问题，由此导致了相关呼吸系统疾病发病率的上升。与此同时，水污染、土壤污染、光污染、噪声污染、电磁污染等问题在很大程度上均属于城镇化所带来的副作用。而伴随着这些问题的出现，也同时产生了对于健康服务业相关产品与服务的具体需求，推动了中国健康服务业的发展。

五、科技创新

科技创新是任何产业升级发展的持续推动力，各种新技术的发展给予健康服务业发展提供了前所未有的机遇和助力，特别是互联网的高速发展，以及以互联网为基础所带来的包括物联网、大数据、人工智能与可穿戴智能设备等一系列的全新技术，其为健康服务业的发展提供了全新的技术与载体，赋予了健康服务业发展全新的可能性，其对于健康服务业的融合与影响主要表现在以下几个方面。

第一，建设攻防兼备、标本兼治的主动健康体系。主动健康，就是主动获得持续的健康能力、拥有健康完美的生活品质和良好的社会适应能力。其倡导的是主动发现、科学评估、积极调整、促进健康的理念。首先，攻防兼备、标本兼治是中国健康治理的核心智慧。"防"是指强化防控健康危害因素，以防为主、防治一体的健康服务生态圈建设；"攻"是要围绕健康价值的创造，强化基于专业指导的健康自主管理和主动健康服务生态圈建设，支撑产业升级，构建创造健康的新型国民健康保障体系。其次，要从"被动医疗"转向"主动健康"。发展主动健康体系就是针对健康的决定因素进行跨界统筹治理，重构被碎片化的国民健康服务和保障体系，以创造健康价值为核心，将健康融入所有政策和相关产业的"主动健康"体系。最后，建设全民主动创造健康的主动连续服务体系。主动健康连续服务将推动传统医疗保障体系向以健康创造为中心的价值链重塑、产业链延伸。促进"医、食、住、行、育、乐、康、游"等健康相关民生行业交融合作与统筹发展。

第二，健康云与物联网技术运用助力多行业升级发展。首先，中医药事业依托大数据和移动医疗发展前景广阔。在移动医疗领域，中医药仍处于起步阶段。同时，与现代医学相比较，中国的传统医学在健康服务方面的优势是现代医学无法比拟的。中医学自古就有"治未病"学说，具备充实的理论基础，而且利用中医开展健康服务成本低、兼容性好，对于人群亚健康的改善具有独特的作用。能够看到，为加快中国传统医学发展，通过健康大数据和移动医疗必然是国家支持的重点方向。其次，O2O 模式将进一步发展，线上线下融合更加深入。移动通信技术的不断进步，使得具备线下医疗资源整合能力的健康医疗类应用将在未来更具优势。同时，移动医疗的发展方向将向健康服务不断靠近，相关技术的推广应用既有利于进一步推进分级诊疗和优化医疗资源配置，也有利于健康中国战略的实现，故移动医疗产业将向健康服务方向深入发展是大势所趋。最后，健康大数据的价值将进一步提升，医疗健康的核心在于数据，通过数据挖掘与数据分析构建独特的商业模式，将对相关企业的发展有极大的促进作用，进而增强整个健康服务业的创新能力。

第三，"互联网＋健康"正在逐步重构健康服务业生态圈。就中国目前健康服务业的发展现状与未来方向来看，其主要涉及以下的几个方面。首先，健康管理。基于互联网为用户设立能够共享的个人健康档案，结合可穿戴智能设备收集用户的个人健康大数据，同时结合智慧医疗与移动医疗技术，在此基础上提供具有针对性的疾病解决方案和健康养护建议，从而使得智慧医疗与公众健康能够实现"无缝对接"。其次，预约咨询。通过各种智能网络通信终端作为载体，主要以通过在线向医生咨询为主，提供实时或异时咨询和问诊服务，不仅减少了就医行为所造成的相关成本，实际上还相对于让每个人都能够拥有一位私人健康管家。再次，健康交流。基于网站或社群等载体，重点实现医生与患者之间、患者与患者之间的沟通交流，同时在线提供多种健康知识以供用户自行学习了解，从而体现人与人之间的关怀与互助精神。最后，终端开发。利用健康终端平台，借助地理定位、信息收集和实时通信等功能，使健康服务方式能够更加人性化、多元化与智能化。

六、疾病谱变化

一方面，亚健康风险与疾病谱变化带来了一系列的养生增健需求。

世界卫生组织的相关统计研究发现，成年人中健康者的比例仅为 5% 左右，而 95% 皆不同程度地出现过身体不适，其中，20% 符合疾病医学的疾病诊断标准，即为患病人群，而其余 5% 则达不到疾病医学诊断标准，即为典型的"亚健康"人群。并且，在 20% 的患病人群中，真正适合医疗手段的急性病占比仅为 15% 左右，超过 85% 的是慢性病。由于生存环境、社会环境与自然环境的变化，加之生活节奏加速、工作压力增加、环境污染加剧与不规律不健康的作息习惯，都使得"亚健康"状态正在逐渐成为一种常态，且主体人群往往是白领人群、金领人群、企业高管和行业精英等人士。同时，中国的疾病谱正在逐渐发生改变，各种亚健康问题、慢性病问题与心理精神问题正越来越普遍，其相关疾病的发病率与死亡率也在逐年上升。根据相关研究和统计数据能够发现，目前各种慢性非传染病已经成为中国国民的主要死亡原因。国家统计局近 10 年的官方数据显示，中国国民死亡原因的前八位分别是恶性肿瘤、心脏病、脑血管疾病、呼吸系统疾病、外伤和中毒、内分泌营养和代谢疾病、消化系统疾病和神经系统疾病。导致疾病谱发生变化的原因是多方面的，主要在于生存环境、生活方式以及医疗条件等各方面的变化。空气污染、水污染、土壤污染等环境污染问题频发，农业生产过程中农药、化肥、激素与抗生素的过度使用；生活节奏加快、竞争压力加剧、精神压力过大，日常生活不规律、久坐、熬夜、吸烟、酗酒、暴饮暴食、纵欲过度等不良生活习惯，加之科技进步所带来的光污染、噪声污染、电磁污染等问题；加之滥用抗生素、药物依赖和药物医疗的不正确使用等。以上种种都会直接或者间接对人的免疫系统、呼吸系统、内分泌系统、消化系统和神经系统等造成损害并诱发相关疾病。

与此同时，伴随着人均收入水平、教育水平与对自身健康风险认识水平的提升，无论是国家卫生总费用还是人均卫生费用都呈现出明显上升趋势，其增长速度要明显高于同期的 GDP 增长率。这不仅是由于国家对于医疗卫生与国民健康问题重视程度的提升，国家在医疗卫生领域的投入水平与投入比重逐年上升，医疗机构与医务人员的数量保持稳定增长，医疗服务能力与服务质量不断提升，覆盖全民的医疗保障体系正在逐步完善，各种最新的医疗手段与服务方式正在不断涌现，医疗产业、医药产业以及医疗器械等传统相关产业初具规模。更在于国民的收入水平与生活水平显著提升，个人以及家庭在医疗卫生上的投入水平与支付能力得到明显增强。同时，个人对于健康知识理念的增加以及针对自身健康状况的重视，加之国家医疗保障体系的逐步完善使得个人的医疗负担在逐年下降。国民愿意为了保持自身的健康状态给予更多关注并花费更多的费用，是其自身对于养生增健需求的不断增长所造成的客观结果（详见图 4-7、图 4-8）。

另一方面，慢性疾病预防控制乏力带来了一系列的养护管理需求。

伴随着经济发展、生活水平提高以及医疗卫生服务体系的完善，中国目前已经经历了由传染病向慢性病的转变。目前，传染病与母婴疾病基本上得到有效控制，其对国民健康与预期寿命的影响已经微乎其微。但与此同时，慢性病的发病率与死亡率正在逐年上升，增速也在逐年加快，而且农村的增长幅度大于城市，城市地区与农村地区慢性病患病率差距缩小，由此所导致的国民预期寿命损失占比正在日趋增加（详见图 4-9）。根据中国居民营养与慢性病状况报告（2015）显示，2013 年全国居民慢性病死亡率为 533/10 万，占总死亡人数的 86.6%。心脑血管疾病、癌症和慢性呼吸系统疾病为主要死因，占总死亡的 79.4%，其中

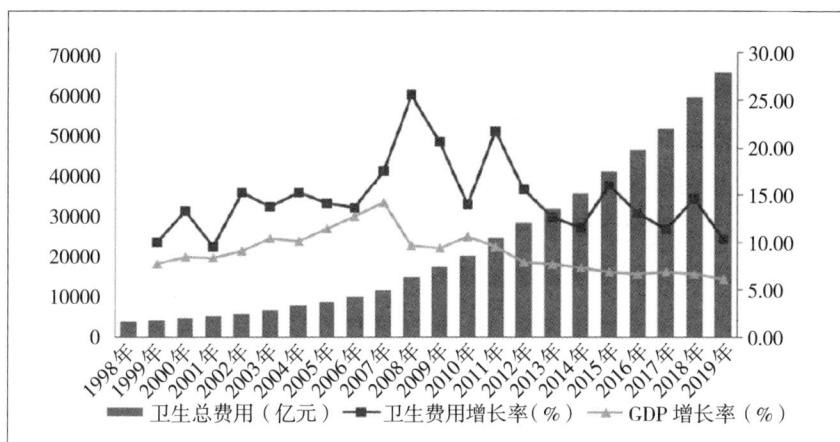

图 4-7　中国卫生总费用与 GDP 增长关系
资料来源：国家统计局

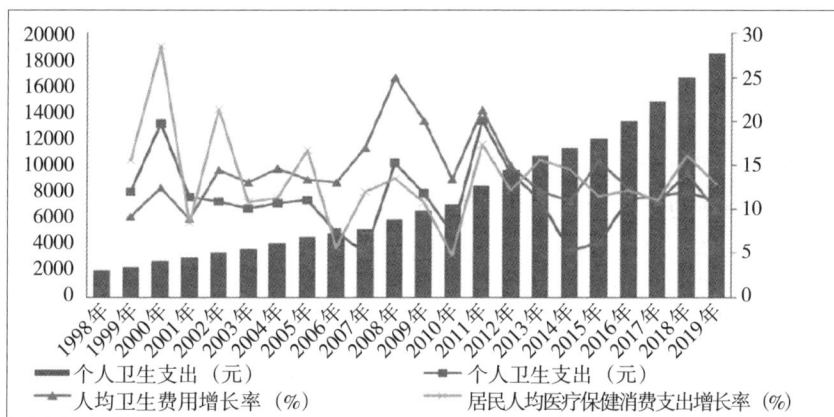

图 4-8　中国个人卫生支出、人均卫生费用与居民人均医疗保健消费支出增长关系
资料来源：国家统计局

心脑血管疾病死亡率为 271.8/10 万，癌症死亡率为 144.3/10 万（前五位分别是肺癌、肝癌、胃癌、食道癌、结直肠癌），慢性呼吸系统疾病死亡率为 68/10 万。在各种慢性病中，高血压、糖尿病、慢性阻塞性肺病在全国 18 岁及以上成年人中的患病率分别为 25.2%、9.7% 和 9.9%，癌症发病率年平均增长约 4%，2013 年发病率为 235/10 万。不同病种中，高血压、糖尿病等疾病患病率增幅明显。国内外的相关研究均表明，高血压与高血糖是大部分心脑血管疾病、结核病、糖尿病与肾病的重要诱因。

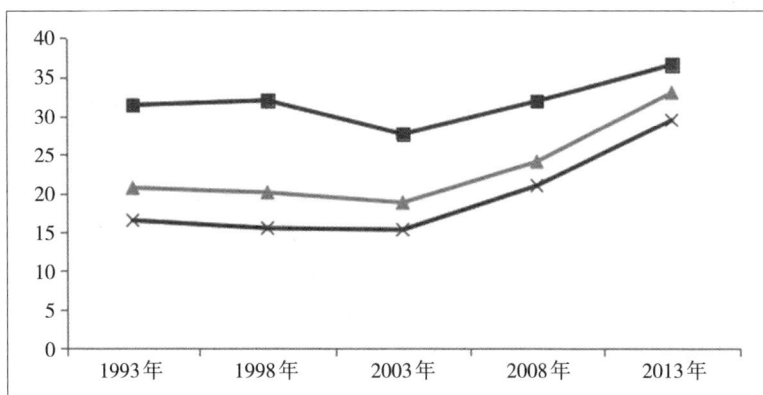

图 4-9　不同年份调查 15 岁及以上人口慢性病患病率

资料来源：2003 年与 2013 年国家卫生服务调查分析报告

　　医疗卫生体系的专注点在于疾病发病后，但是大多数慢性病是由亚健康加重转化而来，而亚健康是难以通过医疗卫生体系来进行解决的。而对于慢性病的预防和控制，仅在医疗机构进行治疗是远远不够的。而且，针对慢性病，医疗手段多以药物治疗为主，更多的情况下只能控制症状，却难以有效控制并发症，同时，长期服用药物的副作用本身就很大。针对慢性病的稳定控制，通常需要患者在日常进行不间断的药物治疗，并且要定期进行复查与监测，还有必要改正生活中的某些不良习惯，例如吸烟、熬夜、酗酒、作息不规律、经常食用高盐高糖且油腻的饮食等。而这首先需要患者自身的积极配合，不仅要具有良好的自律性，还要对自身的生活习惯等具有清晰的认识，而这有时往往强人所难。其次为实现个性化的精准治疗，最好是依据患者的日常生活习惯与作息规律，结合具体病情，制订包括饮食食谱与运动方案在内的个性化多维度治疗方案，通过药物治疗控制病情与强身健体提升免疫力双管齐下的方式，才能够最为有效地实现对于慢性病的预防和控制。然而，这对于传统医疗机构而言，不仅具有较大的操作难度，同时也往往伴随着巨大的成本与支出。无论是在医院内长期观察监测，还是频繁往来于医院进行检查，对于患者而言这都意味着较大的医疗费用负担。因此，针对慢性病发病前和接受治疗后的日常保养这两个医疗卫生体系难以介入的阶段，国民特别是慢性病患者的养护管理需求近乎"刚需"。

第五章 健康服务业发展的国际比较

健康服务业缘起于西方发达国家，随着其人口结构、社会发展、产业转型与经济发展的步伐，特别是健康产业的发展壮大，为其提供了良好的发展环境与条件支持。毫无疑问，健康服务业已经成为全球发展最快、规模最大的产业之一，加快其发展的步伐，不仅是世界各国人民满足自身健康需求的客观条件，更是各国实现社会经济健康、可持续发展的迫切需要。他山之石可以攻玉，中国的健康服务业正处在逐步走向成熟的快速发展阶段，相对于人民群众对于健康的现实需求，中国健康服务业的发展还存在着诸多不足。因此，有必要对世界其他国家的先进经验进行学习与研究，进而从中获得有益于中国健康服务业发展的启示。

第一节 世界健康服务业的发展概况与背景

一、世界健康服务业的发展概况

近年来，世界健康产业处在全面发展的崭新阶段，无论是各国政府的政策规划，还是资本市场的投资趋势，都在持续地关注和重视健康产业。可以说，健康产业不仅是全球资本竞相追逐的对象，更是已经成为众多发达国家的支柱产业与经济发展的重要动力。而作为其重要组成部分，健康服务业同样获得了普遍看好的市场预期与诸多利好的发展前景。

当前，世界各国都在积极发展健康服务业，它已经成为全球最大的产业之一，并有望成为主导全球经济的支柱产业。根据相关统计研究，2011 年世界健康服务业的总支出已经高达 6.97 万亿美元，据预测，即使在新冠疫情的影响下，2021 年全球健康服务业的总产值仍将突破 20 万亿美元。在世界的一些发达国家和地区，健康服务业不仅是其现代服务业的重要组成部分，还在其国民经济体系中发挥着日益增长的重要作用。例如，美国健康服务业的规模占其国内生产总值的比重已经超过

17%，加拿大、日本等国家的健康服务业增加值占 GDP 的比重也超过 10%。在全球化经济持续升级的大背景下，国民亚健康、全球老龄化、环境污染、收入水平提升和人均预期寿命的延长等，都是驱动健康服务业发展的根本；而在互联网经济与创新型经济持续升温的时代潮流中，以互联网、大数据与人工智能为代表的一系列创新技术，通过与健康需求的结合即赋能，为健康服务业的发展提供了持续动力。

二、世界健康服务业的发展背景

（一）全球实现全民健康覆盖的目标拉动健康服务业发展

2019 年世界卫生大会的主题是"全民健康覆盖：不遗漏任何一人"。全民健康覆盖的目标要求所有个体和社区都能够获得所需的卫生服务而不会陷入经济困境之中，同时，每个人都能够获得针对重大疾病和死亡原因的对应服务。而为了真正实现全民健康覆盖，各国都需要不断地改革完善医疗卫生体制、加强卫生系统建设，保证良好的治理结构、完善的药品与技术供应系统以及优质的医疗卫生人才队伍。全民健康覆盖已经逐步成为世界各国卫生系统的发展目标，并在区域和全球层面得以积极倡导。为实现这一目标，各国对各自的不同卫生体系模式，进行全民健康覆盖制度设计与管理能力改革，这与其医疗卫生体制改革融合统一，为健康服务业的发展创造了良好的政策环境。

以美国为例，美国是当今世界人均医疗费用最高的国家，但其整体的医疗效率却并非全球领先，其高昂的医疗费用也一直为人所诟病。过高的药价一直是造成美国医疗费用过高的一个重要原因，也是阻碍实现全民健康覆盖的重要因素。因此，2018 年 5 月起特朗普政府开始实施药价改革，增加大量仿制药以加强市场竞争，并辅以药价谈判与其他相应的激励措施。改革取得了较为良好的效果，在改革开始后的 100 天，美国全部药物（品牌药与仿制药）中的 54% 实现了降价，同比去年 60% 的品牌药没有涨价。在欧洲，北欧的福利国家对于医疗健康的关注与投入比较积极。以芬兰为例，其在健康服务领域的建设投入取得了显著成绩。作为典型的福利国家，在面临健康服务公共支出快速上升的形势下，芬兰于 2016 年启动了新一轮健康和社会服务体制改革，从行政服务、税收支配、服务提供、信息利用等方面进行了调整，以控制健康服务支出成本，提升健康服务的利用效率，改善优化健康服务的可及性。世界各国在改善全民健康覆盖方面所做出的积极努力，不仅为健康服务业带来了众多政策红利，也为其发展提供了广阔的政策空间与良好的发展前景。

（二）全球健康投入持续增加的趋势推动健康服务业发展

随着世界各国经济社会的发展、人均收入水平的提高以及国民健康意识的增强，加之各国政府的重视与资本市场的青睐，使得全球医疗卫生投入水平呈现出快速增长的趋势。世界银行数据显示，2017 年全球人均医疗卫生支出为 1080 美元，相较于 2000 年的 472.5 美元，其增长超过了 1 倍。2017 年全球医疗卫生总支出占 GDP 的比重已经由 2000 年的 8.6% 上升至 10%。诚如前文所述，美国的医疗费用总支出和人均支出均居于世界首位，2017 年其医疗卫生总支出占 GDP 的比重已经达到 17.9%，人均医疗卫生费用更是高达 10209 美元。而 2000 年这两项数据还是 12.5% 与 4559.9 美元，能够看到，美国医疗卫生费用的增长速度与上升趋势都要远高于世界平均水平。美国医疗保险和医疗补助服务中心（CMS）的一项研究报告指出，2017—2026 年，美国的医疗卫生支出平均每年的增长幅度在 5.5% 左右。根据相关数据统计，2017 年人均医疗卫生支出前十名的国家分别是美国、瑞士、卢森堡、挪威、德国、瑞典、爱尔兰、奥地利、荷兰、丹麦，均已经超过了 5000 美元。

与发达国家相比，发展中国家近年来的卫生费用增长同样很快，但也要看到，其整体水平要低于发达国家。以中国为例，2000 年其医疗卫生总支出占 GDP 的比重为 4.5%，人均医疗卫生费用仅为 42.4 美元。而这两项数据在 2017 年已经分别达到了 6.2% 与 560 美元，可以发现，不仅医疗总费用的增长幅度超过了 1 倍，人均医疗费用的增长更是超过了 10 倍。其他发展中国家同样在医疗卫生领域加大了投入，对于医疗卫生的投入和医疗费用的增长可以说是世界各国一致的发展趋势。对于健康投入总量和人均医疗健康费用的上升，既表明了各国对于国民健康重视程度的提升，也说明了公众的健康意识在不断强化，且能够为了保持和改善自身的健康状况而增加相应的支出，这都为健康服务业的开拓与发展提供了强而有力的持续推动力。

（三）全球医疗卫生服务需求总量增加为健康服务业发展创造空间

在经济全球化的大背景下，世界人口与疾病谱呈现出两大趋势和一个现状，即人口老龄化水平与慢性病患病率增加，仍有大量人口缺乏最基本的安全饮用水和安全卫生服务。这些都使得全球医疗卫生服务总量增加，也直接带动了全球的健康需求，为健康服务业创造了巨大的潜在市场和发展空间。

第一，世界老龄化水平不断提升，老龄健康服务需求日益增加。当前世界总人口仍在不断增加，且其中老年人口的比重在不断增加，发达国家和部分发展中国家的老龄化程度已经相对较高。由于老年人口对于医疗和健康服务的需求及花费都是非常高的，因此其直接推动了全球健康服务需求总量特别是老龄健康服务需求日益增加。相关数据显示，2018 年世界人口总数为 75.9 亿人（详见图 5-1），其中 65 岁以上老年人的总量达到了 6.8 亿人（详见图 5-2）。根据联合国人口预测的方案显示，2050 年世界人口总量预计将会达到 97.7 亿人。2017 年世界人口出生率为 18.7%，尽管总体上已经呈现出下降趋势，但在最不发达国家该项数据仍然高达 31.8%。与此同时，世界人口预期寿命同样呈现出持续上升的趋势，这同样在加速人口老龄化。世界银行数据显示，2018 年世界人口的平均预期生命已经达到了 72.490 岁，相较于 20 年前提高了 5.2 岁（详见图 5-3）。世界人口年龄中位数从 1985 年的 23.3 岁上升至 2015 年的 29.6 岁，预计到 2050 年这一数值将会超过 36 岁。而且，根据联合国人口司的相关研究和预测，全球 65 岁以上的老年人口将在 2030 年超过 9 亿人。老年人口由于身体的衰老和免疫力的下降，使其自身发生疾病与意外的概率不断增加，其对于养生保健和健康保养方面的需求是非常高的，这势必会带动医疗、药品、照护、养生等一系列相关产业的发展，从而推动健康服务业的发展。

第二，慢性病患病率在不断增加，相关经济负担与服务需求快速上升。根据世界卫生组织的相关研究，慢性非传染病疾病已经成为人类的一大重要死亡诱因。随着全球人口老龄化的整体趋势，在未来几十年，慢性病发病率将会显著上升，死亡人数也将会不断增加，并将成为个人和全球健康与经济最沉重的负担。根据美国疾病控制与预防中心对慢性病的定义：慢性病指的是时长超过 1 年，需要持续的医疗关注或日常行为限制的疾病。当前，慢性病患病率的上升，既是由于社会发展和生活节奏的变化，使人的生活方式发生的剧烈改变与人体基本生理规律所导致的失序，也是由于医疗技术和医疗服务水平的提升，使得很多原本会导致患者在短期内死亡的严重疾病也逐渐地进入了慢性病的范畴。慢性病由于影响人群范围广、持续时间长、完全治愈难度大等特点，需要长期的医疗服务，这使其相关的费用支出对患者个人、家庭以及整个社会都造成了较大的

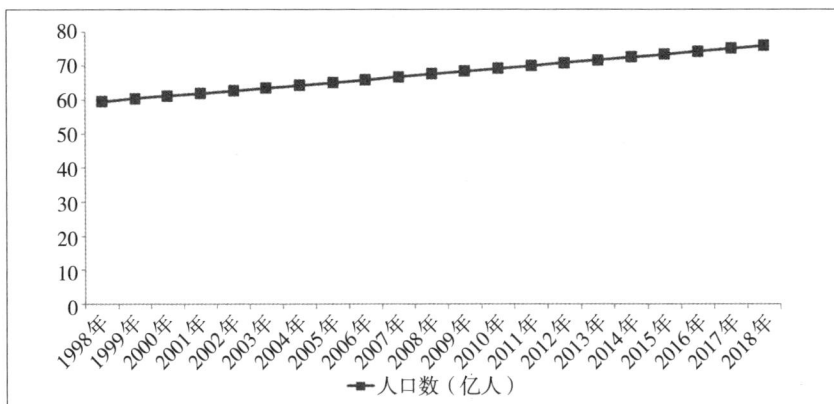

图 5-1　1998—2018 年世界总人口数量变化情况（单位：亿人）

资料来源：世界银行卫生与人口数据库

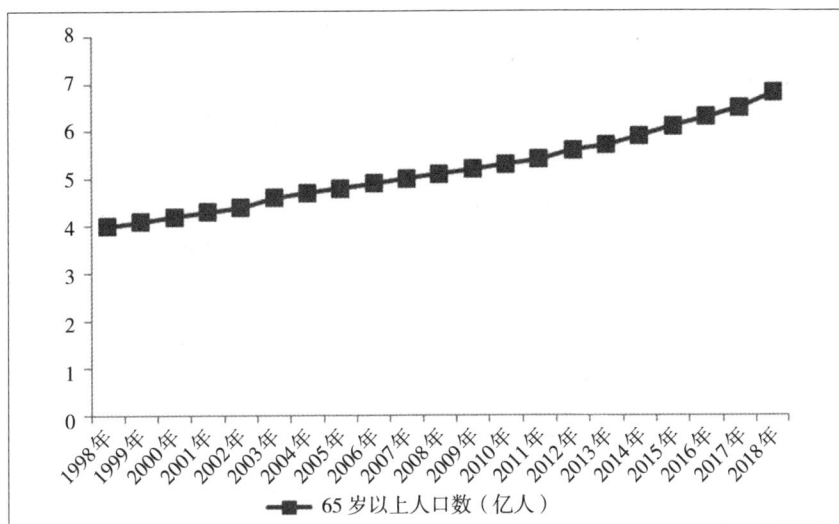

图 5-2　1998—2018 年 65 岁以上老年人口数量变化情况（单位：亿人）
资料来源：世界银行卫生与人口数据库

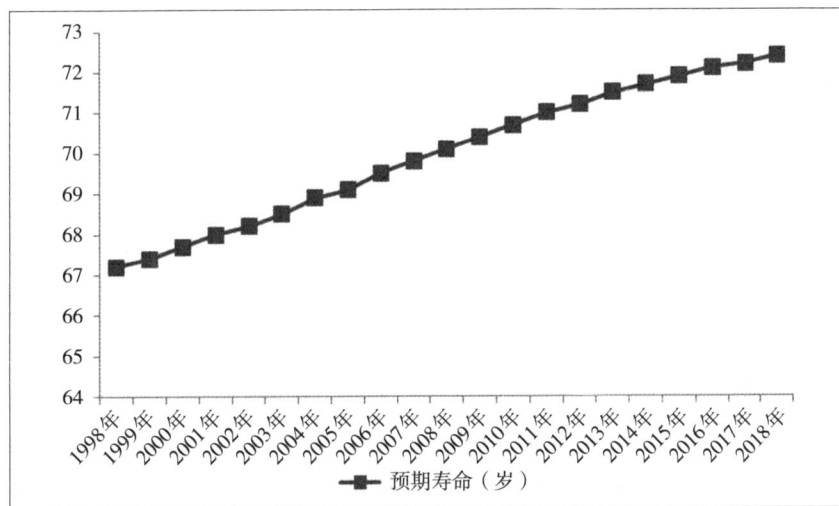

图 5-3　1998—2018 年世界人口预期寿命变化情况（单位：岁）
资料来源：世界银行卫生与人口数据库

经济负担。

相关研究报告显示，2016 年全球范围内因病致死总人数为 5470 万人，其中因慢性病所导致的死亡人数占全球因疾病死亡人数的比例达到了 72.3%。其中，造成死亡人数最多的三种慢性病，分别是：心脑血管疾病、肿瘤和慢性呼吸系统疾病，分别导致 1760 万人、893 万人和 354 万人死亡。2006—2016 年这 10 年，因全球心脑血管疾病所导致的死亡人数增加了 14.5%，且缺血性心脏病和脑血管疾病（脑卒中）在其中所占的比例达到了 85.1%。因肿瘤死亡的人数则增加了 17.8%，从 758 万人上升至 893 万人。其中，肺癌死亡人数从 144 万人上升至 171 万人，乳腺癌从 46.6 万人增加到了 54.6 万人。与此同时，尽管在死亡人数上与上述疾病略有差距，但近年来，糖尿病造成的死亡绝对数和过早死亡寿命损失年数分别增加了 31.3% 和 25.3%。正因为慢性病自身的特点，对于慢性病的预防、治疗、管理与康复的相关需求都已经成为健康领域的热点，这都有益于健康服务业的发展潜力与市场空间。

第三，全球范围内，仍存在大量人口缺乏最基本的安全饮用水与安全卫生服务。尽管在经济全球化的今天，全球都在致力于发展经济和改善民生，世界各国都在为消除贫困而努力；但是全球依旧存在相当多的人，因贫困、战乱和各种原因在饮用水和医疗卫生上无法获得最基本的保障。数据显示，2017 年全球 71% 的人口（53 亿人）使用了"得到安全管理"的饮用水服务（详见图 5-4），即位于室内可以随时按需使用且无污染的饮用水。但其同样表明，世界上还有 22 亿人在家庭用水上存在困难，他们尚难以在安全且易于获得的日常饮用水方面获得保障。与此同时，城市地区和农村地区在安全饮用水的人口覆盖率上同样还存在着一定差距，城市地区安全饮用水的人口覆盖率已经超过 85%，而农村地区则仅为 53%。并且，同一时期，全球范围内享有安全的卫生服务的人口仅占 45%，而在农村地区这一数据仅为 43%（详见图 5-5）。2019 年联合国儿童基金会和世界卫生组织（WHO）联合发布报告称，2017 年全球 60% 的人口（45 亿人）家里有基本的洗手设施，包括肥皂和水，22% 的人口（16 亿人）拥有的洗手设施存在缺水或缺肥皂的问题，而另有 18%（14 亿人）则根本没有洗手设施。在卫生服务方面，全球 34 亿人享有安全的卫生服务。而在缺乏基本卫生服务的人口中，有近七成的人口生活在农村地区，甚至还有 6.7 亿人存在露天排便现象。不健康与不卫生的生活习惯很容易污染水源，而不干净的水源又很容易造成肠胃疾病和传染病，加上基本医疗卫生服务的缺乏，都会对其健康状态与生活水平造成较大的影响，从而很容易使这部分人群陷入贫困的恶性循环。安全饮用水与安全卫生服务的现状正日益引起世界各国的关注，而这也会涉及很多的健康服务的项目与产业，也使得健康服务业有了更为广阔的发展空间。

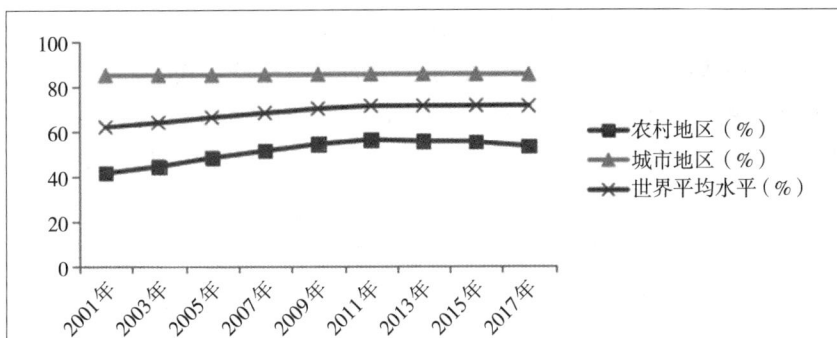

图 5-4　2001—2017 年世界不同地区安全饮用水使用人口比例（单位：%）

资料来源：世界银行卫生与人口数据库；WHO《2000—2017 年饮用水、环境卫生和个人卫生进展：特别关注不平等状况》报告

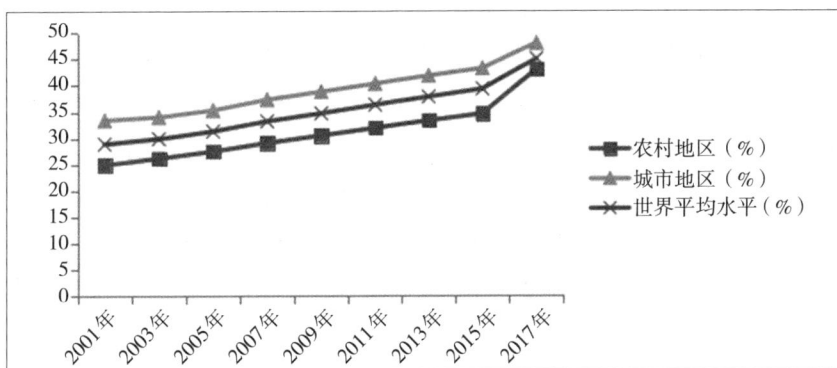

图 5-5　2001—2017 年世界不同地区享有安全卫生服务人口比例（单位：%）

资料来源：世界银行卫生与人口数据库；WHO《2000—2017 年饮用水、环境卫生和个人卫生进展：特别关注不平等状况》报告

（四）科学技术的创新进步引领健康服务业升级

当前，人类已经进入以工业 4.0 为代表的第四次科技革命，科技发展与技术进步带来了新一轮的科技创新浪潮，其有效地引领和促进了健康服务业的产业升级。其主要表现在以下几个方面与领域。

第一，新一代信息技术为健康服务业提供了新鲜血液。信息技术与健康服务业的深度融合，在不断升级完善现有商品与服务的同时，也在持续地产生出新业态、新模式和新产业。互联网技术的发展，特别是以智能设备和 5G 技术为代表的新一代移动互联网技术的发展将与健康服务业相结合，成为未来健康服务业发展的一个新方向，相关的技术成果已经应用于疾病治疗、健康管理、慢性病预防与监测、传染病监控与预测甚至用来应对新冠疫情，这不仅为健康服务业的发展提供了新的动力，也有效带动了整个健康服务业的完善升级。同时，大数据、人工智能以及 AR/VR/MR 技术在健康服务业中的应用领域也在不断增加，这同样为健康服务业的发展与升级提供了新的方向和更多的可能性。人工智能现在已经成为诸多产品的内核，如虚拟现实、智能机器人、健康护理、大数据预测等，都需要应用到人工智能技术。通过人工智能技术利用计算机辅助蛋白结构预测、新型遗传资源研究、新型药物研发试验等越来越成为多学科交叉的前沿热点领域。AR/VR/MR 技术近年来越来越多地应用于医学培训项目，包括虚拟仿真医学实训、生理治疗缓解患者病痛、远程医疗会诊与手术指导、心理治疗、抑郁治疗、健康管理、虚拟体育训练、康复治疗等，打破了时间与地理方面的限制，在提升培训效率的同时，还能够有效降低相关成本。并且，互联网技术在健康领域的应用也降低了医疗成本，并有利于为医疗工作者减压赋能，显著提升了医疗资源的利用效率，推动了健康服务业的发展升级。

第二，生物技术领域的创新与突破，带动了医疗技术水平的整体发展，为健康服务业提供了重要的支持保障。近年来以重组 DNA 为核心的现代生物技术的创立和发展，为生命科学注入了新的活力，它所提供的试验方法和技术手段，极大地促进了传统生物学科如植物学、动物学、遗传学、生理学、生物医学等的发展。诸如干细胞技术等生物技术，目前已经被广泛地应用于医疗医药等健康领域，一场生物技术领域的技术革命正在发生。2018 年，合成生物技术、基因编辑技术等一系列前沿技术的应用范围在不断拓展，以单分子测序为代表的第三代基因测序技术的兴起，为挖掘生物资源提供了技术支持。世界各国特别是一些新兴经济体对于生物技术的关注与投入正在不断增加，与此同时，发达国家日益增长的老年人群体对于相关商品与服务的需求也在迅速提升，加之发达国家凭借自身的技术与资本优势，在生物技术领域占据了相对优势，这些都进一步地拉动和促进了生物技术相关行业的发展，也使健康服务业的发展和进步获得了新的推动力。

第三，一系列的各种领域的科技创新与进步，也为健康服务业的发展提供了新的可能性与突破口。包括基因工程、3D 打印技术、新型材料技术、医疗机器人与医疗可穿戴设备等，都在健康服务业中实现了技术融合与场景应用，既为医务工作者赋能，减轻了他们的工作负担并提升了他们的工作效率，又能够降低患者的生理与经济负担，使得医疗服务更高效也更加人性化。医用智能可穿戴设备能够在给予患者与用户最小负担的情况下，测量、收集与整理其身体的海量健康数据，通过与健康数据云平台的结合，对数据进行分析挖掘来提升产品与服务的价值，为患者或用户提供相应的健康指导与治疗建议，这已经逐步发展为一种相对成熟的健康管理商业模式。而医疗机器人的应用，不仅能够在日常治疗与手术的过程中给予医务工作者支持和辅助，还能够有利于缩短不同区域间的医疗水平差距，这都有利于促进健康服务业的发展壮大。

第二节　主要发达国家健康服务业的发展与创新经验

当前，健康服务业被众多国家选择定位为未来的战略性产业，有些已经形成了相对完整的产业链，呈现出集群化发展的状态。因此，其在产业发展与创新过程中的各种措施和经验，对于中国有着重要的研究与借鉴价值，本书主要选择美国、德国和加拿大作为主要范例。

一、美国

美国是最早开始发展健康产业的国家，结合其经济水平与医疗技术的优势，经过多年的发展，已经拥有了全球领先的健康产业体系和全球第一的健康产业规模。当今，美国的健康产业已经形成了以健康管理和健康保险为特色，相对完善和细化的产业结构，涉及家庭及社区保健服务、医院医疗服务和医疗商品（含药品及器械）等内容。与此同时，美国的健康服务业在健康产业体系中发展迅速，借助商业化的医疗服务模式、多样化的健康保险服务网络与领先的医疗健康创新技术，美国拥有世界最大的医疗服务市场和最庞大的健康服务业规模，健康服务业正在逐步取代信息产业，成为美国的第一产业。

美国健康服务业的运行特点主要包括以下几个方面。

第一，美国健康产业覆盖面广。美国健康产业覆盖的领域有：医药领域、医疗器械领域、医疗保险领域、健康管理领域、医疗保健领域和健康食品领域，尤其在健康保险领域，美国拥有世界上最发达的健康保险市场。美国绝大多数中等规模以上的企业均接受了团体健康保险服务。经过几十年的实践探索，健康产业在美国日益成熟，约占总人口61.8%的国民接受团体健康保险（约1.8亿人）；9.2%的个人向保险公司购买商业健康保险；29%的老年人、残障人士和退伍军人等特殊群体接受政府提供的社会医疗保险或医疗救助项目（约8500万）。1960年至今，美国健康保险市场运营规模增长了约200倍。

在美国，全方位的健康管理策略一直是健康产业发展的关键。美国健康管理业与高科技和服务业相结合，与公民关于健康的现实需求和潜在需求有效对接，形成巨大的产业链，主要包括：生活方式管理、健康需求管理、疾病管理等。美国健康管理的实施实现了从政府到基层，从健康管理组织、医疗保险、医疗机构到雇主、雇员，从患者到医生的全面覆盖，全方位、多元化的健康管理措施针对不同的群体提供专业性的健康管理服务，满足不同人群的健康管理需求。目前，有 7700 万美国人在大约 650 个健康管理组织中享受服务。美国健康产业不仅调动了个人、集体、社会的积极性，提升了全民健康意识，同时还注重医疗资源的优化配置，极大地改善了全民的健康状况，降低了医疗费用，提高了全美的健康水平。

第二，美国政府大力支持。虽然美国健康产业主要通过市场机制调节产业的发展，但是联邦政府积极的政策引导和严格的市场监管也在无形之中规范了健康产业的发展道路。这种支持包括：加大预防保健的投资，医疗保险制度改革的深化，产业标准规范的制定和推行，国家健康战略的实施，安全立法等。

首先，政府通过立法维护公民权益及市场监管。如 1965 年出台的医疗补助计划（Medicaid）成为美国低收入人群医疗健康资金的最大来源。医疗照顾计划（Medicare）对 65 岁以上的老年人和符合一定条件的残障人士提供一半的医疗保险费用。1973 年通过《健康维护组织法案》对美国健康产业发展提供坚实的制度保障。1938 年通过《联邦食品、药品和化妆品法案》为食品、药品、化妆品监管设立了新标准，明确要求新药上市前需经过安全性审查。1994 年《膳食补充品健康与教育法令》获得通过，并由美国食品药品监督管理局（FDA）于 1997 年进行完善，对膳食补充剂的范畴、安全性、生产加工过程的规范化方面进行严格的监管。2010 年通过《患者保护与平价医疗法案》对医保覆盖面、医疗质量、医疗费用做了系统的规定，加强对商业健康保险的监管力度。同时，政府通过税收、融资等优惠政策鼓励对健康产业进行投资，设立"经济开发鼓励项目"对企业税收给予减免等。

其次，政府推出中长期的发展规划，明确阶段性的健康目标和实现路径，如定期出台国民健康行动规划，不断循环改善国民健康水平，促进健康产业的发展。作为最早开展健康战略研究的国家之一，自 20 世纪 80 年代以来，美国政府陆续推出了《健康公民》（Healthy People）系列计划和《国民身体活动计划》（National Physical Activity Plan）为代表的国家健康战略，为健康产业的发展提供了宏观政策上的支持。1980—2010 年，美国卫生与公共服务部每 10 年制定一次国民健康规划，目前，健康计划已经进入第四个 10 年："健康公民 2020"。健康战略内容的变化代表了公民整体的健康状态以及战略重心的转移。在健康战略实施的同时，2010 年在借鉴世界多个国家身体活动计划的基础上，美国国民体力活动联盟发布了首个《国民身体活动计划》，该计划涉及公共健康、大众传媒、教育、健康保健、交通等多个部门，共计 44 项策略，旨在通过创建合理的身体运动，提高全民的健康水平。健康战略的制定和实施，为美国健康产业的发展指明了前进方向，从根本上提高公民的健康生活质量，延长健康寿命，促进健康产业在宏观上对经济和社会的巨大贡献。

第三，依托科技创新。由于外部较为开放的市场竞争环境和企业内部秉持的创新理念，创新研发和先进技术已经成为美国健康产业发展的主要动力因素，同时美国健康产业在市场激烈的竞争和巨大的需求下，也得到了很好的精进和改良。作为世界上领先的医药研发大国，美国在医疗技术、新药研发、医疗器械、保健产品等方面处于领先地位，其一流的诊疗技术居世界前列。美国拥有数百个医药科研中心，可提供最专业的医护服务，其每年接受来自国家卫生研究院和国际合作机构提供的科研经费逾 200 亿美元。

早在 20 世纪中叶，第三次科技革命兴起，电子信息技术、生物工程技术的发明和应用极大地推动了健康产业技术的变革。美国政府不断加大对临床医学、医药设备的资金投入。20 世纪末，医疗设备的研发资金增加了 1 倍以上，生物制药领域的投资居世界首位。在世界生物工程领域的研发机构中，美国所占比重达到 80%。

目前，政府尤其重视对企业技术开发的持续性资助，正是由于其不断的支持和鼓励，健康产业科研成果显著增加，强生（Johnson & Johnson）、礼来（Eli Lilly Inc）、辉瑞（Pfizer）、安进（Amgen）、施贵宝（Squibb）、默克（Merck）等美国知名企业每年在科研方面的投资占销售额的比重超过 15%。企业将创新专利中获得的丰厚利润投放到新一轮的创新中，以此实现健康产业技术创新的良性循环。这些大型公司的全球主导地位与它们大规模的研发而保持的技术领先地位有着密切的关系。美国《制药经理人》杂志 2017 年公布的最新《全球制药企业 50 强》中，世界医药公司前十强中有六家公司来自美国。

第四，实施健康公民战略和推动健康文化运动。美国是世界上最早实施健康战略的国家，1979 年美国卫生与公共服务部提出《人人健康：疾病预防与健康促进报告》中正式使用"健康战略"这一概念，并分别于 1980 年、1990 年、2000 年、2010 年发布了四次《健康公民》战略报告，每 10 年一个战略周期，通过四期健康公民战略的规划与实施，形成了较为连续的健康促进政策和完善的实施机制。特别是在《健康公民 2020》战略中，构建了"健康国民 2020"执行框架，涵盖了动员、评估、计划、实施和追踪五个步骤，又称为 MAP-IT 框架，该框架为推进社区、个人、州、政府以及健康领域从业者提供了协同实施路径，保障了健康促进政策的连续性。"健康公民"战略所重视的层面发生了明显变化，之前是以改善民众的生活质量为主，而后则演变为营造良好的健康环境，促使民众健康行为的提升。其所倡导的是一种疾病预防性健康理念，随着健康战略的逐渐完善和优化，为持续健康促进政策的顺利推行奠定了建设的根基。在疾病预防思想的传播中，充分鼓励民众积极主动参与其中。与此同时，通过官方倡议推动健康文化运动。根据大众媒介传播的相关内容，以实现对疾病的预防及其达到提升民众健康水平的目的。主要体现为：以患者为核心的传播行为；向公众传播健康知识，以提升其健康意识。通过健康文化运动，使民众能够深刻地认识到疾病预防的重要性，这样他们便会自觉养成良好的健康行为。当然，从另一个角度来看，更有助于促使民众的健康需求得到切实的满足。

二、德国

德国是世界公认的创新型国家之一，通过构建协同高效的研发创新网络，形成了许多以先进医药和医用装备研发制造为特色的、具有国际影响力和竞争力的产业集群，有力推动了德国制造业发展，为其健康服务业提供了坚实的产业基础与技术支持。近年来，在欧债危机和全球金融危机持续冲击下，德国经济依然保持了平稳增长，成为全球"新工业"的领跑者。在健康服务业领域，德国也延续了在制造领域的严谨和精细作风，虽然德国并没有提出"健康服务业"这一概念，但是与健康相关的行业发展都较好，如在医疗卫生与产品、医疗旅游、保健食品、医疗器械等领域都处于世界前列。其中，德国的医疗器械更是翘楚。从健康服务业创新区域布局看，德国充分发挥科技创新基础、人才资源和交通区位优势，形成了慕尼黑生物产业集群、柏林生物医药集群、欧洲生物谷（弗莱堡生物科技园区）、纽伦堡医疗器械产业集群等健康服务业创新区域。从健康服务业创新体系看，构建了以"官、产、学、研"协同为特点的创新体系。其中，德国联邦政府是科技创新的领导者和推动者，政府的研发投入占研发总投入的1/3，通过制订详细的科技发展规划，明确发展的目标和重点领域，推动包括生命科学、创新药物研发等在内的创新活动。

德国健康服务业的发展与创新经验主要包括以下几个方面。

第一，高度重视健康服务业创新载体建设。20世纪80年代以来，德国联邦政府通过生物区（Bioregion）计划推动生物产业集群的形成和初步发展，后续的接应计划传承了生物区计划的成功实施经验，带动德国其他高技术产业的全面发展，促进了产业集聚。以医疗技术企业集聚而闻名的曼海姆医疗技术集群，不仅有包括强生、雅培、罗氏、西门子等90多家医疗科技企业，同时在区域内还坐落着拥有 1400 张床位的曼海姆医院和路德维希创伤手术中心、海德堡大学医院等临床试验研究中心，众多临床研究支持机构，以及欧洲分子生物学实验室、德国癌症研究中心、海德堡大学医学中心、马克斯普朗克医学研究所、国家肿瘤中心等高水平研究机构。

第二，要不断推动中小企业的发展创新。在德国的创新机制中，中小企业是重要的组成部分，同时也是市场经济中最为活跃的一个主体。一直以来，其都被联邦政府摆在突出重要的位置上。根据 2015 年有关数据显示，在全德国的企业中，单中小企业就占据了 99.7%，为国内提供了超七成的就业岗位。从净产值上看，中小企业的占比就达到了 50%。在健康服务业创新发展中，中小企业同样扮演着举足轻重的角色。慕尼黑生物医药集群共有 350 个生命科学企业，其中 118 家是中小企业，覆盖了医疗和诊断、仪器和试剂、DNA 蛋白质分析、临床前服务、生物信息学等行业，具有很强的研发创新能力和市场竞争力。在政策设计方面，德国着重支持中小企业的创新，出台激励中小企业应用关键技术、支持中小企业融资等措施，推动创新型、初创型企业的发展。另外，联邦政府还实施了各项扶持中小企业成长的计划，如"中小企业专利行动"等，支持生物技术、高端制造领域创新；德国很多银行还专门联合大型企业设立了创新与创业基金，主要是为了帮助中小企业完成创新计划。

第三，支持构建发达的健康服务业人才体系。得益于多层次、精准化的人才培养培训和使用体系，德国健康服务业人才保障完备。以海德堡为例，常住居民仅 15 万人的海德堡，拥有 10 所大学、超过 4 万名高等院校在校生（其中国际学生占比达 20%），常住居民中 35% 是学者（德国平均水平为 10%）。为了营造良好的人才成长环境，海德堡产业园区形成了梯度合理、目标明确的人才培养使用体系，高校学生在校期间就开始有计划地参与医疗科研机构工作，毕业后可根据专业方向选择继续进入技术转移转化机构等从事研究；在取得专业领域从业资质后，可进入企业开展技术应用转化和研发创新。在加强高层次创新人才培养同时，德国也注重应用型人才培养教育。以海德堡应用技术大学为例，定位于培养行业应用型人才，在课程设计、教学形式等方面具有很强的实践属性，能灵活调整以适应就业市场的变化。通过"工学结合""校企结合"、国际联合培养等多样化的形式，为健康服务业集群提供了大量医学工程、药学、经营管理等领域高素质应用型人才。

三、加拿大

加拿大健康服务业的优势产业主要集中于生命科学产业。加拿大的生命科学产业在全球范围内具有较大的市场竞争力，尤其在医疗设备开发等层面取得的成果较为丰硕。结合相关数据了解到，加拿大的药品市场规模已经超过了200亿加元，其中，专利药和仿制药所占据的比重分别为78.6%与21.4%。从制药领域来看，该国所设立的大型制药企业达到了100家以上，而员工规模超过了4万人。据调查，在加拿大投资制药产业的跨国企业包括：强生、GSK等。每年所投入的科研资金和药品出口额分别为：15亿加元和40亿加元；从生物技术领域来看，该国的生物技术公司达到了460多家，员工数量为13000人，每年投入的研发费用和销售总额分别为17亿加元和42亿加元；除此以外，该国的研发中心就有100多个。截止到2006年1月，该国处于研发期的产品就超过了500种。这类产品主要治疗的是癌症等重大疾病。其中，位于临床前阶段、临床研究阶段和已经上市的分别占57%、39%与4%。在加拿大的医疗卫生领域，医疗设备的开发也是非常重要的一个模块。在容量只有60亿加元的市场上，从事项目研发的企业就超过了200家，每年出口额和进口额分别在20亿加元与40亿加元。另外，在医学影像等方面已经取得了卓越的成就。

加拿大健康服务业的发展与创新经验主要包括以下几个方面。

第一，国家创新战略有力推动健康服务业发展。1996年，加拿大联邦政府正式实施了科技发展战略。在这以前，该国从未将科技的创新与发展进行过整合和统一。所以，从这一战略的实施来看，说明加拿大政府已经将科学技术的研发上升到了国家的高度。再者，该项决策还提出了研发工作开展的原则和具体要求；针对组织优化及其监管体系的构建提出了详细的举措。21世纪之后，2002年加拿大联邦政府又出台了"加拿大创新战略2002"。2007—2014年，加拿大政府先后下发了各种有关技术创新的文件或规划。如《把握加拿大的现在：科学、技术和创新继续前行》。截止到今天，该份文件是加拿大实现技术创新的进展性报告，为后来政府创新战略的实施提供了科学的指导。

第二，科学的健康服务业创新政策工具。为推动健康服务业等相关产业领域高水平发展，加拿大工业部推出了"政府创新政策工具"。其中，科技创新活动是由基础研究、应用研究、技术开发、生产、营销五个环节组成的一条"创新链"。特别是在原有的大学、政府实验室等创新主体基础上，支持多样化主体参与，引入加拿大实业发展银行和加拿大出口开发公司，通过大力推动知识型企业的成长，并对风险基金进行合理的布局，以便使其成为加拿大科研创新工作开展的重要支撑和重要支持。在此基础上，加拿大联邦政府还开设了各种新型科研中心，增加了研发项目的投入，主要是为了使创新活动得以正常开展。除此之外，科研项目实施与研发人才培育的重要场所则是大学校园和专业的科研中心，而在整个创新体系中它们还是不可或缺的一部分。一直以来，加拿大各大科研组织对项目的研发经费、研发设备等都存在较大的需求性。在 20 世纪末期，该国的科研基础设施已经十分落后。而为了促使本国创新水平的不断提升，联邦政府决定要统一提供先进的科研设备，并对现有的基础设施进行完善和更新。1997 年，在国家的扶持下加拿大创新基金会正式设立，随后一些大学也获得了近 30 亿加元的科研经费支持。在短短的几年里，该国研究设施的平均水平很快走在了世界前列。

第三，积极鼓励创新成果应用转化。在加拿大联邦政策的创新政策中，具有重要作用的是科技成果的产业化，而这也是该国在推动创新活动开展的过程中所关注的核心内容。同时，加拿大还开发了多个扶持项目，如科研税收优惠计划，其主要是借助优惠的税收政策，为企业推动科技创新而提供重要的相关支持，具体来讲，对于企业的研发项目进行税收减免。关于税收减免幅度所参考的是企业的经营规模，一般来说，获得税收优惠比率大的都是一些小规模的企业。此外，为了加快中小企业的创新步伐，加拿大国家研究委员会还特地制订了工业研究辅助计划，这些方案的实施不仅会激发中小企业的创新动力，而且还能够有效地提升科研成果的转化率，提升企业的经营利润。它的目标是在研发新产品的过程中，若是中小企业存在重大技术难题则会为其提供相应的解决方案。加拿大技术伙伴计划主要帮助的是某领域内计划开展科研创新项目的组织或机构。尽管该国有部分大学或企业也可成为被援助的目标，但是他们只能联合其他机构一起向国家提出申请。与前两者所不同的是，加拿大技术伙伴计划要求企业要拿出部分盈利以回报国家。政府为了弥补该计划中所存在的缺陷和漏洞又拟订了"转化技术计划"。

第三节　对中国健康服务业发展的启示

一、坚持政府引导，加强规划引领

各国健康服务业发展的事实表明，诸多发展策略和创新活动都有政府引导与政策规划的作用。国际经验表明，政府是健康服务业加快发展、形成核心竞争力的关键。美国通过一系列的国家创新战略引领与产业创新政策支持，长期保持在医疗健康技术水平和产业发展程度上的优势，在全球服务领域和市场上均处于领先地位。从第二次世界大战结束以后，德国政府就深刻的意识到科研创新的重要性。所以，在战后经济复苏及其科技开发的阶段，就结合实际状况开展了创新发展的顶层设计，与此同时，还对多元化的创新驱动方案及其战略布局进行了规划，为科研项目的顺利进行提供重要的保障。

由此观之，中国同样应通过国家规划引导与支持，进一步优化健康服务业的发展环境，以便为产业的迅速发展与崛起注入充足动力。尤其是在关乎国家和民众健康的领域，如健康科技创新、医用设备等必须要进行统一的规划和指导，与此同时，还要增强技术、人才和资金的扶持力度，引导社会力量融入国家战略，依托"一带一路"共同构建人类卫生健康共同体，变点状分散发展为点线面结合，推动实现面上带动和高质量发展。

二、突出科技创新，助力产业升级

健康服务业范围广、链条长，虽然具有广阔的市场空间和良好的发展机遇，但产业价值链中高端竞争同样激烈，特别是在传统健康产品制造和新兴健康融合业态领域，面临着来自欧美发达国家和许多新兴经济体强而有力的竞争，以往低效率、低附加值、高能耗的产业发展道路不能适应经济转型升级的现实要求。美国和德国等健康服务业发展的经验表明，要形成持续的健康服务业的全球影响力和竞争力，向健康服务业的价值链中高端迈进，就必须要始终不渝地坚持创新驱动战略，将创新发展作为健康相关产业发展的核心动力和根本举措。美国是全球领先的创新型国家，政府和企业的基础研发投入比重长期位居世界前列，其通过各种战略规划与政策法律等措施极大地促进了高等院校和科研机构、企业的深度合作。为促使德国综合创新水平的不断提升，该国政府所投入的创新要素呈逐年递增的趋势。尤其是科研费用及人才占比的增多，为本国科研创新项目的顺利开展提供了充足的保障。同时也为创新要素、生产要素的充分融合创造了较为有利的条件。德国政府参与设立的创新机构较多，而且还聘请了德国权威的专家在各大地区开展以科研创新为主题的讲座或交流会，这就为创新主体之间实现双向的互动和交流营造了较为有利的环境。因此，中国同样应该以全球化的眼光来准确定位未来健康服务业的发展动态，在此基础上再针对我国的实际国情打造出集医疗和教研于一体的协同创新机制，最终为临床应用转化制度的正常运行而提供较为有利的条件。

三、加快集群发展，增强辐射带动

健康服务业国际竞争的显著特征之一就是以高水平健康服务业集群为载体，

通过充分发挥集聚效应，形成核心增长极，增强健康服务业对关联产业和区域的辐射带动能力。美国纳什维尔健康产业集群、梅奥医学中心、美国德州医学中心和波士顿长木医疗区等及德国柏林生物科技集群、汉堡生命科学集群等，都已经探索形成了集聚发展的有效模式，并且成为两国经济发展和民生改善的重要动力。要有效发挥政府在产业集聚中的引导和监管作用，明确产业定位，合理选择发展方向和重点领域。中国幅员辽阔，自然与生态环境呈现出多样化的特点，但总的来看，各地区之间的经济与社会条件却存在明显的差距。因此，在选择产业集群上必须要充分结合该地的内外部环境，防止出现盲目模仿其他地区发展模式的不良现象。在产业集群建立和发展的过程中，必须要合理利用当地的资源优势，同时还要充分依托关联产业的力量，以便打造一批竞争较强的公共事业组织，促进产业链延伸和上下游整合。同时，要发挥集聚优势，重点引进符合地区发展特点并具有地域优势的大型龙头企业入驻，通过引领产业发展的大企业带动以形成集聚效应，逐步建立有特色、有优势的产业集群。注重产业集群内涵建设，营造有利于产业集聚效应发挥的环境，进一步完善金融服务、人才支持、科技成果转化等软环境服务。

四、优化要素配置，补齐发展短板

美国和德国在健康服务业的发展过程中，都突出了要从市场的实际需求出发，而且还要对行业的运行态势进行准确地把控。特别是对于新技术、新模式等应该加强学习和研究，以便集中优势，使资源得到充分的利用。再者，还要根据行业改革的要求及其最终目的，极力摆脱一些不利因素的限制，在国家优惠政策的扶持下，对相关领域的学科体系进行完善和健全。为了使行业对人才的需求得到切实的满足，还应该在发展高等教育的同时，辅之以职业教育，不仅要着重培育技术型人才，还要发展一批既懂医学知识，又懂科技研发的复合型人才。需要注意的是，要通过面向社会公众特别是少年儿童的教育，增强国家创新文化、培养创新思维方式，西方发达国家的民众大多树立了创新观念，而且他们的受教育水平较高，再加上国内已经构建了较为成熟的创新创业机制，所以我国与之相比还存在很大的差距。因此，中国在科技研发与教育领域的相关改革步伐不能停止，各方面的投入力度也不能降低，相关支持体系的构建同样要进一步加快。唯有通过合理优化的要素资源配置，才能够在产业发展的过程中扬长避短，形成符合自身特点的突出优势。

五、支持开放发展，融入国际分工

2008 年国际金融危机以来，中国经济发展的外部环境逐步趋于复杂。2012—2016 年，全球贸易增速连续 5 年低于 GDP 增速，出口额降幅达到 16%，全球贸易结构性变化趋势显现，以美国、欧盟为代表的发达经济体开启"再工业化"进程，将包括健康制造、健康服务外包等在内的部分领域供应链向本土转移，造成全球价值链链条缩短，原有国际分工格局发生深刻变化。加之中美贸易摩擦与新冠疫情，进一步加剧了国际经济与贸易环境的复杂性和不确定性。这些都对中国健康服务业发展向中高端迈进带来更多不确定性因素。美国和德国等的经验表明，健康服务业发展必须深度融入国际市场，在产业链延伸拓展过程中找准产业发展定位，对标产业分工的中高端环节。因此，要加强对国际健康服务业市场需求、产品和服务结构等信息的跟踪研究，特别注意对"一带一路"沿线主要出口市场的专题分析，及时掌握国际市场动向。发挥行业协会组织作用，推动区域内企业机构加强交流对话，提高相关产业领域参与国际分工能力和水平，在组织形态、产业分工、运营模式、要素配置、信息共享等方面深度融入全球价值链，更好地发挥创新引领与辐射带动作用，提升中国全球健康服务业的地位和话语权，打造人类卫生健康共同体。

第六章　中国健康服务业发展前景与对策建议

健康，不仅是关乎每一个人的切身利益，更是关乎国计民生的重要因素。毫不夸张地说，一个健康良好的国民群体是任何国家实现发展与繁荣的坚固地基。

健康服务业是 21 世纪的新兴医疗体系，通过革新医疗模式而构建的以健康为核心而非以疾病为核心的新型医疗体系，包括先进理念、前沿技术、标准培训认证和管理运营组成的覆盖全产业链、全生命周期的系统性工程。正如 1996 年世界卫生组织提出的 21 世纪的医学是从"疾病医学"向"健康医学"发展；从重治疗向重预防发展；从针对病源的对抗治疗向整体治疗发展；从重视对病灶的改善向重视人体微生态的平衡改善发展；从群体治疗向个性化治疗发展；从生物治疗向身心综合治疗发展；从强调医生作用向重视患者（健康生活方式）作用发展。在医疗服务方面，则是以疾病为中心向以人的健康生命质量为中心发展，以延长生命绝对值向以延长有生产力的健康寿命和青春寿命发展等。归根结底，就是医学服务的重心从"治已病"向"治未病"转移。以人民健康为研究对象与实践目标的健康医学，将是未来医学发展的方向，也是新型经济发展的驱动力。本书以中国健康服务业作为研究对象，依托相关理论，基于发展历史、发展现状与发展成就，在总结中国健康服务业发展所面临的主要问题与重大机遇的基础上，科学分析影响其发展的各种因素，同时结合国外的先进经验。特别是在当前的特殊背景下，尝试提出中国健康服务业未来的发展前景与相关建议。

第一节　中国健康服务业发展前景

一、后疫情时代防控常态化为健康服务业发展带来了新契机

2020 年开年，中国和世界均遭遇了新冠肺炎这一"灰犀牛"事件，世界各

国均面临着这一突发公共卫生事件，并且都在竭尽所能地去应对它。疫情发展至今，最明显地产生了两方面的重大影响，即对人类的生命健康严重威胁和对全球经济的重大打击。当前，经过党中央与全国人民的不懈努力，疫情趋势已经总体趋于平稳。但不可否认的是，无论是中国还是世界，经济社会的发展已经进入了后疫情时代，伴随着疫情防控常态化，健康服务业获得了一个异常宝贵的发展契机。

（一）应对新冠疫情为健康服务业相关产业与技术的升级发展提供了新契机

在抗击新冠疫情的过程中，医疗服务可算得上是重中之重，而这正是当今中国健康服务业的核心产业，也是健康服务业中获得发展最为显著的产业。同时，与此相关的健康服务业分支产业同样得到了宝贵的发展契机。

首先，基于互联网的线上医疗模式得到了快速推广。在疫情期间，由于医疗资源的紧张，加之人群聚集本身的风险，很多人特别是带有一定恐慌情绪的"疑似患者"都选择通过线上诊疗与咨询的方式来获得相关的医疗服务。根据舆情监测软件的分析，从 2020 年 1 月 23 日武汉"封城"开始，武汉以及全国各地区，以远程问诊为代表的线上医疗流量激增。无论是春雨医生、丁香园、阿里健康、京东健康、微医、1 药网、好大夫和平安好医生这些互联网医疗的先行者，还是腾讯微信与新浪微博这些社交巨头，都获得了空前激增的服务需求。在线问诊与咨询普遍集中于判断自身症状是否为新冠病毒引发的肺炎、口罩相关选择和佩戴方式、低热处理方式、孕产妇相关防护等方面。疫情期间，远程问诊主要承担了分流普通患者、减轻恐慌情绪、帮助慢性病患者取药以及对疑似患者进行就诊和隔离引导等任务，为抗击新冠疫情做出了自己的贡献。在此前，如何吸引用户使用和接受线上医疗的服务方式，增加客户对于相关服务的黏性，一直是互联网医疗企业发展所面临的一个重要难题，而新冠疫情则在短时间内改善了这一情况。当然，不可否认的是，随着疫情发展的逐步稳定与疫情防控的常态化，线上问诊的服务量也在逐步降低。但是，同样要看到的是，相当一部分的人接触到了这种服务方式，开始逐步转变传统的就医观念，对互联网医疗的认知度、接受度和认可度都获得了一定提升，线上线下联动的模式不断完善，进一步推动了互联网医疗这一健康服务业新业态的发展。

其次，人工智能与云计算的辅助诊疗为医务工作者赋能。"人工智能＋医疗"和"人工智能＋健康"一直是人工智能领域的重要发展方向，相关的研究成果已经在医疗机构与普通人的日常生活中开始推广应用了，而此次新冠疫情则凸显了其价值，并加速了相关技术的推广应用和升级迭代。在新冠疫情期间，其最主要的代表是 CT 影像诊断和病毒测序检测两项技术。前者主要是为临床专家提供基于 CT 影像的智能化新型冠状病毒性病灶定量分析及疗效评价等服务，其能够在 5 秒内将通常需要人工花费 5—6 小时的工作量完成，而且诊断质量具有很高的稳定性。这项技术能够帮助医护人员快速筛查疑似新冠病例并进行隔离与进一步确诊，从而减少交叉感染的风险，新冠肺炎 AI 诊断系统充分发挥出人工智能在视觉分析方面的强大算力，大大提高了一线医院对患者情况了解的效率，以方便对疑似和确诊病例进行更好的隔离与治疗。后者的作用与前者基本类似，其主要是依靠云计算技术，大幅缩短确诊时间，并能精准检测出病毒的变异情况，其能够有效提升病毒研究和疫苗研发的效率。通过上述相关技术的应用与升级，不仅极大地减轻了医生的负担，又提升了医疗资源的使用效率，在相关服务领域与场景中积累了更多经验，更拓宽了健康服务业的技术领域和发展空间。

然后，运用大数据、人工智能与移动通信等新技术开展科学疫情防控。公共卫生机构与医疗机构，借助大数据、人工智能和移动通信等新技术，精确收集追踪感染者与密切接触者的行踪，通过构建相关算法进行疫情趋势研判，开展流行病学调查，在最短时间内定位每一个感染者并穷尽式地追踪密切接触者，及时进行隔离与治疗。以移动智能设备和社交软件为载体，建立经公民个人授权，推广个人"健康码"及"通信大数据行程卡"作为出行、复工复产复学、日常生活及出入公共场所的凭证，根据查询结果进行管控通行和分类处置，实现分区分级的精准识别、精准施策和精准防控。这些都是健康服务业在疫情防控过程中所推广使用的新技术和新措施，不仅拓展了相关技术应用的场景与边界，更直接推动了中国健康服务业的发展。

最后，中西医结合形成了"中国特色"的抗疫新方案。中西医结合、中西药并用，是这次疫情防控的一大特点，也是中医药传承精华、守正创新的生动实践。通过中国传统医学精华与现代科学技术所诞生的"三药三方"，在抗击疫情中发挥了重要作用。相关统计指出，全国新冠肺炎确诊病例中，有 74187 人使用了中医药（占 91.5%），其中湖北省有 61449 人使用了中医药（占 90.6%），中医药总有效率达 90% 以上。在全国 10 个省（除湖北省以外）66 个定点医疗机构纳入的 1263 名确诊患者中，治愈出院 1214 例，占 96.12%。57 例重症患者采用中西医结合治疗，服用清肺排毒汤，其中 42 例治愈出院，占到了 73.7%，无一例转为危重症型。

（二）疫情防控常态化为健康服务业的长期发展创造了良好前景与持续优势

新冠疫情的发展趋势得到有效控制，应对新冠病毒的疫苗也适时地研发成功并投入使用。但是，由新冠疫情所带来的一些改变，则将会对经济与社会发展产生重要影响，对健康服务业同样不例外。

一方面，新冠疫情加快了人与信息融合的脚步，即人的数字化。由于新冠疫情的原因，为了便于进行疫情防控同时有序复工复产，线上线下的交互在增加，个人的信息化与数字化趋势加快。其中，最明显的就是"健康码"的推广与使用。它既是个人的专属电子通行证，还是标记个人行动路线以便进行疫情传播线路追溯的电子行程图。通过手机这一智能移动通信设备，"健康码"不仅能够有效地记录和提取各人的健康数据，还使这些数据从静态变成了动态。在疫情防控中，它整合了人们自己上报的信息、公安的数据库、疾控中心的数据库、社区的电子通行证等，最终通过算法平台的计算，形成了一个能实时更新的动态数据。人和信息之间的时间和空间距离都大幅度缩短了，人的数字化进程大大加快了。而这种趋势，无疑使个人的健康信息及数据的获得与分析变得更加便利了，良好的信息化与数字化环境对于健康服务业的发展是一个非常好的助力。

另一方面，新冠疫情创造了一些长期存在的新需求，如疫苗的研发与生产。就当前的疫情发展来看，疫情的全面暴发已被控制，但新冠病毒很可能会长期存在。通过对新千年以来病毒暴发历史的回顾与研究，越来越多的流行病学家认为，人类可能已经进入了一个危险的、新的流行病纪元。在过去的 20 年时间里，人类社会已经有 6 次比较严重的病毒暴发，包括 SARS、MERS 和埃博拉病毒等，这些病毒的传播和暴发的频率已经打破了人类过去的历史纪录。这背后的原因主要有两个：一个是因为人类活动在不断侵蚀生态边界，这让人类社会有更多跟动物病毒"亲密接触"的机会。可以说，不是病毒主动攻击了人类，而是人类闯入了病毒的世界。另一个原因是，全球的城市化水平在稳步提升，加之全球的运输网络越来越发达，所以病毒的快速传播变得格外容易。这两个原因都让人类当中暴发大规模流行病的概率提高了。这样一个现实就意味着，无论是疫苗的研发还是生产，都必须要做好长期打算，相关的研发与产能的投入，都不仅仅是为了服务于当前的新冠疫情，同时也是为了未来可能出现的其他流行性疾病做储备，而我们也确实需要这样的"战略"储备，因为我们要打的不是一场歼灭战，而是持久战。而最终，新冠病毒可能会像流感病毒一样，变得致命性减低且长期与人类共存。而所有的这些相关投入，都会成为健康服务业发展的坚实基础与长远优势。

（三）后疫情时代再次加深了国民对于健康的理解与重视

可能近一年来，每个人在疫情的影响下，都开始重新思考健康对于自己的意义。而且，在后疫情时代，越来越多的人真的愿意重视、维持和改善自身的健康状态，并主动增加相关的投入，而这正是健康服务业能够存在与发展的最根本的需求。在疫情期间，流行着这样一句话，而事实也验证了这句话，即世界上其实只有一种疾病，就是免疫能力低下。当你免疫能力低下的时候，有什么病毒你就会感染什么病毒。一旦感染，你就会进入最严重的状态，很容易趋近于死亡。反过来，如果你的免疫能力强，第一，自己不容易被感染；第二，感染了也不会朝重症方向发展；第三，即便朝重症方向发展，死亡的可能性也远远低于其他患者。现代医学证明，人体的免疫能力很难通过药物等手段在短时间内获得提升，即使可以其效果也相对有限。提高免疫能力是一个长期的过程，其与每个人平时的行为习惯与生活方式密切相关，相关研究表明，良好健康的生活方式是提高人体免疫能力的重要因素，也是成本最低且最为有效的一种手段。而对于个人健康的管理、促进与维护，同样是健康服务业的重要目的。而且，新冠疫情也使得国民对于医务工作者的重要性有了更为深刻的体会，对于这一职业的接受与认同程度也骤然提升，并感受到了相关人员的艰辛与数量上的不足。这既有利于更多人选择从事医疗相关职业，也会使国家与社会更加重视改善和提升相关工作者的待遇水平。国民对于健康重视程度的加深，以及对于相关工作者接受与认可水平的提升，势必会进一步激发其对于健康服务业的潜在需求，这将会直接推动相关的技术创新、产品研发、服务升级和人才培养，从而带动健康服务业的发展升级。

二、新基建与双循环格局为健康服务业发展带来了新机遇

正是由于突如其来的新冠肺炎疫情造成了前所未有的重大影响，自 2020 年开年以来，中国采取了一系列的果断措施以应对新冠疫情。与此同时，中国政府还通过推行一系列的新政策与新措施，在疫情防控的同时，积极推动复工复产，加快经济的恢复。新基建与双循环格局正是在这样的大背景下提出的，它们同样为健康服务业的发展带来了全新机遇。

（一）新基建为健康服务业的发展赋能

"新基建"一词最先在 2018 年的中央经济工作会议中出现，在 2020 年的政府工作报告中被再次提及，并明确指出其具有既促消费惠民生又调结构增后劲的特点。之后，国家发改委进一步明确界定了新基建的具体范围：新基建是以新发展理念为引领，以技术创新为驱动，以信息网络为基础，面向高质量发展需要，提供数字转型、智能升级、融合创新等服务的基础设施体系。具体包括信息基础设施、融合基础设施、创新基础设施等三个方面。而新基建的"新"，就在于每一种基建，都有可能在最新的技术赋能之下，找到新的模式、发挥出更大

的网络效应。同理，新基建将为健康服务业的发展赋能，使其获得全新的发展机遇。

一方面，新基建为健康服务业的发展提供了坚实基础与技术支撑。正如前文所述，在应对新冠肺炎疫情的过程中，很多健康服务业的最新技术与服务得以推广和升级，而在这些技术的背后，都需要新基建的配合与支持。例如，在疫情暴发初期，对于病毒的基因检测是研制药物与疫苗研发的重要基础，而人工智能在此过程中发挥着重要作用，它不仅能够显著加快基因测序的速度并提高准确性，还能够快速筛选相关药物并给出疫苗研发的参考数据，同时经由大数据与云计算来加快研发进程。同时，为了进一步实现信息共享，加快不同地区、不同等级医疗机构之间的信息交流，并充分保障沟通的及时性与稳定性，远程医疗服务的使用与推广必不可少，而它的一个重要基础即是以 5G 为代表的现代通信技术。类似的，在防疫的过程中，政府通过和相关企业展开合作，采用了定位服务、大数据分析、机器人技术等，其背后所依托的同样是以智能化技术为代表的自动化体系。可以说，众多的健康服务业相关技术的背后，都会涉及新基建的相关项目。而一旦新基建的持续投入增加和技术迭代加快，势必会与健康服务业进行充分的联动与融合，由此产生的技术溢出效应是难以估量的。而且，新基建还会显著促进第二产业的技术升级与产业融合，这同样有利于为健康服务业提供坚实的产业基础。由于新基建的大量建设与普及，将会加快推动智能化与信息化的普及覆盖，通过远程及时的信息交流与沟通机制的构建，伴随着远程医疗与线上医疗等技术服务的推广，能够有效应对区域间医疗资源不均衡的问题，补齐卫生健康领域存在的短板与不足。

另一方面，新基建为健康服务业的发展创造了良好的发展环境。首先，新基建加快了数字化与智能化进程。诚如前文所述，受新冠疫情的影响，人的数字化进程明显加快了。同样的道理，在加大对于新基建投入力度的大背景下，由国家、社会、企业乃至个人的数字化与智能化进程都在加快。为了快速有效地应对疫情，国家需要最大限度地统筹协调各方面的资源，其沟通的跨度范围与跨部门间的复杂协作都是前所未有的，加之疫情对于人员出行和聚集方面所造成的限制，就促使远程办公与协作形式得以快速普及。依托于新基建的支持，信息的交互传递更加快捷便利，沟通协调的边界被进一步突破，更高效且大范围的灵活协作成为可能。同时，依托大数据与现代通信技术，借助智能移动通信设备，疫情期间的社会治理正在呈现出精细化的特点。由于新基建的协助与赋能，社区工作人员的管理能力得以倍增，工作压力得以缓解。企业对于数字化与智能化的需求更为迫切，无论是生产型还是服务型企业，都在供应链、仓储物流、客户管理、资源统筹与风险控制等方面有着切实需求，而这些需求都与新基建密切相关。而人的数字化与智能化趋势则与上文相同。其次，新基建显著降低了各要素之间的流动成本。在当前的数字化与信息化时代，各种要素的流动与结合更加频繁而复杂，降低相应的流动成本并提高各种要素的利用效率，是产业升级与经济发展的重要挑战。而新基建则能够有效贯穿产业发展的各要素，实现更为高效的资源交互流动。最后，新基建有效助推新技术、新模式、新业态发展。新基建的建设普及，还会促进产业之间、技术之间、场景之间的交互融合，新的服务模式、新的消费方式以及新的组织形式等都存在着众多的可能性，无论是传统产业还是新兴行业，都有可能在新基建的加持与赋能下获得新的生机。而作为现代服务业的重要代表，健康服务业势必会在新基建快速建设的大环境中，获得更为良好的发展机遇和发展条件，迎来产业升级与发展的新阶段。

（二）双循环格局为健康服务业的发展开辟了新格局

在中美贸易摩擦加剧、贸易保护主义抬头、逆全球化暗流涌动以及新冠肺炎疫情所导致的全球经济增长乏力的大背景下，为有效应对日趋复杂且充满不确定性的外部环境，习近平总书记指出：逐步形成以国内大循环为主体、国内国际双循环相互促进的新发展格局。这不仅是中国在面对外部复杂环境变化与内部改革发展需要所做出的主动调整，还为中国经济发展规划了崭新的发展思路，也给健康服务业的发展开辟了新格局。

一方面，国内大循环为主体，扩大内需是重点。当前，经过多年的发展，中国的比较优势正在发生转变。改革开放初期以人口数量优势为基础的近乎无限供给的廉价劳动力优势正在逐步减弱，代之以复杂完整的供应链、产业链与价值链体系、大量优质工程师与技术人员群体和超大规模的消费市场。这就使得中国的内需潜力不断放大，对外贸易依存度在逐步降低。而进一步刺激和释放国内市场的潜在需求，既需要继续加大以新型基础设施建设，新型城镇化建设，交通、水利等重大工程建设即"两新一重"为重点的投资，也要更进一步满足国民的消费需求，促进国民消费水平的提升。党的十九大报告明确指出：我国社会主要矛盾已经转化为人民日益增长的美好生活需要和不平衡不充分的发展之间的矛盾。正如前文所述，中国当前有近4亿的中等收入群体，国民整体水平的提升和消费观念的转变，使得政府与企业有必要重新审视与深入理解国民的消费趋势的变化。就健康服务业而言，伴随着经济的发展、国民收入水平的提高与全面建成小康社会步伐的加快，国民对于健康的需求水平正在不断提升，对于健康需求的层次同样在持续上升且呈现出多样化的趋势。就目前来看，国民既有"求医问药、防病治病、救死扶伤"的基本医疗卫生需求，又有"缓解病痛、保健养生、延缓衰老、亚健康恢复、慢性病康复"的中高级医疗养生增健需求，还有"少生病、晚生病、不生病、无重大疾病、纤体美容、延年益寿"等更高层次的健康美丽长寿的需求。总而言之，国民对于健康需求水平与需求层次的提升，正是其对于美好生活需要的客观体现。对于国民消费需求转变的理解与把握，不仅是每一个产业升级发展的重点，也是扩大内需的基础所在。

另一方面，国内国际双循环形成相互促进的良好格局。需要强调的是，国内大循环为主体绝不是要与国际市场脱钩或隔离，反而要进一步实现彼此间的交互循环。改革开放以来，伴随着国民受教育水平的提升，中国培养积淀了一群相对低价而高效的工程师群体，当他们与中国庞大、复杂且完整的工业体系相结合后，构建起了当今世界独一无二的、超大规模的供应链网络。而这一供应链网络在发展、扩张与变革的过程中，在客观上就推动着产业结构的优化升级。一方面，劳动力数量与质量间的变化，使得中国的制造业优势正在实现由劳动密集型产业向人力资本密集型产业的转化，而新型工业化进程也在不断催生着人力资本密集型服务业与高端服务业的发展，而这些产业对劳动力质量的要求远高于数量。在转型的过程中，很多产业的生产、装配与组装环节开始逐步向南亚、非洲以及东南亚等劳动力相对低廉的区域转移，众多的企业开始迁出中国。表面上看，这是典型的产业转移。但通过产业链与价值链的角度观察，这实际上非但不是所谓的产业转移或外流，而是整个产业链与价值链的延伸和扩张。通过对低端生产制造环节的转移，把握中端半成品的制造优势，加快对于高端制造技术工艺的掌握，中国的产业链与价值链正在向高质量发展转型升级。形成以动态比较优势理论为指导，以国内价值链为依托，以现代化产业集群为载体，以"互联网+"数字经济为契机，以"一带一路"建设为纽带的协同推进机制。无论是经济体量还是市场规模，以及整个独一无二的完整的工业体系和超大规模的供应链网络，都意味着中国必须充分与世界市场进行对接和互动，才能够最大限度地发挥自身规模与效率并行的优势，巩固中国在世界贸易中的枢纽地位。而在此过程中，自然会有利于促进健康服务业的发展。

（三）新基建作为双循环格局的枢纽为健康服务业提供了新动能

一方面，新基建有利于对内带动投资与消费的优化升级。就投资而言，在短期内，新基建的建设投入创造了众多的投资需求，这将会直接拉动相关投资的增长，并进一步刺激和吸引社会资本参与其中。相较于传统基建项目，新基建既能够避免大量的重复建设，避免对投资的"挤出效应"，还能够与传统基建形成互补与融合，基于最新技术的赋能产生出新的发展与应用模式，发挥出更大的网络效应。而从长期来看，它将为经济增长与高质量发展提供坚实良好的基础。通过对投资的拉动，不仅将会带动传统产业的优化升级，还会进一步刺激新兴战略产业的发展，增强科技创新所产生的"溢出效应"，使产业间融合与联动更加充分。这势必将惠及包括健康服务业在内的众多产业，推动中国经济实现高质量发展。就消费而言，新基建在通过最新技术的使用为现有的消费方式与产品服务进行融合和赋能，进一步打通生产、流通与消费的各个环节，提升生产效率、降低流通成本并改善消费体验，不断消除与打破在时间与空间上的种种障碍和限制，借助新冠疫情带来的数字化趋势加速的优势，强化"线上线下"的联通互动，实现消费升级与消费下沉的并行，不断地刺激与释放国内市场的潜在需求和消费潜力。通过持续地扩大内需，为包括健康服务业在内的产业发展提供稳定动力。同时，新基建与中国大规模的完整工业体系的结合，将会有利促进供给侧的数字化转型升级，并与疫情影响所加快的国民生活数字化转型趋势相联动。首先，"自上而下"，通过攻克关键核心技术，纾解外部高新技术的"卡脖子"风险，对内带动产业链的整体升级。其次，"自下而上"，以数字技术赋能传统产业，培育数字经济产业的土壤，创造新的内生增长点。由此，中国有望孕育出新一代生产方式——数字化生产，同时具有大规模生产、创新力和精细化的三重优势。强大的自主创新能力与稳定的生产制造能力，将会为全产业链、供应链与价值链赋能，不仅会成为包括健康服务业在内的全产业升级发展的主要基础，更是未来中国经济实现高质量发展的强大动能。

另一方面，新基建有利于对外推动出口发展的新局面。基于中国完整的工业体系和超大规模的供应链网络，以及未来有望形成的"数字化生产"新模式，中国的生产与制造能力将会进一步实现转型升级。辅之以前文所述的产业链与价值链的延伸扩张，中国对于世界市场的参与度和竞争力都将会显著提升。伴随着中低端生产制造环节与相关企业的转型和外迁，中国在全球产业链与价值链的位置将由中低端逐步向中高端迈进，从而在高质量发展的前提下更加积极主动地融入全球化进程。由于新基建带动了投资与消费的优化升级，这使其同样助推了中国供需体系的转型升级。当中国的内外双循环发展格局与中国在世界经贸秩序中的"双循环"枢纽机构相结合时，通过缔结内外循环的多元纽带与关键枢纽，中国庞大的国内市场与大规模的生产能力将会对区域乃至世界的产业格局产生重大影响。伴随着外部投资与消费的关注和青睐，三次产业将会获得稳定的创新与发展动能，中国的开放水平与出口规模都将会获得提升，中国将会促进全球产业链、供应链与价值链的转型升级，创造国际分工合作的新渠道与新模式，从而助推世界经济的稳定发展。在不断吸收外来先进经验的同时，中国的健康服务业也有将会进一步走向世界。

三、人口老龄化为健康服务业发展带来了新红利

人口老龄化将是一个长期的必然趋势，且中国将会拥有全球最大的老年人群体。其对于中国的产业升级与人口红利都会产生重要的影响，在挑战中同样孕育着全新的机遇和红利，这非常有利于健康服务业的发展。

（一）人口老龄化正在倒逼中国的产业结构进一步优化升级

人口老龄化在减少劳动人口与提高劳动力成本的同时，也在增加国民整体的人均预期寿命。这就意味着，劳动力平均的受教育时间能够进一步增加，即意味着人力资本的增加与劳动力整体质量的提升。根据相关数据预测，中国劳动年龄人口的平均受教育年限，将在 2035 年达到 12 年的水平。这会"倒逼"企业更多地以技术创新和资本投入来提升市场竞争力，实现整个社会的工业体系从"劳动追逐资本"到"资本追逐劳动"的转变。而且，这还将会使得人力资本投资回报率相较物质资本投资回报率高，同样会促进人力资本的积累，这也要得益于大学扩招政策与国家相关战略规划。鉴于此，人口老龄化引致人力资本积累，进而优化劳动力市场的人力资源配置水平，为低端制造业向中高端制造业转型升级提供智力支撑。与此同时，从人口红利的角度来看，传统的以数量为主的人口红利确实在不断消失，但其同时也诞生出了一批高水平、高素养的劳动力，特别是工程师群体以及一批拥有一定消费能力、乐于接受改变并拥抱创新的消费者群体，可以说，他们从供给侧和需求侧共同推动着中国的产业结构不断在优化升级，毫不夸张地说，这就是新时代在高质量发展背景下，中国所拥有的新人口红利。人力资本特别是健康人力资本的提升，以及具有更强消费能力和新的消费观念的消费者群体，从供给和需求两个层面促进了中国健康服务业的优化升级。

（二）人口老龄化直接促进了健康养老服务产业的发展

以老年人群体作为主要服务对象的健康养老服务产业，正在伴随着人口老龄化水平的提升、老年人数量的上升与老年群体消费能力的增强而快速发展。收入水平的提升、人均寿命的延长和各种保障制度的完善，都从各方面为老年人群体解除了很多后顾之忧，使得他们的实际消费能力获得了提升。而且，由于技术进步与消费观念的改变，老年人群体的消费需求结构已经在悄然发生变化，他们对于美好生活的向往也在不断显现。老年人越来越追求物质生活的好品质、精神生活的高品位、社会生活的深参与，其服务需求从简单生活照料需求向多层次、多

样性、个性化需求转变，文化、娱乐、健康、养老等需求不断激发，对服务消费增长起到积极的推动作用。老年人服务机构与公益组织的数据显示，现在的老年人非常乐于学习新鲜事物，他们同样渴望了解与使用最新的技术和服务，包括智能手机的使用、制作电子相册与进行网购等都是他们所热衷的学习内容。同时，各大电商平台的数据也表明，高龄消费者近年来对于服装、美妆与电子产品的消费总量一直呈现上升的趋势。相关研究表明，老年人基本生活市场规模为 2.23 万亿元，其中老年食品市场规模最大（1.8 万亿元），占 2018 年食品工业规模以上工业企业主营业务收入（8.09 万亿元）的比重为 22.24%。老年医疗服务市场、老年医药市场分别为 1.15 万亿元与 3085 亿元。此外，老年人家政服务市场和保健品市场规模分别为 1258 亿元和 1072 亿元。可以说，健康养老服务产业的潜力仍在释放，其规模与影响依旧在增加，它将会成为保障老年人生活的核心产业与推动经济发展的重要动力。作为健康服务业的重要组成部分，健康养老服务产业的发展有利于推动健康服务业的整体发展与优化。

（三）人口老龄化激活了新的人口资源与潜在优势

中国在人口老龄化的过程中也积累孕育了新的人口红利。就当前来看，中国在人口上依然拥有着独特的优势与潜能，如果能够充分地利用好这些资源，将会有利于促进整个健康服务业的发展。

首先，传统的劳动力价格优势正转变为新的人口红利形式。诚如前文所述，由于劳动力成本的上升，传统的基于廉价劳动力的人口红利已经基本消失。但是，伴随着人口素质与收入水平的提升，新的人口红利正以新的形式得以体现。第一，中国拥有着独一无二的工程师红利。由于中国的教育观念与文化传统，使得中国有着世界上规模最为庞大的工程师群体，他们赋予了中国制造业独一无二的应用创新能力与创意落地能力，他们也是中国兼具规模与效率的供应链网络的重要支柱，这是当前任何国家都不具备的优势。第二，中国拥有着最为庞大的消费者红利。伴随着生活水平的提高与信息时代的到来，中国拥有着世界上最大最多元的消费者群体，他们对应着多元细分的市场与个性纷繁的需求，他们勇于尝试并接受一切新兴技术与产品，他们愿意与企业分享体验并反馈建议，他们愿意为了美好生活来进行消费，他们为几乎各种技术创新与产业发展提供了沃土。最后，中国拥有着显著的人才红利。由于国家对教育持续投入的增加、人均预期寿命的延长以及国民收入水平的提升，中国的人均受教育年限在不断增加，人均受教育水平也在逐年提升，即很快中国大部分的劳动力都将是接受过高等教育的高素质人才，他们不仅会成为产业发展与产业升级的主力军，还可能会逐步产生外溢，对经济发展产生重要的推动作用。通过完善教育体系，保障劳动力合理流动，有效整合上述三种新的人口红利，有利于应对人口老龄化并推动产业发展。而新的人口红利将为健康服务业的发展提供稳定的人力资本供给和庞大且多样化的消费需求。

其次，老年人群体将会成为诸多新兴产业和新兴市场的潜在用户与直接推动者。即使在今天，伴随着收入水平的提升与生活观念的转变，老年人群体的消费能力与消费意愿也在与日俱增，而未来老年人群体的消费欲望将会更加强烈。由此，势必将会带动包括银发产业、健康产业与医疗产业在内的众多产业快速发展，而与此相关的配套产业与新兴产业同样会获得发展的重要机遇。重点在于，企业能否认真研究老年人的客观需求，能否提供多元化与个性化的产品和服务，能否将老年人视为平等重要的用户群体与服务对象。而政府的重点工作则是既要继续构建与完善老年保障体系，进一步解除老年人消费的后顾之忧，也要逐步加强与完善相关产业标准和监管机制，不断减少老年人消费的潜在顾虑。通过政府搭建市场化的平台与渠道，保障老年人的需求与企业的供给相对接，最大限度地激活他们的消费动力与潜在购买力，从而通过产业发展的方式来应对人口老龄化，进而使人口老龄化成为产业与经济发展的新动能，为新时代健康服务业的发展提供稳定的推动力。

最后，老年人群体本身就是一种潜在的优质劳动力。不可否认，在体力、脑力与创造力方面，老年人群体确实存在着不足。但是，老年人群体也有着自身的优势，他们老成持重，对于突发状况能够随机应变与波澜不惊；他们经验丰富，更加善于发现关键要点与解决复杂问题。他们往往有着更宏大的格局、更广博的视野与更细微的洞察，对于问题的处理与行动的执行更加细致周全。特别是一些生命周期长且年资溢价高的职业，例如教育、医疗、科研等，高龄工作者所积累的经验与技能可谓是无价之宝，如果能使其与年轻工作者形成积极的交流互动、搭配合作、取长补短，则能够有效提升企业与机构的工作效率。所以，重点是企事业单位能否制定更加平等、开放、多元与灵活的工作和退休制度，能否通过增加工作时间的弹性、工作环境的舒适性与工作内容的灵活性等方式，来营造一个能够有效吸纳包容不同年龄工作者，并为其赋能增效的工作氛围与总体环境。通过促进老年人群体"发挥余热"，使其具备消费者与生产者的多重属性，将其自身优势纳入健康服务业的发展进程中。

第二节 中国健康服务业发展对策建议

一、完善健康保险体系

改革开放以来，我国经济持续健康发展，为健康保险奠定了良好的发展基础。2015 年我国人均 GDP 已超过 7900 美元。按照国际经验，当国家人均 GDP 进入 3000—10000 美元的区间后，保险业进入快速发展时期，特别是与居民生活质量密切相关的健康保险将呈现加速发展态势，成为继财险、寿险之后保险业新的增长点。健康保险作为医疗健康服务的重要付费方，具有服务链条长、涉及领域广等特点，能够有效拉动健康管理、医疗卫生、制药和医疗器械等上下游健康产业发展，形成"大健康"产业集群，为经济发展和社会进步注入新的动力。随着我国城镇化、人口老龄化的加速以及国民疾病谱的变化，民众个性化和多元化需求将进一步得到激发，医疗、疾病、失能等健康保险和健康管理服务面临着良好机遇。

（一）加强基本医疗保险体系建设

随着医疗体制改革的不断深入，我国基本医疗保险体系日趋完善，基本医疗保险体系包括城镇职工基本医疗保险、城镇居民基本医疗保险、新型农村合作医疗，以及城乡医疗救助体系（包括城市医疗救助和农村医疗救助制度）。城乡医疗救助体系以实行大病统筹为主起步，分别从制度上覆盖城镇就业人口、城镇非就业人口和农村居民。基本医疗保险以低水平、广覆盖、保基本、多层次、可持续、社会化服务为基本原则，主要通过建立国家、雇主、家庭和个人责任明确、合理分担的多渠道筹资机制，实行基本医疗保障基金和个人共同分担的医疗费用共付机制，实现社会互助共济，满足城乡居民的基本医疗保障需求。在这方面，一是要进一步提高保障范围，实行基本医疗的"全覆盖"。二是提高保障水平，增加保障比例，减轻国民看病贵的问题。三是推进城乡、区域、行业之间的平衡发展。

（二）加强商业保险的规范性发展

商业保险作为健康保险体系的重要组成部分，在健康保险中发挥了重要的作用。加强商业保险的规范性发展，一是扩大业务范围。要与基本医保无缝对接，积极提供医疗保险、疾病保险、失能收入损失保险、护理保险以及相关的医疗意外保险、医疗责任保险等服务。二是扩大商业健康保险服务供给，满足客户非基本多样化的健康保障需求。针对高端客户，提供个性化、差异化、更具人性化的高品质服务，体现尊贵和尊重的价值；针对大众客户，提供标准化的优质服务，体现服务的价值。三是要突出重点，深耕政府委托业务、商业健康险业务和健康管理业务三大业务领域，加快多层次医疗保障体系建设。依托三大板块，将政府委托业务作为基础性业务板块做优做大，将商业健康保险作为核心业务板块大力发展，将健康管理作为战略性业务板块加快落实。将健康保险放在完善医保体系和促进健康产业发展的大格局中通盘筹划，健康保险作为保险业的一个重要分支，将在健康管理、医疗保障、社会就业、优化产业结构等多个方面发挥重要作用。

为了进一步推动商业医疗保险的发展，至少可以从两方面考虑：一是合理划分社会医疗保险和商业医疗保险的范围，补充医疗保险交由商业医疗保险经营。为此，应用法律的形式界定社会保险的经营范围。二是进一步完善和落实扶持商业医疗保险发展的政策。借鉴美国等国外的经验，进一步完善与落实税收优惠政策。比如补充医疗保险费在一定额度内（工资总额的 4%）予以税前列支；对经营补充医疗保险的公司，保费收入减免营业税；对个人缴纳的医疗保险费部分不征收个人所得税等等。

（三）充分发挥保险行业在健康产业的作用

从美国健康产业发展的历程来看，保险业不仅作为医疗费用的主要支付方，同时积极提供预防保健和慢性病管理服务，特别是通过健康保险业务加强对医疗服务成本的控制和管理。政府高度重视发挥社会保险和商业保险的协同效应，将政府和市场"两手并用"，加快构建多层次医疗保障体系。我国应借鉴美国健康保险业的发展经验，加快健康保险的多元发展，为国民提供丰富的商业健康保险产品，积极引导保险业扩大在健康管理领域中的布局，提高商业健康保险的赔付和在医疗保健方面的占比额，尽快解决健康服务支付的"瓶颈"问题，尽快解决政府在医疗保险中的"大包大揽"与保障不到位的问题。发挥健康保险在完善医疗保障体系建设中的作用，建立以健康保险为核心的健康产业发展模式。

通过商业健康保险推动健康服务业的产业链、服务链整合。商业健康保险不仅是推动健康服务业发展的重要动力，同样还是推动健康产业链整合的核心之一，具有其他健康服务业细分产业所不具备的优势。保险资金具有稳定性、长期性与大体量的特点，同时保险公司自身具有很强的借助各种方式实现控费的天然动力，而且，鉴于当前中国的基本医疗保险制度尚未将非基本医疗服务纳入保障范围内，这意味着很大一部分的健康服务需要由商业健康保险来面向个人提供相应的保障服务。因此，健康保险公司不仅能够成为各种健康服务的资金提供者或服务使用者，还是健康服务业各种细分行业天然的平台与载体，其便于与医疗机构、健康管理与促进企业、健康产品厂商等上下游之间形成完整的产业链和运营体系，从而推动健康服务业的产业链整合、供应链完善和价值链提升。目前，已经有多家保险公司，通过自行研发健康产品、与智能可穿戴设备制造商以及与第三方医疗健康平台等多种方式展开合作。商业健康保险的发展不仅能够满足用户多元化与个性化的健康需求，改善和提升其健康状况，还有利于缓解基本医疗保险的基金压力。健康保险公司通过直接参与医院建设或合作协议等多种方式，和医疗机构之间形成利益共同体，在拓展自身业务范围和贯通产业链的基础上，参与对医疗机构费用的管控，避免其利用专业优势实现医疗费用的过快增加。与此同时，基于大量的个人健康历史数据，健康保险公司帮助参保者有效管理自身健康，在满足其健康教育、健康体检、疾病筛查、健康风险预警与健康生活方式指导等非基本医疗服务需求的同时，为患者提供最合适的就诊方案，限制不必要、不合理的医疗需求，并通过预付制等支付方式激励医疗服务机构自我控制成本，从而实现在促进国民健康素质提升的同时，有效避免不必要的医疗费用支出，并实现产业经济效益，带动相关健康产业发展。目前，中国的健康保险进行产业链整合的趋势已较为明显，具体的实践案例包括平安保险入驻慈利健康管理机构、鼎辉投资基金注资慈铭体检、美国中经合集团投资美兆集团等。基于商业健康保险对于健康服务业的整合，能够进一步实现在需求侧的产业模式和服务模式创新，从而有效促进整个产业结构的优化升级。

总之，保险业进入健康领域是我国健康产业发展的必然选择，健全保险服务体系，将极大地推动我国健康产业的发展。

二、推动健康科技创新和信息技术应用

科技发展的日新月异成为健康产业在世界范围内发展的关键力量，突破性的科技创新不仅极大地减少了健康产品与服务的经济成本，同时还改善了产业发展模式、服务质量和产业效率，提升了产业竞争力和经济承担能力。同时，健康产业的出现也为科技发展开拓出了一个新的发展方向和巨大的市场空间，二者相互促进、共同发展。前文已经叙述，发达国家极为重视健康产业的高端科技创新，在研发上的投入十分巨大，世界五百强的医药企业在创新研发上的投入占其销售总额的10%—15%，美国排世界前50名的18家药企的研发支出占收入比重均值达到20.72%。科技的领先优势极大地促进了发达国家的健康产业发展。

（一）重视高端医学科技创新

结合我国健康产业现阶段的发展需求，尤其应该重视高端医学科技创新，以科技创新改造传统健康产业。首先要加快生物医药产业园区的建设。创建国家级生物医药产业基地，打造具有国际竞争力的医学研究创新中心，加大医药和保健产品的基础性与前瞻性研究力度。培育一批高新技术企业，推进制造业和服务业双转型、双营利。引导各种风险投资和社会资本向医学科技领域聚集，促进科研院所、医疗机构和企业等创新主体高效协同，实现企业、消费者、政府三方共赢局面。提升我国医疗技术国际竞争力和市场占有率，打破国外品牌垄断。启动医学高端科技项目和重大工程，对生物制药、新型疫苗、基因检测、预防医学、干细胞与再生医学等前沿医学技术进行深入研究，进一步加强智慧医疗、精准医学、慢性病预防控制等关键技术突破，实现高端医疗器械制造、创新药物开发国产化，全面深化药品产业供给侧改革，对药品生产过程严格把控，建立覆盖生产、流通的全过程信息追溯体系。同时，实施中医药传承创新工程，使中医药在高新技术的帮助下实现现代化生产，打造具有中国特色的标准和品牌，显著增强重大疾病防治和健康产业发展的科技支撑能力。

其次，将科技与医疗、养老服务体系相融合，全面建立远程医疗会诊应用，推广智慧医疗便民服务，健康医疗大数据技术开发，组建全国医学、保健养生专家团队，面向基层、偏远和欠发达地区的基层医院、乡镇院所提供远程医疗、远程监护、远程教育和远程信息共享等远程医疗服务帮助，为异地求医提供方便，有效提高偏远地区的医疗服务能力，提高疑难急症的救治水平。推动我国远程医疗体系建设，逐步推进医学创新对健康产业的成果转化率和增长贡献率。

（二）推进健康医疗大数据建设与应用

随着信息技术、社会生活的交汇融合以及移动互联网的广泛普及，大数据已经渗透到当今社会每一个领域，并呈现井喷增长、海量集聚的特点，成为当今重要的生产因素。健康医疗大数据建设是国家大数据建设的重要组成部分，健康医疗大数据泛指与健康和生命有关的所有数据，指人从出生、婴幼儿保健、疫苗注射、入学体检、工作体检、就诊、住院、饮食、运动、睡眠死亡等一系列生命过程所产生的数据，主要分为因生活过程所产生的非临床数据和就医所产生的临床数据。大数据是高科技时代的产物，是 21 世纪最为珍贵的财富。健康医疗大数据通过对患者就诊、临床研究、可穿戴智能设备等途径对信息进行采集，随着新一代人工智能技术的研发应用，将成为医疗决策的重要依据，引导健康产业向集约管理、分散经营、贴身服务、产业联合、规模化发展的方向运行。

作为国家重要的基础性战略资源，我国应把建设和完善全国健康医疗数据资源体系作为重要的基础性工作抓实抓好。在技术研发、数据共享、安全保护等方面进行前瞻性布局。一要完善健康医疗大数据应用体系建设，在体系建设与应用方面，既要总体布局，又要分步实施，首先各地要建立统一权威的人口健康信息服务平台，完善健康档案，根据患者以往的病史和对药物的过敏等情况，为患者节省就诊时间，为合理用药提供保障，减少误诊，也为医院的治疗和抢救工作节省人力物力，避免了很多资源浪费，满足个性化服务和精准化医疗的需求。在各地区建设和应用的基础上，再逐步联通各地区乃至全国，打造互联互通的大数据信息平台。二要采用全民医疗健康数据开放共享模式，打破地域之间、行业之间的壁垒，实现健康管理、健康保险、医疗诊断、医药服务等健康领域的信息数据集成共享。全面推进健康医疗大数据在产业发展、临床治疗、科技研究等领域的应用，做到规范有效、互联互通，开创健康医疗大数据应用新局面。三要加强互联网健康大数据的监管。建立健全相关政策法规，制定分级分类分域的政策规范，创建医疗数字化应用的认证、准入和保障机制。加快制定行业标准，推进医疗大数据行业规范化发展。要把数据、内容、技术等方面的网络安全建设放在首位，尤其注重对患者隐私进行保护。为加快释放医疗健康大数据的巨大潜能创造有利条件，在当前信息化发展的新阶段，抓住大数据发展的时代机遇，推进医疗信息化浪潮，为健康产业的发展注入新的活力。

三、以提高生存质量为主线，构造健康管理与促进服务生态体系

医疗服务将会在长期内居于中国健康服务业的主导地位。但是，从世界范围内观察，健康管理与促进发展通常才是健康服务业中的主体，其基本上涵盖了个人生命周期中除医疗服务外的所有阶段，具有稳定广阔的上下游产业链发展空间，能够与其他健康服务业细分行业产生紧密联系。同时，还会基于自身的生态体系，贯通和串联起囊括三次产业在内的其他相关行业，促进传统产业与健康的融合创新，并进一步推动各种健康服务新业态的发展。因此，应当注重健康管理与促进服务产业的发展，以提高生存质量为主线，构造健康管理与促进服务生态体系，使其与医疗服务一同成为中国健康服务业发展的双核心。

一方面，以健康体检为基础，结合商业健康保险，覆盖个人全生命周期。健康管理与促进服务以个人为中心，以提高生存质量为目标，聚焦于疾病发生前的预防控制和疾病发生后的康复及管理，贯穿生命由孕育、发育、成长、衰老直至死亡的全周期，力图在最低成本的条件下，最大限度地保障个人健康。一方面，要科学分析国民日益增长的多层次健康需求，充分结合产业自身所具备的人力资源密集、服务与消费同时进行以及地理区域的客观现实等特点，依据需求的不同

来完善其所提供的产品和服务。通常而言，对个人健康的管理与促进包含以下若干步骤：健康筛查与评估，健康教育与自我保健，健康干预，健康监测与慢性病管理等。其中，健康筛查与评估是相关服务的起点和基础，而最具代表性的即是健康体检。当前中国的健康体检服务往往是一次性和非连续性的，这样的服务模式已经落后于国民的健康需求和市场的发展需要。因此，有必要在传统常规体检业务的基础上，增加后续健康评估与干预的服务内容，通过引进健康管理与促进的相关内容实现服务升级、市场转型与产业发展。并以此为基点，带动包括健康管理理论的完善、健康管理标准的建立、健康管理的宣传教育、健康评估技术、健康评估专用设备、健康管理专属人才培养、健康维护服务、新型的健康会员服务机构建立、健康资讯资料管理与服务系统健康产品的产销等一系列相关需求。另一方面，结合商业健康保险对于健康服务业的整合趋势，以此为线索和机遇，通过两者间的结合来启动增长飞轮。既通过商业健康保险来提供稳定的资金支持和长期且多元化的服务需求，又借助商业健康保险的平台和载体来扩大健康管理与促进服务的服务范围及潜在市场。并且，健康管理与促进服务有利于国民的健康风险降低，疾病花费下降，这也会推动商业健康保险的利润增加和长期发展。从而在两者间形成了彼此促进的增长飞轮，构造相对完整的、贯穿全产业链的、覆盖个人全生命周期的产业生态系统，通过和健康服务业其他行业的联系互动，形成以人为核心的覆盖"保险＋医院＋互联网医疗""预防＋治疗＋康复"的闭环生态圈，推动健康服务业产业链生态的发展与完善。

另一方面，抓住健康服务业发展机遇，推动健康管理与促进服务业数字化转型升级。正如前文所提到的，新冠疫情的到来和新基建的建设，都大大加快了中国社会的数字化转型，这对于健康管理与促进服务业而言，同样是难得的发展机遇，且它对于现代信息技术的依赖度相对较高。以 5G 为代表的信息通信技术，极大地提升了信息传输的速度与稳定性；物联网的推广应用使得用户端延伸和扩展到了物品之间，应用智能感知、识别与普适计算等技术，进一步改善用户体验；以基因技术为代表的生命科学的进步与创新，大幅度降低了基因测序的难度和成本，对基因组的探索逐渐深入成为精准医疗的基础；人工智能技术如图像识别、深度学习等在疾病诊断方面有着越来越多的应用。基于上述技术的使用与赋能，个人的数字化水平得以大大提升，数字化生命概念的建立为产业的数字化转型升级和长远发展奠定了坚实基础。同时，由于国民消费观念的转变，加之其对于健康观念的重视和健康素养的提升，以及新冠疫情对于生活方式与消费方式的影响，都进一步促使线上健康管理应用的全网渗透持续上升，线上线下联系互动的趋势日趋明显。随着国家健康管理资料相关标准的建立和国家健康信息资料中心的建设，健康相关数据与资料资源将会成为国家最重要的核心资源和公共资源，它将促使国家健康产业协调发展，并引导健康管理服务产业向集约管理、精准服务、产业联合、规模发展的方向运行。这些海量信息也必然带来对大数据存储、运算与分析能力要求的提高。因此，未来健康资讯系统标准的建立、健康资料与通信业务、健康管理服务机构资讯管理系统平台的开发、个人健康档案、个人以及机构健康资料库、健康产品与服务电子商务系统的建设与资料有效运用等方面，均有巨大的需求空间和发展潜力。最终，伴随着智能终端将实现全方位健康监测，AI 技术提升健康数据价值，以及线上、线下双向带动，健康管理市场迭代优化发展。健康管理与促进服务业将会通过一系列的技术创新和发展机遇实现数字化转型升级，进而成为推动中国健康服务业发展的重要核心。

同时，牢固树立以健康为中心的服务观念，促进全科医生的发展。无论是从事健康管理的医务工作者还是全科医生，在对辖区签约对象的日常管理中，不但管病，更要做好重要疾病危险因素的筛查和干预，必须牢记由"治病"为中心的医学服务观念向以"健康"为中心的服务观念转变，同时也要由只做社区个人或家庭健康调查登记和疾病筛查向进行健康风险干预管理的转变，这也是稳步提高全民健康素质和生活品质的主要策略。

第一，加快构建由全科医生为主导的健康管理服务体系。作为居民健康的"守门人"，健康管理是全科医生的天然使命。现阶段，我国应当更加重视全科医学制度的发展，加快完善相应的知识理论体系构建和国际先进经验的借鉴。同时，社区全科医生还应当转变观念，注重理论知识与临床实践相结合，借鉴吸收在具体实践过程中所形成的经验技术。在基层卫生服务机构大力推进健康管理（体检）机构 / 中心的建设过程中，全科医生相关机构学习健康管理与促进方面的先进经验技术，通过相互交流进一步拓展自身的知识边界，强化全生命周期健康观念与健康管理促进服务意识，提升自身的业务能力与技术水平。与此相对应的是，各健康管理（体检）机构也应学习全科医学理念，将全科医学的"全人、全程"管理和"综合性、连续性"服务理念融会贯通于健康管理的各个过程中。

第二，积极在全科医生队伍中开展健康管理相关理论与技能的系统培训。全科医生对健康管理概念和有关技术还掌握不足，需要系统性进行健康管理学理论知识、管理范畴、常用方法、技术手段和服务流程等的培训。应建立适合基层全科医生的健康管理培训教程，使全科医生深刻了解健康管理内涵，更好掌握健康风险评估技术、健康危险因素干预技术、体检后连续服务、慢性病干预技术、心理管理技术、科学研究技术等健康管理相关技术。

第三，创新全科医生健康管理服务模式。全科医生开展健康管理服务要紧跟科技发展潮流，充分利用"云"数据＋互联网＋移动手段，开启智能化服务模式新时代，方便居民和医生的同时，更有助于后续利用大数据平台进行数据分析、干预处理以及双向反馈，形成良性数据循环和服务循环。

第四，建设国家和区域全科医生健康管理服务中心。率先在有条件的社区卫生服务中心大力发展规范的健康管理服务，在专业领域内起到带头作用和标杆作用，建立国家和区域的示范中心，带动后续整个基层健康管理服务的持续健康发展，形成点—线—面的综合联动。

四、实施构造完备的监管与政策，消除相关机制体制障碍

一方面，尽管健康服务业是近年来不断发展壮大的新兴产业，但是各种养生保健的相关产品却一直层出不穷且质量参差不齐，这其中难免鱼目混珠，特别是一些企业为追求利益，采用夸大宣传甚至虚假宣传等手段，不仅对消费者的身体健康造成了不利影响，更加使民众对于整个健康服务业的质量和诚信缺乏信任。因此，政府就有必要既加强实施相关的监管，又要构造良好的政策环境。

由于健康服务业本身的特殊性，加之各种新型技术的应用，其势必会接触和掌握用户的身体状况的各项指标数据与行为习惯，而这往往比个人的姓名与联系方式等更为隐私。同时，其提供的各种建议与服务又直接关系到用户自身的健康状况。因而，政府对于健康服务业相关方面的管理与审查势必要相对严格，制定严格的人才标准和考核制度，促进产业标准形成。但同时还要注意监管的力度，作为一种新兴产业，过于严格苛刻的监管同样可能会影响该产业的创新与改革。还需要注意的是，就目前来看，国家与政府尚没有制定出台针对健康服务业的专项政策与行业规范，且很多现有政策在执行上同样存在问题。所以，政府非常有必要针对健康服务业的发展制定出台一系列的配套政策，包括产业准入政策、产业扶持政策、人才培养政策，创新激励政策、个人隐私保护政策，财税优惠政策以及相关行业标准等，构造良好的政策保障体系，以便形成有利于推动健康服务业正常发展的政策环境。总而言之，政府要尽可能地实施适度完备的监管审核，加之构造良好的政策环境。

与此同时，加强健康领域监管创新。坚持包容创新、守住底线，大力研发新产品，积极进行技术更新升级，准确地把控市场未来的走向，并根据实际情况构建出科学、成熟的监管体系；对不确定的领域，要进行综合性的评估和跟进，支持走多元化的发展道路。创建统一、高效的联动协作机制，面对问题要共同制订方案进行解决，而不能一味地逃避责任，特别是要防止多头执法等现象的产生。充分发挥信息技术的优势，全面提升市场监管水平及其风险识别、风险监

测、风险管理的能力。合理利用各大媒体机构的力量，充分调动公众参与行业监督的主动性和积极性。对于现有的投诉举报机制应该尽快去弥补其缺陷和漏洞。另外，要重视行业的诚信建设，对于现有的信息资源要进行全面的整合和科学的利用。建议针对医药产品的开发过程等都要建档保存，所有工作人员都要如实地记录和评估其信用状况，然后上传到信用共享系统中，并依法推进信息公开。制定信息收集、合理披露等制度，设立失信惩戒体系，使不讲诚信的人员付出应有的代价。对于第三方机构则大力支持其开展信用评价活动，引导行业行为规范，完善商事争议多元化解决机制。

另一方面，理顺政府与市场间关系，促进健康服务业协调发展。通过梳理两者间的关系，确定两者间的边界，充分调动和发挥各自的优势，形成两者间和谐推动的发展合力。

第一，处理好政府与市场的关系，实现健康事业与健康产业有机衔接。因为健康产品及服务相较于其他产品服务较为特别，所以在该领域中政府和市场之间具有非常复杂的关系，故应该根据不同类型服务的属性来划分政府与市场的角色。对于群众基本健康服务需求（公共卫生和基本医疗等基本健康服务）应当以政府为主导，通过直接组织生产或购买服务（政府直接购买或向需方提供补贴）的方式进行提供；对于非基本健康服务以及通过购买服务方式提供的基本健康服务则可实行市场化运作，通过引导和借助市场的力量，则可对资源进行合理的配置和优化。对于习近平总书记在大会中做出的指示，务必要在产业发展过程中落到实处，更重要的是还要使政府跟市场之间的关系始终维持在协调的状态，"在基本医疗卫生服务领域政府要有所为，在非基本医疗卫生服务领域市场要有活力"。要实现在推动健康服务业快速发展的同时使医改工作有序进行，则需要处理好基本医疗卫生领域和非基本医疗卫生领域、政府跟市场之间的关系，实现健康事业与健康产业的有机衔接。从本质上看，要想协调好政府跟社会、市场之间的关系，前提是政府必须要实现自身的职能的充分发挥。而促进健康服务业的高效运转，不仅会使市场机制所影响的范围不断扩大，而且还会使利益主体也将日趋多元化和复杂化，这对加快转变政府职能提出了迫切要求。首先，应当进一步简政放权，创新管理方式。由以行政手段为主要核心朝着综合运用多种管理手段的方向转变。尤其是在科学配置卫生资源上，不要采取直接使用行政手段对各类资源进行配置的方式。其次，应对健康服务业的调节机制进行改进和完善。通过将行业的发展战略作为突破口，借助综合运用经济政策等手段，使其和产业政策实现充分地融合互动，由此则可使宏观调控的效果得到最大限度的发挥。然后，应进一步对公共服务等职能进行强化。在实现和维护民众基本健康服务需求的过程中，政府应当不断发挥自身的引导作用。在此基础上，还要持续加强市场的监督和管理，以便确保健康服务业能够朝着正确的方向前进。最后，应有目的性、有计划性地创建统一、科学的政府购买服务体系。对于可通过市场化的手段来提供健康服务的事项，则应当交由综合实力强的组织机构来负责处理。

第二，促进健康服务业与国民经济协调发展。要重点把握好两个方面：一方面，要优先保障群众基本健康服务需求。有必要在对其产业自身特点和社会保障服务自身属性深入分析的基础上，确保实现社会经济效益的有机统一。在确保群众的基本健康服务需求得到切实满足的前提下，尽可能地协调各方力量来推动健康服务业朝着规范化、规模化的方向发展。与此同时，还要竭力减轻国民在健康方面的经济负担，并进一步提升全民的健康意识和健康素养。另一方面，要以健康管理和健康促进为重点，创造"绿色 GDP"。相关研究与实践经验表明，预防保健服务是最具有成本效果的健康服务。因此，应当在健康服务业中将健康咨询、养生保健等视为重点发展的一个核心内容，由此来确保健康服务业在经济社会承受范围内可持续发展。

五、着力解决科技成果转化动力不足问题，坚持创新驱动与产业融合

第一，加快建立有利于健康科技成果转化的体制机制。科技成果转移转化是卫生与健康科技创新的重要内容，是加强科技创新和发展健康产业紧密结合的关键环节。紧扣发展健康服务业需求，以满足人民群众多元化健康需要和解决阻碍科技成果转移转化的关键问题为导向，建立符合健康产业特点和市场经济规律的科技成果转移转化体系；加强重点领域和关键环节的系统部署，推动中央与地方、不同部门、不同创新主体之间的协同；完善科技成果转移转化政策环境，充分调动各方推动科技成果转移转化的积极性；促进技术、资本、人才、服务等创新资源深度融合与优化配置，推动健康服务业发展。强化财税金融支持，发挥财政资金引导作用，由政府引导、推动设立由金融和产业资本共同筹资的健康产业投资基金，鼓励地方通过健康产业引导资金等渠道予以必要支持。鼓励金融机构创新适合健康产业特点的金融产品和服务方式，发展知识产权质押融资和专利保险，开展股权众筹融资等试点。

第二，重视健康科技服务的人力资源开发与人才培养。制定和实施符合国情的健康产业科学技术发展战略和人才发展战略，完善各类专业人才的培养培训制度，逐步健全健康产业复合型经营管理人才、科技研发人才、职业技术人才的规范化培养体制机制，加快培养高端医疗和健康保险紧缺人才，加快培养养生保健

和健康医疗旅游专门人才，注重培养健康养老技能型服务人才、民族医药专业人才。建立标准化的人才培训体系应在强化人才培养层次、优化专业结构和拓宽培养方式三方面齐抓并进。健康科技服务业的发展需要高素质的生物医药领域人才支撑，因此应建立向科技服务业倾斜的多层次、多渠道的培训体系、人才评定体系。首先，加大职业培训力度，根据市场发展要求对高校课程内容设置进行调整，从而为健康科技领域的发展输送更多的优秀人才。在此基础上，利用行业协会等组织的优势，提升人才培训的效果。其次，借助各种人才培养方案，招聘大批具有扎实的理论基本功和良好职业道德素养的现代化科技服务人才。最后，对当前的人才评价机制进行改革，以充分调动科研部门、高等院校的各类人才参与健康科技服务项目的积极性和主动性。持续加大对健康科技服务研究机构的支持力度。支持有条件的健康科技服务研究机构建设成为新兴智库，对于商业运营机制、产业开发战略等展开深入的探索和研究，从而为行业决策的制定而提供有益的指导。

第三，强化创新驱动，深化健康领域供给侧结构性改革。健康产业的开发应该始终以市场需求为重要导向，通过不断增强行业的综合创新能力，确保科技的力量获得充分体现。通过对行业的运行态势进行准确的把握，并重点突破核心技术，丰富产品的功能，提升整体的服务质量，以便在行业内部营造良好的发展环境。再者，对于产业链中的分工要尽可能的准确、详细，借此来加快科技创新机制的建设步伐。推进健康产业技术创新战略联盟建设，鼓励相关机构建立产学研协同的创新平台，倾力创建具有较强创新力和竞争力的产业科技服务机制与信息共享体系。扶持行业中的权威研究机构与实力雄厚的企业、品牌学府等建立良好的战略合作关系，以协力推动健康产业园区的建设，依托研发、生产、应用优势单位，在环境好的区域积极打造健康产业示范区，以加强创业指导和服务。

第四，推进产业深度融合，加快集约聚集发展。顺应生命、信息科技进步浪潮，抓住城镇化、农业现代化、制造强国及中国品牌建设等发展机遇，积极推动互联网、大数据、物联网等信息科技向健康产业渗透，加快推动健康产业与相关融合发展，既注重健康产业内部各行业的融合，也要加快推进健康产业跨行业跨领域的深度融合，实现全产业链开发，催生更多的新产业、新业态、新模式。支持大型企业做优、做强，鼓励跨行业、跨领域兼并重组，形成上下游一体化的企业集团，重点培育一批全球范围内配置要素资源、布局市场网络、具有跨国经营能力的领军企业。以行业领军企业为主，组建产业联盟或联合体。引导中小型企业专注于细分市场发展，使各类企业之间建立良好的战略合作关系，最终为健康战略的顺利实施排除更多的阻力与障碍。同时，不断巩固基础产业，使其成为健康服务业崛起的重要驱动力。再者还应该着重培育一批优势明显、特色鲜明的健康产业集群，并大力推动示范区建设，从而为该领域的合理布局营造更为有利的发展环境。

六、推动健康服务业新业态发展，促进相关产业彼此联动

伴随着国民对于健康观念的重视，加之健康上升至国家战略的层面，健康开始逐渐融入众多的传统产业之中。健康服务业也由此掀起了一场"健康+"的行动，"健康+旅游""健康+体育""健康+互联网""健康+养老"等众多健康服务业的新业态纷纷涌现，这不仅有利于促进健康服务业的全面发展，还能够推动其他传统产业的转型升级。依托国家战略、技术创新和国民观念转变，健康服务业的发展正在不断打破传统行业间的壁垒，与传统产业进行融合创新，在满足国民个性化、差异化与多层次健康需求的同时，也进一步丰富了健康服务业的服务模式、产品内容、发展方式等，直接增加了有效供给和高端供给。在新冠疫情的大背景下，配合新基建和双循环格局带来的机遇，应采用全链条顶层设计，引导健康服务业新业态快速、规范地发展，统筹推进与其他产业的融合发展，构建多层次协同发展的健康服务业产业体系。进一步加大相关科技创新与科研投入力度，引领发展以"精准化、数字化、智能化、一体化"为方向的新型医疗健康服务模式，着力打造科技创新平台、公共服务云平台等支撑平台，构建全链条的产业科技支撑体系。不断推动科技成果的转化应用，建立符合健康服务业产业特点和市场经济规律的科技成果转化体系，完善科技成果转化政策环境，促进技术、资本、人才、服务等创新资源深度融合与优化配置。通过发展新业态，为传统产业和制造业发展搭建平台，培养和发展战略性新兴产业、科技研发产业和互联网增值服务产业，最终实现健康服务业的"提质扩容"。

健康服务业作为现代服务业的代表，同样需要第一产业和第二产业的支撑，其能够作为三次产业间的枢纽，在各产业间构建增强回路，实现产业间的协同发展。本书选取中国传统医学服务作为范例来说明健康服务业对于三次产业联动的作用机制。

一方面，中国传统医学服务的发展需要以中草药种植业为代表的第一产业的原料支持。中医药事业的复兴与发展，不仅需要像屠呦呦与张伯礼这样的"大医生"，以及千百年来中国传统医学实践积累出的知识，更需要作为好大夫与好方子的根本基础的好药材。从产业化发展的角度来看，"好药材"必须能够满足以下两个条件：良好的质量与稳定的产量。而传统的野外采摘方式则不符合上述的条件，其既会受到自然环境与节气变化的较大影响，且对于天然药物的过度采

摘本身也会对生态环境造成不良影响，故其难以保证稳定的产量和优质的药效。因此，基于现代生物技术与农业科技的大规模规范化中草药种植（养殖），就必然要走上集约化与产业化发展的道路，而这正是第一产业中非常具有潜在规模和发展前景的产业。基于基因技术等最新生物技术与生命科学技术的支持，通过基因层面的选种驯种，辅之以植物学与土地技术的种植地选取及匹配，都使得一些濒危珍惜或纯野生药物植株的人工种植成为可能，经过科学设备对光照与温度等相关指标的监测来营造良好的生长（养殖）环境，最后通过科学合理与精细规范的方式完成药物的采集。完整的中草药种植业产业链与规范的产业模式已经基本形成，中草药种植产业的发展规模正在逐步扩大，不仅能够切实保障中国中医药产业的正常服务需求，还能够为像在应对新冠疫情等突发公共卫生事件时提供充足的资源支持，而且，科学集约规范的中医药种植，不仅能够帮助贫困地区的农民实现脱贫致富，还能够涵养水土、防治沙漠化以达到改善生态环境的效果，甚至于形成特色的种植（养殖）产业基地或生态环境旅游资源。

另一方面，中国传统医学服务的发展需要以中（成）药研发与制造业为代表的第二产业的技术支持。中医药事业的复兴与发展，同样离不开现代科学技术的支持与赋能，在确保了优质药材能够稳定供应的基础上，如何将药材制作成既能够确保疗效又便于患者服用的形式，是每一家中医药企业所要考虑的重要问题。传统的药房多以人工为主，药材的品鉴、收购，药方的称量与烹煮，都是由人工完成，这往往对相关人员的知识与技术有着较高的要求，所以受到个人因素的影响与限制，在药物的采购与鉴别过程中，以次充好、鱼目混珠的情况还是会时有发生，仅靠人工对药物的处理以及火候的掌控，都同样可能会对最终的药物效果产生不利的影响，而这对于企业的品牌打造与产业的规模发展都是难以接受的。因此，采用标准化和精细化的技术应用与工业生产模式就成为必然。当前，基于最新的基因检测与分析技术，相关的研究机构已经实现了对于绝大多数中草药的基因编码，这就相当于为每一种中药材编制了独一无二的"身份证"，通过对植株微小部分的检测分析，不仅可以精准确定其品种，还能够对其质量与品级做出甄别。这项技术目前已经在需要大量使用中草药的医药、保健品与相关食品（饮品）的生产企业中逐步推广使用，在保障产品质量的同时，提升了生产效率并有效降低了相关成本。与此同时，传统中国医药学的知识积累，通过与现代科学技术的有机结合，正在不断创造着全新的可能性，青蒿素的发现就是最好的证明。它证明了不仅传统中医药思想体系与现代科技不存在排斥和冲突，两者间的紧密合作还能够在中医药的宝库中发现更多新的宝藏！而且，现代工业化的生产技术也为中（成）药研发与制造提供了坚实的技术支持和物质基础。中国的中

（成）药研发制造，不仅已经完全告别了人工时代，并且正在经历由半自动化向全自动化乃至数字化与智能化的转型，药物的生产制造基本上全部由自动化设备在无菌环境下完成。在药物的研发过程中，充分运用人工智能、基因技术、大数据技术等最新技术成果，不断挖掘中医药所蕴含的无限价值。在传统汤药的配置与煎煮方面，大部分的药物配置都是通过计算机输入药方，由机器进行配比与熬药，如此能够最大限度地实现配药的精准与熬药时对于温度和压力的控制，从而保证药效的稳定。

总而言之，健康服务业特别是中国传统医学服务的发展，能够显著带动以中草药种植业为代表的第一产业和以中（成）药研发与制造业为代表的第二产业的发展。同时，它们也是中医药服务在原料与技术上的坚实基础和重要支持，彼此之间的互动所形成的增强回路，将会形成完整高效的产业链、供应链与价值链，从而推动整个行业并进一步促进相关产业的发展。类似的发展模式正同样在生物药品、营养品、保健品、健康食品与医学化妆品等领域推广应用，以健康服务业为枢纽，以传统的三次产业体系为依托，以科技创新的应用赋能为支撑，三次产业间的联系与互动正在日趋紧密，各产业之间的增强回路也在不断形成。

七、普及健康生活，提高全民健康素养

世界卫生组织于 2002 年发表的《积极老龄化政策框架》指出，积极老龄化是老年人按照自己的需求、愿望和能力参与社会、经济、文化、精神和公民事务的过程。积极老龄化坚持老龄友善的乐活价值理念，突出老年人主体地位、代际共融、人与环境和谐的理念，从而不断提升老年人的生理与心理健康水平，降低对社会医疗资源的依赖程度，用"乐活能动"取代"负担压力"。积极老龄化是老龄化研究中的最新理论，也获得了世界的广泛认可与关注，正有越来越多的国家基于该理论来制定相关战略与政策，其对于中国也有着非常重要的理论意义与实践指导的功能。

（一）改善媒体宣传

电视、互联网等现代传媒具有受众广、传播快、信息量大等特点和优势，已成为大众接受信息的主要渠道。充分发挥国家及地方主流媒体及新媒体舆论引导、信息传播的主渠道作用，办好中央 10 频道"健康之路"类走进大众、教育大众、服务大众等大众喜闻乐见的健康系列节目，对提高全民的健康素养具有重要意义。目前，我国相当一部分地方级电视台、电台等主流媒体普遍都存在虚假医疗广告泛滥的现象，节目粗糙，无严格审核，特别是所谓的"健康专栏"，一些没有资质认证的所谓"专家"打着医疗讲座的旗号，虚假宣传药品的神奇功

效，误导消费者，对国民健康造成严重的危害。对于这种不良的现象，应该进行严厉打击。规范节目内容，提高节目质量，重塑媒体公信力，积极建设健康类媒体，开发真正的健康栏目，普及健康常识，开展健康服务，提高健康素养，改善用户体验。各级行政主管部门要联合医院、药店、养老产业、社区医疗服务等多渠道的社会资源，加大对健康产业和服务的宣传力度，通过科学宣传和舆论监管等正面引导，提高社会公众对健康中国战略的认知层次。定期举办全国范围内的公益健康巡回演讲，提升国民健康意识，形成全社会关心支持健康中国建设的良好社会氛围。

（二）加强健康教育

思想是行动的先导，健康理念对人的生活方式有着持续不断的影响力，因此，应在全社会范围内加强健康教育工作，完善健康促进与健康教育体系，将健康教育纳入国民教育体系，深入到社区、乡村及学校，从基层、源头抓起，积极普及健康科学知识，培养良好的健康生活习惯，引导国民科学文明的健康生活方式，提高全民健康意识，发展全民健康文化，树立公民预防保健——"不治已病治未病"的健康观念，同时完善心理健康服务体系建设，实现规范化管理，加快心理健康知识的科普宣传推广，提升大众对心理健康的重要性认知。加强健康教育等科普宣传和心理咨询活动。

（三）加强体医融合和非医疗健康干预

在这方面，一是加快国民健康测试项目建设，完善身体检测体系。通过采集国民健康大数据来评估个体身体健康水平和健身风险。推广普及中华中医药学会和无限极（中国）有限公司联合研发的"养生固本、健康人生"的中医体质测试类软件，使国民对自己的身体体质做到早知道，从而对亚健康及疾病特别是慢性疾病做到早预防、早保健和早治疗。二是建设全民健身科技创新平台和科学健身服务站。将现代信息技术和医疗科技成果向健身领域转移与应用，加快健身领域在形式、手段、内容方面的创新。三是在慢性病干预、预防保健、健康促进、身体康复、生活品质提升等方面充分挖掘全民科学健身的积极作用，将全民健身与全民健康相融合，推动形成体医结合的疾病管理与健康服务模式，制定针对不同年龄段、不同人群、不同身体状况及不同生活环境的体育健身指南。利用健身运动抓住非医疗健康产业的发展契机，开辟未来新业态、新模式、新需求、新路径。

八、发展具有民族特色的健康产业

中医药是中华民族的瑰宝，是中华民族优秀文化的重要组成部分。几千年来为中华民族的繁衍昌盛做出了巨大的贡献，并且对世界的文明进步产生了积极影响。2013 年 3 月 25 日国家中医药管理局发布《中医预防保健（治未病）服务科技创新纲要（2013—2020 年)》、2016 年《中华人民共和国中医药法》的颁布，标志着国家对中医药的扶持上升至法律高度，在我国全面建设小康社会的新阶段，要进一步发挥中医药在治病防病方面的独特优势，更好地促进我国健康产业的发展。

（一）弘扬中医养生文化

中医养生文化源远流长，中医向来重视疾病的防与养，《素问·四气调神大论》云："是故圣人不治已病，治未病，不治已乱，治未乱，此之谓也。夫病已成而后药之，乱已成而后治之，譬犹渴而穿井，斗而铸锥，不亦晚乎。"这句话提出了"治未病"的思想，阐明了"治未病"的重要性。这说明我国古人早已认识到对疾病"未雨绸缪，防患未然"的重要性，这是我国医疗保健产业发展的文化基础。著名的四大中医经典：《黄帝内经》《黄帝八十一难经》《神农本草经》《伤寒杂病论》等经典著作是我国医疗保健产业的宝贵财富。世界上许多国家的保健食品和保健疗法都是在我国传统的养生方法基础上衍变而来的。因此，我国可以在中医养生的传统基础上发展健康产业：吸收、整理、归纳、验证和总结中国的健康文化传统及经验，将其融合到现代健康产业的研发和创建中来，形成规模经营，建立中医"治未病"的健康理念，融合养生保健、保健食品、健康管理为一体的中医健康保障模式，使中国的健康产业更具特色和竞争力。同时，挖掘民间诊疗技术和药方，通过媒体和网络广泛传播中医药知识与易于掌握的养生保健技法，加强中医药非物质文化遗产的保护和传承，实现中医药健康养生文化的创造性转化、创新性发展，融合现代科技成果和中医药防治技术，加快新药研发，不断推动中医药理论与实践发展，全方位、多元化地发展中医养生健康服务，加快打造全产业链服务的跨国公司和中国品牌，推动中医养生文化走向世界。

（二）推广中医保健服务

我国的传统民族医学有着悠久的历史，中医技术享誉世界。据统计，全球有40 多亿人口接受中医治疗或使用中草药，可见我国中医药有着庞大的世界市场。中医以"阴阳五行"为理论基础，将人的身体看成是气、形、神的统一体，通过望、闻、问、切等"四诊合参"的方法，探求病因、病性、病位，从而分析病机及人体的气血津液、经络关节及五脏六腑之变化，判断阴阳状况、邪正消长，进而得出病名，归纳证型，以辨证论治原则，制定"汗、吐、下、和、温、清、补、消"等治法；使用中药、推拿、按摩、针灸、拔罐、气功、食疗等多种治疗手段，使人体达到阴阳调和而康复，使其在常见病和慢性病防治中发挥重要作用。同时，鼓励创办规范的中医保健机构，建立健全城乡中医医疗保健服务保障体系，发展中医特色康复服务，积极拓展中医保健疗法在健康管理服务的覆盖领域及业务范围，并且在社区卫生服务中心及乡镇卫生院建立高质量的中医综合服务区，如中医馆和国医堂等，不仅提供健康咨询服务、中医干预调理，还能推广健康管理等预防保健服务，加快养生保健服务建设。

（三）发挥中草药独特优势

中草药主要由植物药、动物药和矿物药组成。我国幅员辽阔，地貌复杂，土壤和气候多样化，天然的植物、动物种类繁多，矿物含量丰富，是世界中草药的发源地。世界上绝大多数"道地"中药材产于中国，目前中国仅药用植物就达 12000 多种，在中药资源上占据垄断优势。我国人民对中草药的探索经历了几千年的历史。相传，神农尝百草编著成的《神农本草经》，成为我国乃至世界的中医经典著作，神农被尊为"药皇"。我国传统中"药食同源"的理论充分阐释了中医对食物和药物疗效的融会贯通，药食同源所带来的养生保健效果是西方医药难以企及的。经过我国历代各民族医学的研究和实践积累了大量药食两用的食材，为养生保健提供宝贵的物质基础。因此，我国应该积极创新现代经营理念及高新科技，将古代传统的中草药文化融入现代健康产业的研发和建设中来，形成规模化经营，将现代科学技术与传统中草药文化完美融合，发挥健康经济联动优势，发展独具特色的民族健康产业，共创我国健康产业发展的新时代。

第七章 辽宁省健康产业创新升级对策研究

第一节 辽宁省健康产业研究背景

一、选题背景

（一）辽宁省健康产业发展现状

健康产业的发展质量不仅关系到地区民生建设，还影响着整个国家整体经济的发展水平。健康产业是指与人类生活健康密切相关的产品和服务，具体包括卫生保健、养生休闲、医药制造等多个方面。随着人们的生活水平提升，人民群众越来越重视身体健康，这进一步促进了我国健康产业的发展。辽宁省拥有雄厚的工业基础和丰富的医药材资源，在医疗健康领域具有非常独特的优势。经过长期的发展后虽然整体辽宁省健康产业不断成熟，但是仍存在一些问题，需要深入挖掘辽宁省健康产业所取得成果以及其中存在的问题。

党的十八届五中全会将"健康中国2030"纳入国家发展战略，健康产业作为一项非常重要的战略性新兴产业，得到了国家和政府的高度关注。随着新医改进程的加快、基本药物制度的实施、城乡医疗保险的普及，将为辽宁省健康产业带来系列的政策红利。辽宁省健康产业的布局中，健康制造业稳居首位，健康服务行业的发展势头强劲，其发展潜力较大。但目前健康服务行业的产品技术水平偏低，缺乏核心竞争能力。例如，辽宁省制药企业的研发投资在2008年只有1.26亿元，其投资强度只有0.5%；2010年，财政支出2.21亿元，增幅为0.66%；与此形成鲜明对比的是，山东省制药企业在2009年的研发投资总额为18.43亿元，占到了1.39%。由此可见，辽宁省一方面加大了对科研的重视，另一方面与发达省市地区的科技发展水平还有很大的差距。

健康产业是新兴产业，创新能力是影响健康产业发展的重要因素。辽宁省创新资源在2014年全国区域创新能力指数排名中排名20位，创新投入、转化和产出分别排名14位。从相对值上看，辽宁省的创新能力在我国处于中等水平，各项具体排名与前省差距不大，有很大发展空间。但在绝对值上，与其他发达城市相比，还是有很大差距的。例如，创新转化指数仅为 14.62，仅占北京市 8%。2015—2019 年，我国医药市场规模由 13775 亿元增至 18212 亿元，如此庞大的市场规模，远超全球平均水平，未来 10 年内，我国医药市场将成为全球最具潜力和投资价值的市场之一。虽然我国医药产业整体规模不断扩大，但是由于区域发展的不均衡，区域间的差异比较明显。东北地区长期以来一直是我国中药、抗生素生产的重要基地，具有产业基础和区位优势。东北地区医药产业虽然具有很大的发展潜力，但与全国先进地区相比明显落后，2019 年东北地区的医药收入仅为 5.9%，东部地区占 54.7%。东北地区政府为了适应新的经济和社会形势，对医药产业发展给予了高度重视，出台了相关政策，旨在结合自身发展特色，促进自身优质资源与医药产业融合发展，集中社会力量培育出一批特色的医药产业集聚区。

近年来，《长辽梅通白敦医药健康产业走廊发展规划（2018—2025 年）》、黑龙江省、吉林省、辽宁省先后出台了三份文件，其中包括《辽宁省促进医药产业健康发展实施方案》，以促进当地医药产业集聚发展。医药产业是一、二、三产业融合成的一种特殊产业，其产品有：化学原料、制剂、中药及相关制品、抗生素、生物制品、卫生材料、医疗器械、医药商业等。在医药产业的成长和演化过程中，这些产业或行业逐渐形成空间集聚，进而形成医药产业集群。医药产业集聚区在东北地区的经济发展中具有不可替代的作用，出台了很多政策和措施，但效果并不理想，目前仍处于高速发展的初级阶段。纵观国内外学者对医药产业的研究，大多集中于全国医药产业，而对区域医药产业的相关研究较少，尤其是东北地区医药产业的研究更是少之又少。并且省内外学者的研究主要集中在医药产业自身发展的现状、存在的问题以及发展路径上，未能深入探讨医药产业发展问题，忽略了医药产业集聚对东北地区经济社会发展全局的带动引领作用，这种不足，使得关于推进东北地区医药产业集聚高效发展的有效模式以及相关对策建议缺乏科学依据和理论基础。

（二）辽宁省健康产业需求

1. 经济发展激发健康产业需求

近年来，辽宁省的经济发展和人民生活质量得到了极大的改善，根据国家统计局的统计，辽宁省 2014 年 GDP 从 2010 年的 18278.3 亿元增加到了 28743.4 亿元。随着我国经济的发展，促进了当地健康产业的发展，带动了人们对于健康产业的需求，目前需求量逐渐增大。与此同时，经济的发展使得我国医药健康产业领域得到拓展和丰富，非基础医疗服务得到个性化的发展，带动地区保健康养、运动健身等健康服务行业的发展和进步。

2. 传统医疗行业需求增长迅速，市场规模扩大

随着我国居民的生活水平和疾病种类的日益增多，人们对健康产品和健康服务的要求也越来越高。根据国家统计局健康产业数据（2015），辽宁省2009年的人均纯收入为15761.4元，2012年为23222.7元；2005年，城镇居民和农村居民的医疗费用分别为767.1元和233.5元，到2012年相应的医疗费用有所上涨，分别为1309.6元和548.8元。传统医药行业的需求迅速增加，也带动了当地新兴的健康产业的迅速发展。

3. 结构升级，健康服务业潜在需求增大

目前，人们已不满足于获取医疗资源、治病等方面的需求，更多地把注意力放在了疾病的防治和身体健康上，这里的身体健康不再是单纯的生理健康，而是精神上的健康。与此同时，人们也越来越多地注意到了环境对人类健康的影响，以及生态环境和生命健康之间的关系。目前在健康产业的众多领域中，都有消费者的潜在需求，如智慧医疗、疾病预防、健康管理、健康咨询等。

4. 人口老龄化、"二孩"政策拉动健康产业需求

老年人和婴幼儿是健康产业的主要消费人群。随着人口老龄化的不断增加，老年人的数量也在逐年增加，到了2014年末，60岁以上的老人已经达到了2.12亿，达到了15.5%。预计2050年，我国老年人口将突破4亿，进入老龄化社会的最高点。而到了2015年底，我国的"二孩"政策在某种程度上促进了人口的增加。随着辽宁省人口的不断增长，尤其是老年人和婴儿的不断增多，将会给健康产业带来巨大的发展空间。

二、选题研究意义

辽宁省健康产业是辽宁省国民经济和社会发展中的一个重要行业。但辽宁省目前正处在转型和升级的紧要关头，各区域、街镇由于经济、社会发展水平的差距以及政策倾斜力度的不同，健康产业的发展受到了不同程度的阻碍。在此背景下，辽宁省健康产业应从何着手、如何规划布局、如何调整政策等成为值得探讨的问题。通过对辽宁省健康产业战略转型的探索，提出相应的解决方案，不仅有利于进一步构建完善的制造业、服务业产业融合体系，促进健康产业的快速发展，同时丰富健康产业的发展模式与理论，可为其他地区尤其是开发区的健康产业发展提供参考依据。

三、辽宁省健康产业目前取得的成绩

(一)医疗卫生方面

辽宁省政府在新医改政策的推动下，加大了对基层健康产业的基础建设的投资力度。目前，全国已有上千个基层医疗单位得到了政府的扶持，同时，政府也在努力保证各基层医疗单位的药品销售达到"统一"的目标。辽宁省城镇居民医保覆盖范围逐渐趋于平稳，参保率达到90%，医保惠及几千万人口，为辽宁省的健康发展提供了有力保障。辽宁省将在新的医疗改革中，进一步推动健康产业的发展，为辽宁省的健康产业注入新的生机。到2022年，辽宁省卫生健康系统将以习近平新时代中国特色社会主义思想为指导，坚持人民健康优先发展的战略地位，坚持医疗卫生公益属性，以打造优质高效全人群生命周期健康服务体系为目标，以健康辽宁建设和深化医药卫生体制改革为主线，大力发展数字健康和智慧医疗，推进卫生健康诊疗体系和治理能力现代化，努力实现全省卫生健康事业高质量发展。深入实施健康辽宁各项行动，加快推进健康辽宁建设，形成政府主导、部门协同、全社会参与的新格局。深化"三医联动"改革、推进区域医疗中心建设、提高公立医院质量、推进优质医疗资源下沉、整合协作、提升急诊急救能力。补齐基层医疗服务体系短板，不断夯实城市医联体，加强县级医院、乡镇卫生院、村健康卫生室的一体化建设，不断提高基层医院、乡镇卫生院、村卫生室的服务能力和水平，不断增强人民群众的获得感。加强新时期心理健康工作，加强精神卫生立法，完善省、市、县三级心理卫生服务网络，提供优质的精神卫生服务、康复服务、心理健康服务。进一步普及妇女儿童健康检查和普查工作。实施积极应对人口老龄化的国家战略，将积极老龄理念与健康老龄化纳入整个经济、社会发展进程，强化社区养老制度，构建预防、治疗、康复三位一体的老年健康服务模式，推进医养结合向纵深发展。依法实行三孩，并配合实施积极生育扶持措施，减轻家庭生育、养育和教育费用，创造一个有利于我国人口长期平衡发展的有利条件。

(二)养生休闲方面

辽宁省地处东北，四季分明，物产丰富，历史文化资源浓厚，自然文化资源绚丽多彩，具有独特的地域特色，可供广大人民休闲养生服务。辽宁省鞍山市主要从事康复养生、休闲旅游等与卫生有关的行业；丹东市要充分利用自身独特的旅游资源，发展农业旅游示范区，打造健康休闲产业的独特模式；本溪张其寨还在深度挖掘地方特色，融合地方特色，发展健康养生、观光、休闲、养生的一条龙产业。这些工程的实施，既能促进地方经济发展，又能促进辽宁省的健康产业发展。

（三）医药制造方面

辽宁省的本溪市是辽宁省制药工业的主要城市。以辽宁省本溪市为核心，制定了发展生物制药高科技产业的发展策略，并在此基础上建设了制药园区。拥有众多高科技的制药企业和工程，投资规模达上千亿，拥有40多个投资企业，是全国最知名的生物医药园区。

四、辽宁省健康产业面临的机遇与挑战

（一）辽宁省健康产业面临的机遇

养老产业的发展与社会养老保障问题有着密切的关系。在21世纪之初，我国养老产业迎来了新的发展机遇。为了推动养老产业的改革与发展，国家出台了一系列的规划与政策，为养老产业的创新转型指明了方向，提出了新的思路，提供了强有力的保障，养老产业是我国经济发展的战略支柱产业，是经济增长的主要引擎。

1. 养老问题已经由家庭问题转变成为一个社会问题

长期以来，家庭作为一个独立单元，承担着赡养老人的主要责任，是养老资源的主要供给方。但是，目前家庭结构逐渐显现出核心化、小型化的特征，越来越小的家庭已经无法满足社会变迁带来的养老问题。传统的家庭养老模式由血亲家庭来赡养，已不能满足当前的养老需求，家庭养老问题由各家各户自行解决，转变为整个社会共同面对的社会问题。人口高龄化、空巢化、失能化、失智化必然导致社会抚养率持续上升，失能半失能老人对规范化、专业化养老服务的需求将越来越大。随着社会的发展，养老资源的供给呈现出多元化的趋势，养老资源的供给除了自身和家庭成员外，政府与社会其他成员共同提供，养老的方式也日益多样化。解决老龄化带来的养老问题是辽宁省加快养老产业发展的一个重要契机。

2. 养老模式的改变——从家庭式养老转变为养老院式养老

随着中国人口老龄化的加剧，老年人的养老问题越来越受到重视。然而，随着中国老年人对老年生活方式的认识发生了变化，老年人的养老模式也随之发生了变化。许多老年人都会选择到养老院、社区服务机构。在我国，如果在养老机构没有得到适当的照料，老人可以提出自己的建议或者是选择其他的养老机构。因此，养老院都尽心竭力地为老年人提供各种优质的服务和服务产品。如大多数的养老院都安排24小时轮班，方便老人安心看病。老年公寓提供高品质的服务，让老人和孩子没有后顾之忧，也让老人住得安心。

3. 商业健康保险发展机遇

我国政府已充分肯定了商业健康保险在我国的医疗体系中的重要性，在我国建立之初，商业健康保险主要是作为一种辅助措施，但由于我国政府目前将关注点落实到基本医疗保险中，对商业健康保险的关注度并没有投入太大的精力，这使得我国早期的商业健康保险发展相对比较缓慢。而在 2009 年，随着新一轮的医改，商业健康保险作为一种补充，受到了政府的高度关注，并相继推出了一系列的国家层面的政策，对商业健康保险的发展起到了积极的推动作用。2020 年，中共中央、国务院专门为医疗保险体制改革做出了第一个顶层设计，对商业健康保险的角色进行了重新定义，并将其作为一项重要内容纳入我国医疗保障制度当中，这一举措促进了我国基本医疗保障与商业健康保险的共同发展。所以商业健康保险的地位有了进一步的提高，表明政府对商业健康保险抱有很高的期望。因此，这是商业健康保险再次腾飞的机会，只要积极响应政府号召，为居民的实际医疗需求提供保障，商业健康保险一定会发展得越来越好。

4. 健康产业是朝阳产业

政府充分肯定了商业健康保险在医疗保障体系建设初期，商业健康保险只是作为基本医疗保险的补充，但由于政府重视基本医疗保险，对商业健康保险投入较少，此时商业健康保险发展相对缓慢。自从 2009 年医改之后，虽然商业健康保险依然是政府的补充，但是政府对商业健康保险的重视程度越来越高，国家出台了很多政策，促进了商业健康保险的快速发展。

5. 老龄化、慢性病保障需求巨大

根据《2020 年中国统计年鉴》，中国 2019 年 65 岁及以上人口比例为 12.6%，比联合国设定的 7% 要高得多。老年人的健康保障需求是养老需求的重要组成部分，再加上老年人退休后单位不再缴纳医疗保险费，这个时候老年人的医疗保障压力就会剧增。此外，我国的疾病种类也发生了变化，由传统的传染性疾病向慢性疾病转变，更为令人担忧的是，慢性疾病在年轻人中逐渐增多，并且有快速增长的趋势。慢性病严重威胁居民健康，经济负担沉重。因此，老龄化与慢性病问题成为商业健康保险发展的难题，同时也为商业健康保险的深度发展提供了契机。

6. 新冠肺炎疫情唤醒人们的健康意识

2020 年新冠肺炎疫情是全国人民关注的重大事件，面对来势汹汹的新冠肺炎，习近平总书记高度重视，勇敢的医护人员逆行而上，即使身体疲惫不堪，依旧坚守在一线，大家都"宅在家"，减少人员流动，减少疫情蔓延的可能性，为抗击疫情做贡献。随着新型冠状病毒的暴发，人们对自身的健康意识和对自身健

康的要求不断提高。而商业健康保险作为健康保障的生力军，本身就具有独特的优势，加之我国居民对于保险意识的不断提高，保险意识也在逐渐增强，因此，此次疫情过后，商业健康保险必将得到更多人的关注与购买，有了快速发展的机会。

（二）辽宁省健康产业面临的挑战

健康产业是国家和人民生活的一项新兴战略产业，是 21 世纪继信息产业后的第五波财富，它的重点是与人民身心健康密切相关的生产、服务业，涉及医药用品、医疗服务、医疗器械、保健品、体育健身、健康咨询等多个行业。纵观世界，健康产业发展迅速，特别是在发达国家，年均增长率高达 25%—30%，对我国的经济发展起到了"强心剂"作用。辽宁省拥有丰富的中草药资源和深厚的东北老工业基地，发展医疗器械、医药等健康产业有着得天独厚的条件。但辽宁省当前的健康产业发展还存在着发展不平衡、缺乏人才、缺乏创新能力等问题。因此，本书深入剖析了辽宁省健康产业发展的现状及存在的问题，探讨了相应的对策，为辽宁省健康产业的发展提供了科学的理论指导。

1.地区发展不平衡

在"健康中国 2030"的实施过程中，全国各地都在大力推进健康产业的发展。根据国家统计局健康产业（2015）的数据，美国卫生服务部门在 2009 年的GDP 中所占比重为 17.6%，相比之下，我们仅为 4.5%。辽宁省是一个以重工业为主的资源型区域，与全国其他省份比较，国企数量较多，思想比较僵化。辽宁省健康产业是一个新兴行业，其发展面临着更加严峻的挑战。辽宁省的传统工业基础较好，能够在一定程度上支撑医疗设备制造，但目前还未形成一个完整的行业，主要分布在工业制造、批发零售和社会服务等方面。此外，辽宁省健康产业的发展呈现出"点状"的发展模式，区域间发展不均衡。辽宁省的 72% 的医疗设备制造企业集中在沈阳、大连；沈阳三级甲等医院 42 所，大连 17 所，辽宁省三级甲等医院超过一半。因此，辽宁省卫生事业的发展迫切需要解决的问题是：充分利用其特色优势，加强整体规划，整合各地资源，提高资源产业化水平。

辽宁省是发展制药工业的主要城市，其重点是辽宁省本溪市。2009 年辽宁省本溪市拥有众多高科技的制药企业和工程，投资规模达上千亿，拥有 40 多个投资企业，是全国最知名的生物医药园区。尽管辽宁省不断加大对医疗保健的投入，但辽宁省整体的财政投入却有很大差距。在辽宁省经济大市中，沈阳市和大连市的医疗服务投资显著高于其他地区。整体来看辽宁省对医疗卫生的投入甚至比全国平均水平都要低。城乡医疗服务不平衡是辽宁省最突出的问题，目前我国农村医疗卫生投资只有城市医疗支出的 1/2，辽宁省必须进一步缩小城乡差距，以确保辽宁省的健康产业持续发展。

2. 健康产业标准缺失

一是健康产业标准的缺失。健康产业关系到人民的生命健康和生活质量，关系到国计民生，需要政府的政策支持和行业标准来规范市场。在发达国家，健康产业在技术评定、质量安全等方面都有较为严密和系统化的规定。然而，由于健康产业的涉及面比较广，辽宁省起步比较晚，发展不够成熟，缺少相关的行业标准。尤其是保健食品产业，目前还存在一些问题，如经营不规范、监管缺位错位、市场秩序混乱。为了获得更多的利润，企业集中力量抢占客户，扩大市场份额，忽略了提升产品的质量和服务水平，造成了市场的恶性竞争，市场秩序呈现出多、小、散、乱的局面。健康产业是一种新兴的行业，在世界范围内还没有形成固定的发展模式。东北地区的健康产业也在不断地进行制度上的探索。就当前的形势来看，首先，我国的大健康产业由于缺乏顶层设计以及长期发展规划，导致其产值和利润相对较低；其次，我国大健康产业的区域投资分布不均衡，主要表现为城乡之间的资金投入差距大、产业整合水平低；最后，由于东北地区的健康产业缺乏实际的准入条件，以及对产业链的监管不力，造成了企业的良莠不齐，影响了整个产业的长期发展。辽宁省健康产业要想继续提升相关技术水平，就必须强化现行的科学管理制度。从整体上看，辽宁省的健康产业在相关行业规范上还存在着一些不足，与发达国家相比，辽宁省健康产业的质量安全与技术评估系统尚不健全，特别是辽宁省健康产业的发展起步比较晚，因信息化水平的提高，所暴露出来的问题也与发达国家有很大的不同，这些问题将会限制辽宁省健康产业的发展，因此辽宁省健康产业的发展需要进一步加强制度建设，规范行业发展。

二是健康产业链监督监管的缺失。辽宁省健康产业是一个新兴的产业，由于缺乏统一、科学的规划与管理，健康产业的发展受到了很大的制约。健康产业涉及面广，许多经营项目难以进行有效的整合，相关的法律、法规、规章制度还没有完善，不能适应市场环境的不断变化，因此进一步加剧了健康产业监管力度欠缺的问题。许多企业为了获得更大的经济效益，导致产品质量下降，服务质量下降，科研创新意愿下降，许多健康产品的同质化趋势严重，难以形成市场吸引力。问题的根源在于辽宁省对健康产业的管理不力，以及对健康产业的发展缺乏积极的引导。

3. 企业竞争力偏低

辽宁省健康产业缺少具有国际竞争力的龙头企业；国内的高端医疗器械，

因为自身的技术水平太低，几乎被西门子、飞利浦、GE 等国际巨头所垄断，辽宁省的医疗器械，大部分都是从国外进口的，尤其是美国和日本等国的高端医疗设备。目前辽宁省出口企业更多的是向其他国家提供设备的零部件或者是相对中低端的医疗设备，整体这类产品的技术含量较低，这种技术差将会直接影响到辽宁省医疗器械企业在国际上的竞争力。目前这一现象在生物医药领域同样如此，由于地区生产的产品缺乏影响力和品牌效益，以沈阳红药等企业为例，他们在生产技术和产品质量上都与国际标准有很大的差距，很难走出国门，面对着来自国内外企业的竞争压力。辽宁省的健康产业仍然是一个充满活力的行业，例如，辽宁省仅有几个企业跻身全国百强，而辽宁省与国内发达省份进入百强的企业相比还有很大的差距，这就说明辽宁省的龙头企业不能发挥引领作用，很难在市场上形成大的竞争。此外，部分企业对现有的基础设施不满意，研发投入不够，造成辽宁省生物制药产业缺乏创新竞争力，主要表现为人才缺乏、自主创新意识不强、进口高端机械设备、自主研发水平低、医疗器械研发能力差等。

另外，健康产业创新投入不足，其主要表现在以下三个方面。

一是健康产业研发创新不足。辽宁省健康产业在 2014 年的研发投资总额为435.2 亿元，投资强度为 1.52%，位居全国第十，落后于江苏（1652.8 亿元）、广东（1605.4 亿元）、山东（1304.1 亿元）。辽宁省健康产业要想持续发展，就必须加大研发力度，增强自主创新能力。相对于辽宁省其他行业，健康产业对科技创新的需求较大，目前辽宁省的制药公司则更注重研发，但在资金方面仍存在着巨大的不足。辽宁省在医疗科技投入上与国内一线省份比较，没有明显的优势，体现了健康产业的创新投资水平偏低，使辽宁省健康产业的新产品品种和数量远远滞后，无法适应不断变化的市场需求。

二是健康产业科技成果转化率较低。健康产业的发展，不仅是科学研究的结果，更是对科学研究成果的转化。辽宁省拥有众多的专利、科技成果，但要实现科技成果转化为企业生产产品却困难重重。有些技术成果还处于实验阶段，很难将其转化为产品，也不能推向市场，投资不到位，从而影响到后续的研究投资；一些成果转化后的效果不佳，市场接受程度较低，无法满足广大消费者的需要。由于科研成果转化难度大，投资者对高技术健康产业的投资热情降低，使得研发经费不断减少，研发工作就像是没有源头的水，进入了一个恶性循环。辽宁省健康产业的自主研发能力和科技创新能力将受到一定程度的制约。

三是产业融合差，健康养老服务产品供给不足。首先，医养产业融合发展滞后。养老产业已形成了一个成熟的养老产业，包括养老、金融、家政服务、福利器材、文化生活服务、医疗保健、疾病诊断与护理。辽宁省的医疗养老产业还处在初级发展阶段，从医疗与养老、养生结合的程度来看，其相关产业的发展和产业的形成等方面都存在着滞后性。其主要特点是：医疗养老产业分布不均衡，没有形成产业集群和辐射作用；医养结合的品牌建设速度较慢，缺少一个主要的品牌，没有很好的自主品牌，相关的康养和医疗保健等产品和服务也缺少核心竞争力。其次，高水平健康养老服务产品供给不足。当前辽宁省的养老服务模式比较单一，缺乏个性化、精细化、多元化等特点，辽宁省养老机构的主要类型如表7-1所示。在软硬件条件上，目前的养老院设备陈旧，设施不完善，老年人使用不便，娱乐设施单一，住宿条件有待改进。软件服务距离智能化、便捷化还有很大距离，这主要是由于软件开发和应用需求缺乏有效的衔接，以及软件开发人员无法充分了解老年人的实际需求。另外，我国农村养老资源的短缺，农村病残、失能、空巢老人护理服务缺失，农村老年人对社会化、专业化护理服务的需求越来越大。与此同时，由于农村青壮年大量外出打工，使得农村人口的赡养比例不断降低，老年人不能及时得到适当的照顾，空巢老人的数量日益增多。最后，健康产业人才匮乏。健康产业专业化程度高，人才质量高。辽宁省健康产业的科研人员比重偏低，科研人员数量不足。同时，我国健康产业的相关教育和培训质量较低，缺乏足够的专业技术人员，这就造成了健康产业的科研人员短缺。辽宁省现有中国医科大学等多所医学院校，其中涉及传统医学、护理、影像等医疗服务专业，以及制药工程等医药生产专业，但针对健康产业这一具体领域，尤其是智慧医疗、医疗护理咨询、养生保健、生态健身等新兴健康领域，并无具体学科与之对应，造成健康产业人才教育培养缺失，也是人才质量偏低的原因之一。大健康产业是一种产学研结合的行业，技术水平很高，对各类专业人才的需求也很迫切。目前东北地区的人口长期呈负增长态势，2010—2020年，人口数量下降了1101万，约为1.20%。东北地区的人口负增长，一方面是由于其生育率不高，另一方面是由于青年人才流向东南沿海地区，寻找更好的就业机会。东北地区健康产业人才相对匮乏，科技成果转化率低，核心技术创新能力差，综合竞争能力差。

表7-1　辽宁省部分地区养老服务主要类型梳理

地区	主要类型
沈阳	社区居家养老、机构养老、智慧养老、医养结合养老
大连	社区养老、机构养老、智慧养老、医养结合养老、旅游养老
丹东	社区居家养老、机构养老、旅游养老
盘锦	社区居家养老、机构养老、旅游养老、互助志愿养老

地区	主要类型
锦州	社区居家养老、困难老人救助
本溪	机构养老、医养结合养老、旅游养老
朝阳	社区居家养老、困难老人救助
营口	社区居家养老、智慧养老

第二节 辽宁省健康产业发展业态

一、健康养老产业发展现状

由于我国的养老产业起步较晚，在实践中还处在探索阶段，缺少成熟的模式和成熟的实践经验，目前我国的养老市场规模小、投入小，没有形成产业化的养老模式和科学、完整的产业链条，使得养老产业化整体发展程度较低、行业市场占有份额不足、缺少市场竞争力。辽宁省要把握这一契机，将养老产业与辽宁省的经济发展紧密联系在一起，以发展养老为主导。

（一）健康养老产业主导业态不断丰富

辽宁省健康养老产业在康养旅游、中医药康养、远程医疗等领域已经初具规模，健康养老产业的发展已经初见端倪。在康养旅游业态上，辽宁省以丹东、本溪、鞍山、辽阳及铁岭等天然风光、温泉为核心，开发出温泉康养、森林康养等特色产品，吸引着广大的老年人来此定居、度假休闲。从中医药康养业态角度，辽宁省坚持以老年人的健康养老需要，充分利用中医药在老年人疾病诊疗、体质改善等方面的优势，积极探索发展多元化中医药健康养老服务模式，不断推进中医药健康养老服务示范基地建设，其中，2018年首批10个建设完成。到在辽宁省创建33个中医药健康养老服务示范单位，建立了省级卫生健康专家库，56名专家入选，16名入选国家老龄健康专家库。通过实施"家庭医生"签约服务，建立以文化养生、健康管理、急救治疗、疾病治疗、康复护理和医疗机制保障为基础的"5+1"的养老保险体系。到2021年3月，辽宁省已有214所医院、2000余所养老院签约，为实现"医养结合"提供了有力的推动。在远程医疗服务的类型方面，辽宁省鼓励各大医疗集团牵头的医院设立远程医疗中心，提供远程会诊、远程影像、远程心电服务。

1. 养老日用品提供业

我国目前对养老服务市场的重视程度很高，但随着老龄化人群的日益增多，老龄化产品已不能完全适应老年人的需要。主要包括：服饰、食物、助行品、医药、保健品、康复护理、音像器材、美容、养老服务模式，不断推进中医药健康养老服务文化、娱乐、智能、医疗器械等。这类产品涵盖了各种养老产品，但由于市场需求的差异，如轮椅、助听器、血压仪等老人所需的产品依然供不应求，像智能产品、美容产品等大家普遍不关心的产品，在销售上也会遇到问题，所以政府和企业要想出更好的解决方案，既能让老人们满意，也能带动老龄产业的发展。

2. 养老护理服务业

根据《中国老年健康服务行业发展前景与投资机会分析报告前瞻》的统计分析，我国老年健康服务行业的发展趋势主要包括以下几个方面。

第一，照料服务业。设立专门的老年家庭服务中心，为老年人提供上门服务；出资帮助老年人选择活动辅助设备；增加老年人生活服务站。

第二，医疗康复服务业。社区建立健康专门的老年服务中心，为老年人提供常见上门服务；出资帮助老年人选择活动辅助设备；老年人就医生活服务多。

第三，继续教育服务业。开设符合老年人兴趣的学校及各类学习班，使老年人能够在轻松愉快的环境中进行再学习，提供更好的学习环境和条件。

第四，社会参与服务。组织老年人参加各种有益身心的活动，如成立老年人技术服务部、老年人协会、参加居委会义务服务等；还可以加强老人与子女以及外界不认识的人之间的联系，使他们能够为子女教育做出贡献，充实生活，缓解家长的压力。

第五，文体娱乐服务。建立老年人活动中心，成立舞蹈团，进行体育锻炼；成立书画社，陶冶情操；设立研究室，研究学问等，让老人们在不离开小区的情况下，享受各种文体娱乐设施带来的愉悦与满足感。

3. 养老金融业

第一，社会基本养老保险。建立了养老保险制度，可以保证劳动力群体的正常流动，在老年人达到退休年龄的同时，也可以保证新的劳动力就业。

第二，储蓄养老。攒钱养老，就是为了让自己老了之后有个依靠，把多余的钱存到银行里，等老了再用这笔钱过上晚年生活。职工个人储蓄性养老保险是我国养老保险制度的重要组成部分。

第三，养老信托。养老信托是指以个人或单位的财产为信托财产，按有关法律、法规规定缴纳的养老金保险费，并在养老保险管理部门的帮助下，使其在退休后获得收益。中国目前还没有建立起规模的养老保险制度。

第四，养老基金。养老金是一种用来支付养老金的收入，也就是社保。养老基金是指以基金股份、收益凭证、社会养老保险基金等形式委托专门基金管理人投资的项目，包括产业投资、证券投资、其他项目投资。

（二）健康养老产业政策框架初步形成

辽宁省近年来出台了一系列政策，其中包括《辽宁省人民政府办公厅关于推进医疗卫生与养老服务结合发展的实施意见》《辽宁省建立完善老年健康服务体系实施方案》《关于开展中医药健康养老服务试点和示范基地建设工作的通知》。尽管辽宁省尚未出台专门的健康养老产业发展规划及产业链布局指导，但现行产业政策框架对其深度融合发展提出了趋势性的重点方向，为健康养老产业走向繁荣提供了重要政策支撑。

二、健康管理产业发展现状

近十年来，随着健康管理学科的建设和健康管理服务产业的蓬勃发展，辽宁省的健康管理公司从零起步，拥有一定规模和知名度的健康管理公司如雨后春笋般涌现，如辽宁中科昆仑健康管理有限公司、沈阳健康管理有限公司、辽宁新瑞康健康管理有限公司等。这些企业以不同的经营理念为服务宗旨，以不同的经营项目组合为服务模式，开展健康管理和健康相关服务。同时，省医学会成立了辽宁省医学会健康管理学分会，在辽宁省各市成立了市医学会健康管理学专业分会，全省成立了几百家医院、社区卫生服务站和企事业单位。自2012年起，辽宁省医学院正式招收健康管理专业本科生，成为长江以北地区唯一一所本科院校，同时也是全国三所高校之一。同时，省内众多健康管理师培训机构与其相辅相成，共同培养出大批专业人才。

三、医疗服务产业发展现状

辽宁省地处东北南部，南临黄海、渤海，是我国东北地区沿海省份，与环渤海经济区接壤。辽宁省共有843个乡镇，其中202个乡、641个镇。尽管辽宁省整体城市化水平较高，但在医疗服务供给方面仍存在城乡不平衡、乡镇优质医疗资源短缺、医疗保障制度不健全，基层医疗机构服务水平有待提升，农村居民医疗健康服务需求不能被有效满足。截至2017年末，辽宁省共有35767家医疗机构，其中：乡镇卫生院1012家、沈阳市117家、大连市85家、鞍山市72家、抚顺市48家、本溪市76家、丹东市76家、锦州市73家、阜新市64家、辽阳市 37 家、盘锦市 33 家、铁岭市 94 家、朝阳市 140 家、葫芦岛市 97 家。辽宁省乡镇卫生院随着医疗改革不断深入，积极落实各项医改政策，提高医疗服务能力。

在辽宁省乡镇卫生院基本医疗服务能力的提升成效方面，乡镇卫生院作为农村三级医疗服务网络体系的重要组成部分，其基本医疗服务能力的提升对我国推进医疗改革、加强基层发展起着至关重要的作用。自新医改实施以来，辽宁省政府高度重视基层医疗服务能力的提升，把民生工程落到实处，加强乡镇卫生院标准化建设，逐步完善基本医疗服务设施，努力提高其基本医疗服务水平和质量。《辽宁省推进乡镇卫生院标准化建设以奖代补方案的通知》《关于将以回购（收）方式完成乡镇卫生院标准化建设项目纳入以奖代补方案的补充通知》《回购（收）完成乡镇卫生院标准化建设项目纳入以奖代补方案的补充通知》《关于开展全省乡镇卫生院以奖代补标准化建设考评工作的通知》《关于开展全省乡镇卫生院以奖代补标准化建设考评工作的通知》《关于开展全省乡镇卫生院以奖代补标准化建设考评工作的通知》，确保资金专项专用、用到实处。截至 2018 年 6 月底，辽宁省已完成乡镇卫生院 41 个标准化房屋、乡镇卫生院 54 个标准化设备。乡镇卫生院在全面改善硬件设施的同时，还不断向基层输送全科医生和其他医务人员。

四、健康保险业发展现状

随着辽宁省经济的快速发展，健康保险的发展前景将更加广阔。随着"健康中国"建设进入国家战略，商业健康保险市场必将迎来更好的发展机遇。商业健康险不仅能增强人们抵御风险的能力，同时也能解决需要医疗救助的医疗费用问题。正确认识商业健康保险发展过程中存在的问题，积极发展商业健康保险，可实现社会、保险公司和个人三赢的目标。辽宁省按照《辽宁省人民政府办公厅关于推进医疗卫生与养老服务结合发展的实施意见》（以下简称《意见》）、《"健康中国"2030 规划纲要》（以下简称《纲要》）、《"十三五"深化医药卫生体制改革规划的通知》（以下简称《通知》）等文件精神和要求，对辽宁省商业健康保险的发展给予大力支持和推动。2017 年 4 月，辽宁省委、省政府印发了《关于持续推进深化医药卫生体制改革的实施意见》。商业健康险不同于社会基本医疗保险（以下简称"医保"）具有普惠性和强制性特征。商业健康保险作为医疗保险制度的重要补充，在构建多层次医疗保障体系方面发挥着重要作用。

（一）商业健康险市场规模小、增速快

根据辽宁省人力资源社会保障厅统计，2018 年度辽宁省保险业原保险保费

收入 8528911.78 万元，其中健康险保费收入 1095633.19 万元，占比 12.8%，与寿险（54.9%）和财产险（30.2%）业务相比，规模比较小。在 2014—2017 年，辽宁省保险市场原保费收入增长率的测算中，保险市场整体增长率为 34.6%，其中健康险增长 63.4%，远高于其他险种。

（二）商业健康险市场密度与深度低，未来发展空间大

辽宁省医疗保险市场的规模不断扩大，但与全国医疗保险的发展水平仍有较大差距。营口市在 2017 年的保险深度和保险密度分别为 4.34% 和 2392.0 元 / 人，均低于《意见》规定的保险深度 5%、密度 3500 元 / 人；美国医疗保险的人口密度在 2013 年达到了 16800 元 / 人，我们与发达国家的医疗保险市场有很大的差距。可见辽宁省医疗保险市场仍有很大的发展空间。

（三）产品差异不大，多层次服务体系未建设完全

目前，市面上的商业健康保险主要是面向年龄在 18—60 岁之间的人群，60 岁以上人群的健康保险产品很少见。根据辽宁省发布的《辽宁省 2017 年老年人口信息和老龄事业发展状况报告》，辽宁省 60 周岁及以上户籍老年人口 958.74 万人，达到全国总人口的 22.65%，较全国平均水平提高 5.35%。60 岁及以上的老人，由于其高的医疗风险，其保险的种类也相对较少。腾讯微保仅为 60 岁以下的人提供健康保险，目前市场上的健康保险产品同质化，不能满足所有年龄段的需要。

（四）商业健康险市场服务不断完善

1. 引入商业健康险盘活医保账户资金

2015 年 6 月，辽宁省实现了医保个人账户与商业健康险的联网，充分利用医保卡中的闲置资金购买商业健康险，推动医疗改革进程，提高辽宁省医疗保障水平。根据辽宁省统计局的数据，2016 年健康险保费收入增长比例为 53.7%。

2. 推进商业保险机构与定点医院合作，建立数据共享机制

2015 年 7 月，辽宁省保险业出台了《保险机构定点医院管理规定》，推动定点医院和商业保险机构的合作，解决了理赔难、理赔效率低等问题。另外，保险机构、医保中心和定点医院的信息共享已经初步完成，逐步消除数据壁垒。

3. 落实商业健康保险个人所得税政策试点工作

2016 年 3 月，辽宁省正式开展税务优惠保险，开创了保障消费者享受税收优惠的新时期。由于其经营模式具有很强的创新性，与当前市场上的大部分保险产品有很大的不同，引起了整个行业的广泛讨论和重视。大力发展商业健康保险，鼓励企业、个人积极参加，为我国建立多元化的医疗保障制度提供一定的支持。

4. "微保 + 医保"，开启"互联网 + 健康医疗"新征程

2018 年 4 月，腾讯微保面向沈阳城镇职工参保人群推出医保个人账户健康险，开启了互联网健康医疗新征程。利用互联网的便利，将医保资金通过线上购买，不仅可以补充医保，还可以盘活医保个人账户的资金。

（五）辽宁省商业健康险发展趋势

拓展商业健康险的市场规模，拓展销售渠道，渠道的数量是影响保险市场规模的重要因素。目前，健康险的销售渠道以直销、代理渠道为主，而随着互联网保险公司的不断扩大，其销售渠道也在不断扩大。汪瑾的研究表明，居民的生活水准对医疗保险的支出有很大的影响。所以，保险公司要在保留原有的经营渠道的前提下，与各大银行进行业务合作，为客户提供适当的商业健康险；深入推进"互联网 + 健康医疗"的新模式，利用网络技术拓展营销渠道，拓展营销范围。

1. 完善商业健康险产品，根据社会情况有针对性地进行产品设计

本书结合辽宁省五大慢性疾病的特点，提出了辽宁省医疗保险的发展方向。鼓励各保险公司结合辽宁省的具体情况，结合不同的消费人群，对保险产品进行创新，以增加消费者的接受程度，拓展保险的覆盖面。按照《纲要》，到 2030 年，中国人均寿命将达 79 岁。面对人口不断增长的老龄化社会，加强老年人的长期照护保障已成为我国养老保险改革的一个重要内容，以保证老年人"老有所保"；结合辽宁省的具体情况，可以在一定程度上增加一种疾病或一种疾病的组合产品，如心脏病、脑血管疾病、慢性呼吸系统疾病等，为广大的保险客户提供个性化的医疗服务。

2. 形成"互联网 + 健康医疗 + 健康管理"新理念

在商业健康险新模式下，健康管理成为商业健康险的重要内容。鼓励投保人积极参加体育活动，预防疾病。《纲要》要求在政策制定和实施过程中融入健康国人均理念，坚持预防为主，防治结合。目前，部分产品已将运动保健纳入保险条款，由病后保障向病前预防转变，注重健康管理的新理念。

3. 搭建数据平台，保护数据安全

医疗数据的对接与共享、数据平台的建立、医疗机构与医疗机构的深度协作是医疗行业发展的必然趋势。通过建立数据平台，有效地解决了保险公司与投保人的信息不对称问题，降低了保险公司的赔偿标准；通过建立实时数据共享平台，可以防止医疗机构的过度医疗风险，对医疗机构进行一定的监控，从而形成一种有效的医疗行为调控机制、合理的医疗费用支出，并探索一种新型的医疗保险公司与医疗机构之间的资金分配模式。但是，数据平台需要多种操作，从旧数

据迁移到新数据导入，数据安全是支撑平台后台维护的重中之重，保证数据安全和及时更新成为当前医学大数据平台建设的一个重要课题。

4."线上＋线下"新模式的探索，减小城乡医疗水平差距

我国城乡医疗卫生资源分布不均衡是导致我国城乡居民收入差距较大的根本原因。探索"线上＋线下"的新模式，可以有效地缩小城乡间的医疗差距，突破不合理的限制和障碍。要想提升乡村卫生服务质量，必须通过网络突破地域的局限。提供"线上"的医疗咨询，让患者第一时间就诊，让顾客在"线下"体验；医疗保险把"线下"的定点医院联系在一起，成立一支医疗队伍，聘请退休的专家，让顾客通过"线上"的初步诊断，到"线下"的指定医院，进行最后的诊断。通过"线上＋线下"的新模式，进一步拓展健康险的市场，增加医疗费用的比例，构建多层次的医疗保障制度。

第三节　辽宁省健康产业快速发展的影响因素分析

PEST分析是从宏观环境影响因素分析对象，一般包括政治（Politics）、经济（Economy）、社会（Society）、技术（Technology）四个方面。本书在PEST分析的基础上，对健康产业的影响因素进行了分析。

一、制度因素

作为新兴产业，健康产业的发展离不开政府的支持。在健康产业的发展过程中，政府主要通过财政支持和政策支持来发挥作用。近几年来，政府出台了一系列政策文件来促进健康产业的发展。例如，自2009年新医改实施以来，我国政府卫生健康支出持续增长，占财政支出比重不断上升。研究表明，增加政府卫生健康支出可以提高医疗服务质量，促进健康产业发展，提高居民健康水平。此外，医疗机构、养老机构等基础设施建设需要大量资金，这些资金往往来自政府财政支出。另外，国家对健康产业的创新、税收等政策的出台，也为健康产业的发展扫清障碍、提供了便利。比如政府给予健康产业相关企业的优惠政策，可以降低生产成本，使供给曲线向右移，从而有效提高生产效率，促进行业的发展。

为进一步促进我国卫生事业的发展，国家将制药行业从战略层面提到了支撑国民经济发展的高度。这不仅关乎国家的经济发展，更关乎人民的生活。辽宁省在"健康中国2030"战略的指引下，积极推动健康产业的发展，并通过一系列

的举措，推动了健康行业的健康发展。辽宁省医药体系在"新医改"中得到了广泛应用，城乡医保覆盖率达到90%，一系列的政策措施为辽宁省的健康产业发展创造了有利的政治生态环境。

二、经济因素

我国健康产业发展水平与GDP水平存在一定的相关性，经济因素可能会影响健康产业的发展。从直觉上看，经济水平的提高对地区产业和健康产业都有明显的积极影响。宏观经济增长将促进健康产业规模的增长，从而带动产业总量的增长。另外，经济发展水平的提高也会改变个体消费结构和生活方式，从而改变健康产业结构。随着我国经济的发展、消费结构的不断优化，人们的健康生活方式也由"健康"转向了"精致健康"，而不仅仅是单纯的"不生病"。马斯洛的"需求层级"理论指出，在满足了较低的物质需要和较高的安全需要之后，人们就会向更高的层次发展。随着经济水平的提高，人们的身体素质和生活质量得到了保证，人们对身体的要求也随之提升。卫生事业在"治病""保健""健身""滋补"等领域得到了广泛的应用。作为全国重工业中心城市，辽宁省工业实力雄厚，是新中国工业的摇篮。辽宁省是辽宁工业发展的"心脏"，装备制造业占全国工业总量的31.80%。其中，普通机械制造和仪器设备制造业具有比较优势。2013年全市有85个产业集群销售收入超过百亿元，其中5个突破千亿元。沈阳装备制造业、大连软件、丹东仪器仪表、葫芦岛数字科技等一批具有鲜明特色的产业集群正在形成。综合来看，辽宁装备制造业具有雄厚的工业基础，对健康产业尤其是医疗器械制造业具有重要支撑作用。

三、市场因素

（一）社会因素

随着老龄化程度的加深，老年人对健康保健、养老服务、医疗卫生服务的需求量不断增加。为了满足这些不断增加的需求，健康产业的供给方面也在不断增加，体现为私立医院和医药制造企业数量不断提高、保健产品和医疗器械生产不断扩大、养老服务不断涌现出新业态。因此，老龄化正在逐渐成为推动健康产业发展的一个重要因素。教育水平可能也是影响健康产业发展的社会因素之一。2019年发布的《促进健康产业高质量发展行动纲要（2019—2022年）》中就针对教育培训，尤其是医学教育和卫生职业教育，在健康产业发展中的关键作用做出了指示。另外，有研究表明教育水平的差异会对个体消费习惯产生影响，受教育水平越高的个体有越高的医疗保健消费支出能力及健康保健需求。除此以外，城镇化水平可能也是健康产业发展的影响因素之一。目前，我国城乡居民在医疗保健领域的人均支出存在较大的差异。2019 年，我国城镇居民人均医疗保健支出为 1754.6 元，而农村居民人均医疗保健支出为 1137.9 元，仅为城镇居民的 64.85%。此外，城镇化水平的变化会影响健康服务的供给水平。例如医疗卫生服务，城镇化水平的提高将有利于合理配置医疗卫生资源，缩小城乡医疗卫生服务差距。但是城镇化可能会带来负面的影响。大量人口涌入城镇会造成基础设施短时间内跟不上快速增长的需求。同时城镇化可能会造成水、空气污染，影响人们的健康，给财政支出增加压力。

1. 发展养老产业已经提升到国家战略高度

2019 年 11 月，中共中央、国务院发布《国家积极应对人口老龄化中长期规划》（以下简称《规划》），提出我国到 2022 年初步建立应对人口老龄化的制度框架，到 2035 年积极应对人口老龄化的制度安排更加科学有效，到 21 世纪中叶，应对人口老龄化制度安排成熟完备，与社会主义现代化强国相适应。《规划》明确了养老产业作为新常态下新经济增长点的定位和贯穿于国民经济各行业的属性并在发展养老产业上做出部署安排，提高老年产品质量，拓展老年产品市场，促进老年服务业综合发展。2020 年 11 月发布的《中共中央关于制定国民经济和社会发展第十四个五年规划和二〇三五年远景目标的建议》中明确提出"推动养老事业与养老产业协同发展，培育养老新业态"等内容，将发展养老产业提升到了战略高度。2021 年 6 月，国家出台了《"十四五"积极应对人口老龄化工程和托育建设实施方案》，其中提出"坚持以人民为中心的发展思想，深入实施积极应对人口老龄化国家战略"。加之当前大众创业、万众创新的产业发展新时期，为养老产业的发展带来的创造性条件包括政策和资金、平台和技术等方方面面。东北老工业基地振兴战略实施以来，民生与发展紧密相连。东北老工业基地的改造和发展，不仅培育了新的经济增长点，而且形成了经济发展的内生动力。辽宁省在提升传统优势产业时，积极培育健康养老等新业态。推动养老产业发展已成为国家战略，同时也是辽宁省发展养老产业的机遇。

2. 崭新时代背景下的养老需求

随着经济的发展和人们收入的增加，人们开始追求生活品质的提高，这必然会带动旅游休闲、养老产业快速发展。在整体消费水平不断提高的过程中，老年人的消费也自然上升。当前，物质极大丰富，人们生活水平显著提高，医疗状况明显改善，社会保障制度日趋完善，人们的思想观念有了很大转变。已经迈入老年的群体，无论是身体素质还是心理状态同前些年相比有很大改变，他们开始追求养生，更加注重自我的感受，做自己想做的事。老年人有可自由支配的时间、有养老金等收入，更有颐养天年的心理需求，养老产业必将呈现出多元化的发展态势。老年人对健康、对生命的重视，正是辽宁省养老产业发展的最大机遇。在发展养老产业的机遇下，辽宁省应结合自身优势，发挥自身特点，运用自身资源，积极将养老产业的发展放在重要位置，早日迈入国家养老产业发展的前列，使之成为支柱产业。

（二）行业现状

行业现状分析主要从需求分析、功能特性分析、目标客户群分析等方面进行。一方面，潜在需求旺盛。我国经济稳步发展，人民的可支配收入不断增加，居民健康生活的要求也越来越高，由质量向健康转变。随着人们对绿色、新鲜、安全、健康的食品的需求越来越大，人们对蔬菜、水果、水产品的需求也越来越大。另一方面，在网络信息时代，通过健康理念平台，几乎所有的产品和服务都可以通过健康产品来实现。在未来几年，消费者会越来越多地使用健康产品和服务，会逐渐改变依赖于现有社会条件的单纯消费习惯。

事实上，在某些发达国家，居民的健康观念比较完善，他们购买健康产品或服务，为健康产业的发展买单，消费者对于健康产业的发展充满热情，因为健康产业的高效率、便利性。对于特定消费者的需求，健康产品与服务在未来必然成为趋势。因为需要实体门店，如果想要扩大经营范围（增加店面），必然会受到地理位置、资金等方面的困扰，在这种情况下，一些消费者通过网络传播健康产品和服务的理念，具有非常便捷的方式。从消费者的角度来看，这是一种很好的选择，顾客只需要打个电话或者网上下单，就能在家门口收到产品，非常方便。需要引导才能激活。虽然健康观念下的网络消费市场潜力很大，未来发展前景也很好，但我国消费者并没有完全准备好，尤其是退休家庭主妇，他们的空闲时间很多，根本没有必要选择健康产品和服务。

相对于传统的消费模式来说，这种消费模式正变得越来越受欢迎，但是正如上文所述，退休老人和家庭主妇拥有太多的空闲时间来购买健康产品，因此这些人就是潜在的消费者。相对于老人而言，白领们大多是忙于工作，下班的白领，很少有时间去购物，网络是最方便的购物方式，也是白领们最喜欢的购物方式。居住在高档住宅区的居民，其收入较高，生活品质要求较高，对服务品质和售后要求更高，是当今社会的主要目标群体。在大型酒店，尤其是高端餐饮企业消费的人群，更注重的是健康产业的服务，所以需求很大，也是目前主要的消费群体。

（三）产业布局

随着辽宁省健康产业的发展，整个辽宁省的产业布局逐渐完善，健康制造业逐渐形成规模，成为辽宁省制造业的龙头企业，健康产品销售和服务业紧随其后。健康产品销售与服务业的快速发展，给辽宁省健康制造业带来了源源不断的动力，同时也使健康产业整体布局呈现出巨大的活力。目前，辽宁省已有数千家健康产业相关企业，包括医疗器械生产企业、药品生产企业、保健食品生产企业、药品批发企业。其中最值得注意的是，许多企业顺应现代化趋势，积极尝试提供互联网药品信息服务和网上药品交易服务，开设了多家专业企业，提供线上服务，为辽宁省健康产业布局注入了新的活力。

（四）区域发展

辽宁省各城市的发展趋势不同，通过区域布局与地理布局分析，辽宁省各地区健康产业发展水平存在明显差异。首先，不同区域之间的产业发展成熟和发展速度不同。比如沈阳市、大连市，都是以医疗器械制造为主，发展比较成熟，很多医疗器械企业都集中在沈阳市、大连市，占据了辽宁省所有医疗器械企业的八成以上；与沈阳市等城市相比，本溪市更注重生物医药产业的经营和发展，许多国际知名制药企业纷纷落户本溪市，投资上千亿，成为国内生物医药产业最大的聚集地。

四、技术因素

当今科技日新月异，特别是在高质量发展的大背景下，科技已经成为健康产业快速发展的关键力量。一方面，通过科技创新，使生物医药与医疗器械制造业能够生产出符合市场需要、满足市场需求、提高资源利用率、降低成本的创新产品。另一方面，由于信息技术的应用，出现了许多新模式和新业态。互联网＋健康服务平台、健康大数据、云计算等技术的出现，为人们提供了更好、更方便的健康管理服务。因此，科技进步能够在提高健康产业的生产效率的同时提高服务质量。

第四节　辽宁省健康产业发展对策

目前，辽宁省健康产业主要由医疗器械制造、医药保健生产和销售两部分组成。进一步拓宽和丰富健康产业的内涵，形成多元化、多层次的产业格局。具体而言，低收入人群对健康产业的需求较低，一般仅限于低价药品和中小医疗机构消费。这些人群一般不是企业的目标客户，应适度增加医疗机构、医药行业的供给量，并相应提高服务水平。中等收入人群具有一定的消费能力和较大的比重，应成为健康产业的重点关注对象。这类人群以发展性消费为主，除了传统医药和医疗机构消费外，对保健食品、养生健身产品、家用医疗器械、疾病筛查和预防、心理健康咨询、健康干预等需求较大。因此，针对这类人群，应加大服务供给，兼顾数量和质量，积极开发新产品和服务，拓展产业内容。与其他消费群体相比，高收入人群更注重疾病的事前预防和保健的舒适度与娱乐性，更倾向于个性化的产品服务。因此，针对高收入人群，应积极发展休闲养生、生态健身等个性化健康服务。

一、依托地区特色资源，深化产业改革

（一）基于现有成绩，强化产业整体规划

辽宁省健康产业的创新升级，最重要的是整合现有的健康产业，整合各地区的资源优势和产业基础，打造具有鲜明特征的健康产业，充分发挥健康消费对辽宁省经济的促进作用。健康产业的发展，必须坚持以提高辽宁省人民的健康水平为根本任务，突出重点企业的扶持力度，充分发挥先进企业的市场带动作用，形成全行业积极向上的氛围，建设符合辽宁省健康产业高水平发展需要的现代健康产业结构，充分发挥辽宁省特有的医药资源和旅游资源优势，积极利用政策、理论和制度创新，形成辽宁省健康产业发展的和谐氛围，既可以促进辽宁省健康产业的发展，也可以促进辽宁省现代科学产业链的形成，促进辽宁省健康产业的持续发展。

（二）建立健康产业发展基金

辽宁省政府在发展健康产业时，必须充分考虑省际经济发展的特点。为了进一步保证各地区健康产业的稳定发展，必须在政策制定和财政上给予一定的支持，鼓励落后地区加快健康产业的发展，逐步缩小地区差距，实现公平发展辽宁省政府要重点扶持健康服务水平较差的城市，针对城乡差距，要加大农村卫生服务支持力度，加大卫生服务站、健康咨询机构、社区卫生服务站等建设规模，全面满足基层的医疗卫生诉求，在逐步完善基本健康服务的同时，加强更高水平的医疗卫生服务建设。同时，辽宁省政府应积极引入社会资金，全面提升健康产业的发展水平，建立健康产业发展专项基金，用于健康产业的科技研发、创新、产品优化、服务建设、招商、产业推广、基础产业建设、行业领头企业奖励等，有效地利用健康产业发展专项基金将不断促进企业研发创新活力，也能够使整个产业得到更好地引导和约束，实现可持续健康发展。

（三）建立健康产业发展平台

为了进一步推动辽宁省健康产业的发展，必须加强区域和企业间的交流与合作，为健康产业的发展创造更广阔的平台。通过建立健康产业协会，利用协会的优势来监督健康产业的内部管理，同时也可以为各地区和企业提供交流与合作的渠道。协会的建设要严格按照相关法律法规来进行，政府主管部门要定期监督和引导协会内部企业，将检查结果及时反馈给省政府，帮助省政府及时掌握行业动态，采取更有效的政策措施，进一步促进健康产业的发展。通过建立健康产业协会，充分挖掘各企业资源，充分发挥地方政策优势，促进健康产业的发展，激活辽宁省健康产业的资源优势，提高资源利用效率，为健康产业提供源源不断的动力。而且，成立健康产业协会，可以加强行业内部的监管，提高行业的监管力度，形成一种约束机制，让企业提高服务质量，提高产品质量，促进企业的科研创新，促进辽宁省健康产业的持续发展。同时，健康产业协会的建立也应该建立严格、规范的健康产业等级评定制度，通过市场反馈和定期的内部检查，对健康产品和服务质量进行评价与分级，并将鉴定结果公布出来，通过市场监督的方式，进一步加强健康产业的管理和约束，让辽宁省所有健康产业的企业都能够实现规范化发展。

（四）建立老年用品经济开发区，以此健全养老资源市场匹配度

目前，国内老年人用品市场对老年人生理衰老需要调理和保健的关注较多。老年产品开发仅限于康复辅助产品，且多集中于保健品行业，产品种类单一，发展滞后。打破老龄产业狭隘的定位，将适合老年人的产品应用于各个行业，如无障碍设备、自助生活用品等高科技产品、家居环境改造、文体娱乐设施建设等。辽宁省需要建设一个大的市场，能够把分散的老年人产品集中在一起，通过大规模的流通拉动整个老年产品的开发、生产和销售，从而促进整个市场的发展。辽宁省作为东北三省制造业的龙头企业，在发展适老化技术与产品方面具有独特优势。要结合东北老工业基地的转型发展，打造具有较强经济实力、较强管理能力的养老产业龙头企业，培育一批产业链长、驱动力强、品质优良的养老服务品牌。养老产业的产品不仅要包括食品、药品、保健品、医疗护理、康复等设备，还要鼓励企业积极开发应用智能照护机器人、生物工程、新材料技术以及大数据、物联网等在老龄产业中的研发和集成应用，推动老龄产品研发制造纳入制造强国发展战略，实现老龄产业的高标准、数字化、智能化、智慧化发展。借鉴大连曾举办国际老龄产业博览会的经验，积极申请举办国际老龄产业博览会、国际老龄产业博览会，通过举办成果展示、系列论坛、高端对话等活动，为辽宁省企业开拓养老市场提供最佳平台，带动全省养老产品和技术创新升级，推动辽宁省

养老产业形成规模经济、引领养老产业发展新局面。建立老年用品经济开发区，把所有有养老需求的产品集中起来，形成一个完整的老龄产品生产链；不断满足老年人多样化、多层次的消费需求，全面、系统地向全国老年人提供老年用品、生活用品、保健用品等，涉及上亿老年人的衣食住行，庞大的市场必然会推动辽宁省经济的稳步发展。

（五）探索形成区域化、特色化健康养老融合发展的服务模式

一是健康旅居辅助产品，且多集中于保健品行业，旅居型养老保险。依托辽宁省东部丰富的疗养资源，大力发展"生态＋旅居"新业态，发展健康旅居疗养模式。利用"大生态"资源，建设美丽乡村，把养生、养老与老年人健康相结合，形成生态旅居养生养老健康产业体系。二是健康养老社区。康养社区的服务质量取决于医疗服务的便利性，通过整合医疗、健康、养生资源，构建"诊断—治疗—康复—养生"四位一体的高端健康服务体系，为入住老人提供全程疗养、应急服务等，不断丰富社区健康养老服务内容和层次。三是乡村健康享老型服务。加强整体规划，加大资金、技术和土地投入，围绕美丽乡村建设，盘活乡镇资源，补齐乡镇基础设施短板。鼓励社会资本参与健康养老小镇建设与运营，不断完善特色乡镇基础设施，将医疗、气候、生态、康复、休闲等多种元素融入养老产业，持续推进健康养老服务和产品向农村等基层地区下沉。重点加强农村地区体育、教育、文化等基础设施建设，鼓励餐饮、护理、医药、旅游、老年用品等行业协同发展，推进健康养老基地建设。

二、强化政府引导，推进产业升级

政府应积极制定相关政策，支持健康产业的发展，引导企业制定适合自己的经营战略。加强政策引导和信息传递，为健康产业营造良好的市场环境，健全相关法规和行业规范，促进国内国际投资合作。同时成立健康产业协会，定期与企业、政府、医药卫生院校、科研机构、投融资机构等进行交流，让他们了解健康产业市场需求及生产服务供给现状，协调产业发展，优化投融资体系，促进人才引进与培训，加强知识产权保护以鼓励企业自主创新，构建良好的产业发展环境。健康产业属于新兴产业，政府应给予政策倾斜，加大支持力度。在健康制造领域，鼓励企业研发关键技术，开发医疗产品；在健康服务方面，鼓励企业挖掘消费者需求，创新改进服务内容和服务方式。在培育、扶持大型龙头企业的同时，鼓励中小企业发展，形成合理的市场分工，建立有序的市场竞争机制，提高辽宁省健康产业的产品质量和服务质量。

（一）针对行业发展，强化组织建设

辽宁省健康产业的创新升级必须建立科学的组织机构，明确其职责与职能，共同促进健康产业健康发展，营造积极向上、公平正义的健康产业环境，促使健康产业提供高质量的公共服务。构建符合辽宁省特色的支持保障体系。加强各级政府部门之间的引导与协调作用，强化政府服务职能，使其能够为辽宁省健康产业的发展做出最大贡献，为健康产业的发展提供强有力的体制保障。比如建立产业发展联盟，让政府、企业、人才、学术、资金等资源汇聚在一起，为辽宁省健康产业的创新升级提供源源不断的要素支持，共同维护健康产业的可持续发展，同时也能加强各行业之间的联系，打破沟通障碍，突破瓶颈，促进产业升级。

（二）建立配套政策，全面促进发展

随着辽宁省健康产业的创新和升级，明确辽宁省政府可以通过加强税收、金融、卫生、食品等方面的政策建设，将健康产业纳入振兴东北地区规划中，并给予相应的政策支持。具体扶持措施是在具备条件的地区建立产业示范园区或产业基地，形成规模化建设更符合健康产业发展的需要。

（三）扶持多元主体，拓宽政策受众面

健康产业的发展仅靠政府是远远不够的，还需要社会力量的参与。目前东北地区健康产业政策多以区域、行业为导向，缺乏针对企业和社会组织的专项政策。因此，应本着政府支持、社会参与的原则，放宽市场准入规则，简化审批程序，鼓励和引导社会力量开办医疗机构，开展产学研深度合作，打造具有鲜明特色的健康产业园区。同时，政府应加强市场监管，优化营商环境，保障健康产业的健康发展。作为"振兴东北"战略目标的健康产业，具有很强的市场潜力，东北三省要抓住机遇，鼓励和引导多元主体参与，建设产业园区和生态城市，涵盖"医""养""管""食""游"。

（四）加强融合发展，拓展政策作用领域

东北三省健康产业政策主要作用于健康服务业、健康人才教育和知识普及、健康保障和金融服务，符合国家服务业高速发展的要求，但在中药材种植这个优势领域及智慧健康前沿性应用上的政策支持不到位。为此，政府应制定专项政策支持，打造一批具有战略意义的生物医药产业集群，如大连—本溪—哈尔滨—大庆—牡丹江，同时扩大药材种植规模，延长产业链，增强药材品牌效应。此外，还应积极推进健康产业的物联网、云计算、大数据等现代化信息技术，大力发展"互联网+"健康产业，促进健康产业的发展。

（五）开展健康产业发展调研，加深决策认知

政策制定是否科学、合理，取决于决策者对产业的认知程度。如果政策制定

者对健康产业认知存在偏差，将导致政策预期效果无法实现。东北三省的健康产业政策样本大多缺乏对健康产业现状的诊断与描述，难以发现问题根源，造成政策资源浪费。决策者要了解健康产业的发展状况，必须做好健康产业统计工作，制定科学有效的统计标准，利用云计算、大数据等信息技术构建健康产业数据平台，实现健康产业的全面认知。这样既可以把数据碎片化，又可以促进东北三省的健康产业协同发展。健康产业涉及面广、分类众多，因此应注重各部门间的合作，使政策更权威和有效，从而激发健康产业的活力。

（六）将商业健康保险纳入长远政策规划

要构建多层次的医疗保障体系，必须围绕人民健康，明确政府主导地位，紧跟国家相关政策。由于商业健康保险具有天然的医疗保障优势，可以弥补基本医疗保险不能提供医疗保障的不足，直接促进了医疗保险体系的建设。因此，政府必须重视商业健康保险。在推进多层次医疗保障体系建设的过程中，政府应充分重视商业健康保险，把商业健康保险纳入国家规划。首先，政府应充分考虑商业健康保险在满足居民多样化、高层次需求方面的优势，鼓励保险公司重视保险产品的创新，鼓励商业健康保险通过自身发展带动医疗保障体系的完善。其次，在医疗保障体系建设规划方面，政府应不断完善商业健康保险与基本医疗保险、医疗救助等制度衔接，使医疗保障体系各个组成部分能够实现协调配合、高效运转，让全体居民便捷地得到全面的医疗保障服务。最后，在健康产业发展规划中，政府应鼓励保险公司与健康产业上下游企业合作，借助各方优势，使商业健康保险脱离单纯的医疗费用经济补偿的境地，完善商业健康保险服务体系，参与到参保人的"防、诊、治、康"的全过程中。

（七）引导搭建通用的医疗健康数据平台

无论是建立健全多层次的基本医疗保障体系，还是未来健康产业的发展，还是商业健康保险专业化经营，都需要建立专业的医疗健康数据平台，以获取数据支持。但是，在建立专业医疗健康数据平台的过程中，国家医保局、医疗机构、保险公司都不能各自为战，这样只会使各方面的数据有限、互通性差，导致数据孤岛。因此建立一个专业的医疗健康数据平台需要三方共同努力，但三方各有各的立场和考虑，合作过程中难免会出现一些摩擦，所以政府应该充当协调者的角色，协调三者之间的关系，引导专业医疗健康数据平台的建设。

政府在引导三方建立专业医疗健康数据平台之前，应首先与三方协商，根据实际情况和未来使用的便利性，制定一套标准，这样才能将健康数据录入到专业医疗健康数据平台上，既能保证数据的准确性，又能避免数据不统一。其次，在搭建专业医疗健康数据平台的过程中，三方必须从各自的角度出发，认真录入各方面的健康数据，这样才能保证专业医疗健康数据平台提供的数据全面，能够满足各方面的需求。对于偷懒登记的机构，政府会给予警告，给予相应的惩罚，情节严重的，可以控制他们的专业医疗数据平台。最后，由于专业医疗卫生数据平台拥有大量的私人数据，因此政府必须保证平台的安全，防止个人信息泄露。在使用健康数据库时，可以根据使用者的需求，对个人隐私信息进行控制，并根据使用者的需求，设置相应的权限。

三、提升科技水平，引入人工智能

健康医药生产、医疗器械制造业对自然资源及产业环境依赖性较强，辽宁省健康产业可以结合大连等沿海城市的区位优势、东北地区动植物自然资源优势、工业基础优势，推动健康产业的集群发展。目前，辽宁省已成立六大医药产业园，如何高效地利用产业园，最大限度地发挥产业集聚的优势，是健康产业发展的重点。首先，结合特色资源，因地制宜地实现健康产业集聚。如利用丰富的自然资源进行中成药品、保健品的生产；利用雄厚的工业基础和比较高端的科学技术进行医疗器械、医疗仪器制造；利用港口等便利交通条件进行健康产品出口贸易等。其次，加强健康产业功能分区，完善健康产业相关基础设施，加强水电、道路、通信等硬件设施建设，进一步完善健康产业信息支持、融资投资、企业服务、科学技术支持等软件设施，提高健康产业园的产业承载力。最后，组建健康产业协会，搭建企业、政府机构、科研院所之间的健康产业信息平台，提高自主运行能力，激发健康产业园区主体活力。

（一）落实创新驱动发展战略

落实创新驱动发展战略重点是要充分挖掘辽宁省原有的健康资源优势，包括地理优势、能源优势、原材料优势、政策优势等，积极探索能够促进健康产业创新发展的模式，重点培育健康产业前沿科技以及前沿领域，实现健康产业充满活力的发展建设，比如养生保健、生物制药、健康管理等领域，都是当前新兴的热门产业。对于中小型民营企业也应该加强扶持力度。由于中小型民营企业具有强烈的创新意识和优秀的创新能力，中小型民营企业的发展将直接影响到辽宁省健康产业的发展，所以可以采取战略性的扶持政策来对中小型民营企业进行扶持。

（二）加强自主创新能力，推进产学研结合

政府应大力推动健康产业科技创新，加强对健康产业产学研的领导、协调，明确各主体的权责。建立以企业为主体的健康产业产学研一体化体系，企业通过市场调查分析，找寻出健康产业的潜在需求和科研缺口，以市场需求为导向下发

科研项目给科研机构，并在研究过程中给予科研机构实践反馈，帮助科研成果的落地，提高科研成果转化率。

四、优化服务环境，提升服务水平

（一）强化法治管理，创新社会体制

确保辽宁省健康产业稳定发展必须要为产业发展做好充分保障工作，规范化管理，利用法制建设严格规范健康产业发展过程中各项行为。创新社会管理体制，出台一系列能够促进辽宁省健康产业发展的相关政策文件或法律法规，将健康管理和人民健康保障纳入辽宁省法制建设体系内，明确规定政府部门、医疗卫生部门、社会保险机构、企业组织、劳动者在健康管理过程中应该肩负的社会责任以及应该享有的权利，通过建立规范化健康管理制度，充分发挥出法制管理的积极作用，有效规范辽宁省健康管理产业的研发和发展行为，提高市场准入门槛，确保辽宁省健康管理事业真正发挥出促进健康产业发展的积极作用。

（二）银保监会和行业协会层面

我国的医疗机构要接受医政医管局的监管，而我国的保险公司则要接受银保监会的监管。在医疗保障体系建设过程中，医疗机构和保险公司相互配合，形成医疗费用控费机制是未来医疗保险发展的必然趋势。但由于双方在合作领域存在着一定的差距，因此银保监会和医政医管局不能分开监管，需要在合作领域开展联合监管。

首先，两个监管机构要根据实际需要，结合医疗机构和保险公司的实际情况，制定和修改双方可以合作的领域，使双方能够明确合作领域的边界，避免在合作过程中出现踩红线、越界的情况。其次，双方都需要制定明确的合作规则，明确双方的权利和义务，明确惩罚，这样双方才能"有法可依"。最后，银保监会和医政医管局联合监管的重点在于医疗机构与保险公司在合作过程中是否存在灰色地带，双方是否合谋损害参保人利益。因为一旦出现这种情况，对医疗机构和保险公司都会产生很大的负面影响，对双方未来的合作也是不利的。

（三）鼓励商业健康保险进行险种创新，增加产品供给

我国的医疗保障体系是以基本医疗保险为主体的，基本医疗保险只是为居民提供基本的、低层次的医疗保障，至于更高层次的医疗保障需求则需要商业健康保险。但现阶段，我国商业健康保险产品结构不合理，各险种之间发展严重失衡，加之疾病谱发生变化，保障需求日益增长。因此，医疗保障体系必须加快商业健康保险的发展，才能为居民提供全面的医疗保障。

银保监会在加快商业健康保险的发展过程中，应鼓励保险公司创新商业健康

保险产品，扩大其供给。首先，银保监会主动在保险业内营造"不怕试错"的氛围，减轻保险公司在创新商业健康保险时的心理负担，使保险公司能够更加专注于居民实际的医疗保障需求，从而开发新的商业健康保险产品。其次，目前我国税优健康险发展状况不容乐观，因此，银保监会应鼓励保险公司大力发展税优健康险。税优健康险是响应国家号召，有一定政策红利，容易快速发展。最后，在鼓励保险公司进行商业健康保险创新的同时，银保监会还需要对产品设计、销售、赔付等关键环节进行监管，只是要给保险公司留出一定的自由空间，让保险公司在创新商业健康保险方面发挥更大的作用。

（四）以行业为整体，开展与医疗机构的合作

为了控制医疗费用的快速增长，医疗机构可以与医疗费用支付方——保险公司合作，形成利益共同体，但我国大部分医疗机构属于公立性质，缺乏合作动力。即使有合作意向，医疗机构在患者治疗过程中的话语权更大，也会使保险公司处于弱势地位，降低保险公司的积极性。因此，想要让医疗机构和保险公司更加紧密地合作，除了政府的鼓励之外，保险行业本身也应该团结在一起。

首先，保险行业不能各自为战，必须团结一致，以保险协会的名义，代表保险行业和医疗机构进行谈判。在协商谈判过程中，由于保险行业代表着整个保险行业，相对于单一保险公司而言，具有较强的话语权，可以有效改变保险行业在谈判中的弱势地位，有利于双方平等地达成合作意向。其次，由于保险行业协会代表整个保险行业和医疗机构进行谈判，保险行业形象的好坏直接影响到谈判的结果，最终影响到合作的达成和条件。因此，保险行业必须加强行业自律，尤其是商业健康保险行业，通过严格的行业自律，塑造良好的行业形象，才能让医疗机构更加放心，达成合作。最后，保险行业协会与医疗机构达成合作意向后，各保险公司就会展开竞争，毕竟国内的医疗机构数量众多，涵盖了各个行业的体量，所以各家保险公司可以根据医疗机构的需求以及自身公司的体量大小、保障能力等实际情况，在行业内开展竞争，尽可能实现体量相配的医疗机构与保险公司能完美对接，而对于需求特大的医疗机构，可以联合几家保险公司共同合作。

（五）开发特色旅游产品，推进养老旅游产业发展

发展候鸟型养老产业，吸引了黑龙江、吉林、内蒙古等辽宁省北部省份的老年人。在全国范围内，60岁以上的老年人口即将达到3亿。老年人养老除了满足基本生活需要外，还应享有高质量的晚年生活。辽宁省是一个具有丰富旅游资源的地区。辽宁是我国最早建立的老工业基地，拥有丰富的工业旅游资源，拥有中国第一座工业博物馆、全国第一座蒸汽机车博物馆、展示新中国钢铁工业起步

的鞍钢展览馆、了解我国歼击机发展历程的航空博物馆。此外，辽沈战役纪念馆、鸭绿江断桥、抗美援朝纪念馆等辽宁省特有的具有国际影响和历史意义的文化遗存，对发展红色旅游具有重要的资源价值。加之全省不可移动文物众多，可开发多条特色旅游线路，满足不同时期旅游项目的需求。将康体养生理念融入养老旅游产品开发中，充分利用海岛资源、温泉资源、生态景观资源以及省内中医药高校科研院所产学研优势，创建健康医疗旅游、中医药健康旅游示范区及示范项目。辽宁省海岸线长、港口多，可以针对老年人的出行特点，进行游船休闲旅游产品的开发。对现有养老设施进行合理规划，充分利用现有养老机构进行养老旅游规划。充分利用现有资源对养老旅游产品进行合理规划和开发。逐步引入新的养老旅游产品，尤其是针对老年旅游者的健康、养生需求，在设施设计和建设上同样要方便老年人。发展养老旅游项目要考虑到这个群体的实际情况，以建设惠民型为主。建设具有普惠性的养老旅游产品，能更好地满足老年人的消费需求，促进养老旅游市场进一步成熟。

辽宁省旅游资源丰富，只要对现有养老设施进行合理规划，引进创新的养老旅游产品，积极建设惠民型养老旅游项目，必将推动经济发展再上新台阶。再加上辽宁省养老产业开发区拥有专业的养老服务团队，软硬件兼备，真正实现了辽宁省养老产业集群发展的全国领先地位。人口老龄化速度快、老龄人口基数大、未富先老、老龄抚养比高等问题给我国养老产业的发展提供了契机，而养老产业集群地发展有利于优化要素配置、节约产业成本、推进技术进步、打造核心竞争力。辽宁省应以养老产业集群发展带动产业转型，推动区域经济发展，确立"养老用品、养老服务、养老住宅、养老旅游"四大产业集群攻坚板块，坚定发展方向，稳步前进，把辽宁省养老产业打造成经济支柱产业。

五、加强从业者培训，培养复合型人才

（一）建立养老服务专业团队，真正地做到养老产业的集群式发展

健康养老产业的发展，不仅要有普通的从业人员，还要有具有管理和研究能力的专业人才。目前，我国养老服务人才短缺，拥有护理资格证书的人数不到10万，而且总体素质参差不齐，难以为老年人提供满意的服务。辽宁省应该加强对老年护理人员的培训。大力发展老年教育、老年体育、老年旅游等多种服务形式，促进老年与老年产业的协调发展。

一方面，要加强学历教育，培养老年医学、康复、护理、营养、心理和社会工作的专门人才；鼓励高校、中职学校开设老年服务管理、老年保健、护理康复、营养配餐、心理咨询等相关专业。要构建符合我国国情、具有国际化特征的

养老专业人才培养与培养实践系统。

另一方面，大力发展职业教育，以普惠制方式为老年人提供必要的养老服务。要建立和完善护理人员的培训与培训制度，让他们了解有关的法律法规、政策和标准。建立以德、能、绩为本的职称评定和技能评定等级制度，扩大退休人员的职业发展空间，提高其职业荣誉和社会认同。把辽宁省打造成一个专门的养老人才培训基地，为国家的养老服务事业发展提供专门的后备力量。

（二）促进人才培养，提供人力保障

健康产业的发展离不开人力资源的支持，而优秀的人才储备能力将决定辽宁省健康产业的发展质量，因此，辽宁省要大力加强与高职院校的相关专业建设，建立健全的人才培养体系，建立与辽宁省健康产业发展相适应的人才培养体系，必要时，高校应当增大护理学、医药学的招生规模，加大医务人员的培养，并结合人口老龄化、亚健康人群、特殊职业人群对健康需求的特点进行营养师、养老护理师、针灸师等相关专业人才培训力度，构建起具有特许资格的培训基地，进一步丰富人才资源培养工作，鼓励已经从业的在职人员积极参加各类培训，全面提高行业内从业人员的业务水平，而这也能够加强对各类从业人员的素质管理。

（三）加强高校实践教学，建立校企联动培养机制

大学教育要走到企业的第一线，加强实践与应用。要想提升辽宁省卫生行业的专业技术水平，必须从加强临床实习的能力入手，积极争取更多的机会，把现有的师资送往医疗行业发展比较好的省份和国家去，吸取国外先进的经验。通过与医疗服务公司的合作，聘用专业技术人员、营销服务人员、经营管理人员等为兼职老师，有针对性地制订培训方案，把学生的培养与健康行业的市场需要紧密结合，将实习指导与理论教学相融合。紧密结合健康行业发展的需要，构建"校企合作"的模式，将医疗院校与健康制造、健康服务企业联合培养。企业为学校搭建实习平台，学校为企业提供技术研究与开发、医疗理论知识、人才供应。

第八章　中医药融入医养结合促进辽宁省健康产业发展的路径研究

第一节　中医药发展概述

一、先秦两汉时期的中医药发展

《黄帝内经》是现存于世的最早的医学典籍，该书虽成于西汉，但作为论文汇编性质的著作，书中包括了源自先秦及汉代的学术内容，能够反映那时的中医理论。整个理论体系是以"天人相参"的整体观为前提，以精气、阴阳、五行为核心概念，象思维为思维模式构建起来的。这样的核心理论范畴和思维模式确立了中医学的理论形态，是该时期中医理论发展的特点。

《史记·扁鹊仓公列传》中记载了扁鹊为晋昭公（公元前 526 年）、齐桓公（公元前 643 年）看病，扁鹊曾提出过"六不治"之"信巫不信医不治"，宣告他与巫术划清界限。扁鹊的医学尤以诊脉闻名，太史公曾赞曰："天下言脉者，由扁鹊也。"扁鹊的医学源自长桑君所授的药及禁方书，扁鹊为虢国太子诊病时，提出了"切脉""望色""听声""写形"，并以阴阳论病，推测在扁鹊活动的公元前 6 世纪—公元前 5 世纪，已有区别于巫术医学的自然哲学的医学理论产生。

与扁鹊在同一列传中的仓公淳于意，西汉初人，受学于公乘阳庆，公乘阳庆有"古先道遗传黄帝、扁鹊之脉书，五色诊病"，可见仓公所学源于黄帝、扁鹊，司马迁将仓公和扁鹊安排在同一列传，除了二人均为名医外，在学术上也有师承授受的关系。淳于意在诊籍中论说扁鹊用石治病的医理以及"必审诊，起度量，立规矩，称权衡，合色脉表里有余不足顺逆之法，参其人动静与息相应，乃可以论"的治疗原则。仓公淳于意自公乘阳庆得到脉书《上经》《下经》《五色诊》《奇咳术》《揆度》《阴阳外变》《药论》《石神》《接阴阳禁书》，上述古书源自黄帝、扁鹊。

成书稍晚于《史记》的《黄帝内经》是现存最早的医学典籍，据目前学界认为成书于公元前 99 年—公元前 26 年之间。《黄帝内经》也记载了古医学文献《揆度》《上经》《下经》等。淳于意重视脉法，诊病"必先切其脉，乃治之"，《史记》中记载的淳于意的 25 个诊籍有 22 例采用了脉诊，包括了十二经脉遍诊法与独取寸口诊脉法，典型的脉象如滑、代、数、动、疾、大、坚、躁、鼓、小、弱、散、实、结、急、搏、音等，还有尺肤诊法，以上诊法也都见载于《黄帝内经》，但《黄帝内经》中还包括了人迎寸口诊脉法以及三部九候诊脉法。

综上所述，古文字和先秦古籍向我们展示了一条从巫医不分到巫医分离，基于自然哲学的医学走上独立发展道路的轨迹。依据《史记·扁鹊仓公列传》的师承授受传统及学者对古代实用技术传承传统的认识，西汉成书的《黄帝内经》纂集了先秦至汉初的多个学派的医学理论。据《汉书·艺文志·方技略》记载汉代还有《黄帝外经》《扁鹊内经》《扁鹊外经》《白氏内经》《白氏外经》《旁篇》共七家医经，但现在除《黄帝内经》外，余不可考。

我们可以据《黄帝内经》得见先秦医学理论的特点。

自《黄帝内经》确立了以精气、阴阳、五行为框架的医学理论体系以来，东汉·张仲景著《伤寒杂病论》以《黄帝内经》为参考书目之一，发挥了《素问·热论》篇的伤寒六经传变理论。《神农本草经》则在药物的性味等方面继承和发展了《黄帝内经》的药食阴阳理论以及五味理论等。《伤寒杂病论》奠定了临床诊疗理论体系，《神农本草经》呈现了中药方剂理论体系。因此后世医家也将《黄帝内经》的理论体系作为中医药理论的嚆矢，正如张仲景在《伤寒论序》所言："思求经旨，以演其所知"，对《黄帝内经》等经典理论进行诠释和发挥成为中医理论发展的内在动力。

《黄帝内经》的理论特点以其核心范畴精气、阴阳、五行为特征，古代医家认为精气与阴阳、五行理论是认识自然世界的根本方法，可以说抽去了精气、阴阳、五行的框架，就没有了《黄帝内经》的理论体系，医学经验也变得支离破碎。而这一点同先秦及汉代的思想文化有着根本的联系。在中医思维出现弱化的今天，中医的原创思维被广泛讨论，而对原创思维的考察追根溯源就是到《黄帝内经》中去找。毋庸置疑，象思维也是传统文化的特点。《黄帝内经》就是由传统文化的土壤中孕育出的。

二、魏晋至隋唐时期的中医药发展

魏晋南北朝医学发展的主流是实践经验的积累和丰富，隋唐的医学发展对前朝的医学理论进行了集成。晋唐时期医学理论发展主要呈现了以下五个特点：①医经的类编、注释与基础理论的发展；②方剂和本草理论的发展；③临床医学分科发展迅速，临床医学形成体系；④养生学形成体系，服石解散为特色；⑤"医者意也"的思维方式复兴。

晋唐时期医学从总体而言重视实用，经验积累不少，理论探讨不多，正如徐灵胎在《医学源流论》中说道："唐以前之医学所重者术而已，虽亦言理，理实非其所重也；宋以后学乃以为术不足恃，而比精求其理，此自宋后医家之长。"

（一）医经的类编、注释与基础理论的发展

魏晋南北朝时期，医经学和中医的基础理论发展相对于经方本草而言受到的重视更少，但医家对脉学（《脉经》）、针灸学（《针灸甲乙经》）文献进行了分类整理编纂，全元起注疏《黄帝内经》、吕广注《难经》开启了经典医著的注疏先河，上述著作影响深远。隋唐时期，医学发展以大型综合性医经方书《诸病源候论》《四海类聚方》《备急千金药方》《千金翼方》《外台秘要》为特色，本草也得到进一步丰富和修订。较方书本草而言，医经和基础理论的研究著作相对较少，但意义重大，如《诸病源候论》在病因病机和证候学方面取得重大成就，占有重要学术地位。其对疾病、证候分门别类，运用《黄帝内经》的阴阳、脏腑、气血津液等理论诠释，真正将《黄帝内经》理论运用于临床，使之构建成系统化、条理化的临床医学体系，第一次明确系统地论述了中医痰病理论，中医痰病学说堪称在整个传统中医理论，尤其是在中医病因病机方面的一大理论创新，并在其后历代中医家们的理论研究及临床实践中扮演着独特的角色、发挥重要作用，这一现象在整个中医学术发展史中极少见。可以说是临床医学快速发展促进了痰病学说的形成，丰富了中医的病因病机理论，但并未对原有的理论带来改变。杨上善的《黄帝内经太素》和王冰的《黄帝内经素问注》为唐代《黄帝内经》相关研究的代表，《黄帝内经太素》是首次节选《黄帝内经》原文进行分类注释的著作，是中医学理论体系的早期框架结构，《黄帝内经素问注》是最早单注《素问》的著作，王冰编次和注释的《素问》使中医元典得以传承和发扬。

（二）方剂和本草理论的发展

汉代的医学流派除医技外，还有医经、经方两家。魏晋南北朝时期中医学的发展虽上承秦汉，但以经方本草学为特色。经方方面，方书大量涌现是魏晋南北朝医学发展的特色，在近500种医籍中，方书占到30%以上，编纂体例俱全、类型多样化、条理化。医家在继承前代医方的基础上，根据自身临床经验进行创新发展，方书中注重临床实际用药的经验积累，方药注重简、验、效、廉。方书以疾病为中心，对疾病的症状描述更加细致，病因病机认识趋于深入，防治之法有所发挥。这一时期的方书中，除了大量针对疾病的验方外，对方剂学理论也有相对独立的论述，陈延之《小品方》中卷首的处方用药总论，论述了药物的相畏

相反相杀，药物的主治、代用及加减，药品炮制大法和剂量换算以及临证处方用药的理论和法则。

医家在服食养生、治病救人的孜孜探求中，重视本草学研究，本草的数量、分类方法、功用、炮制等方面都有总结、发现和创新，具有代表性的本草著作如《名医别录》对《神农本草经》的补注，进一步丰富了药物的数量和对药性的认识，如《本经》云："辛、微寒"，《别录》称其"甘，大寒"。李当之的《药录》，李时珍曾赞曰："颇有发明"，吴普的《吴普本草》广引诸家所论，是集魏以前本草学之大成者，著作体例方面，在《本经》基础上增加了药用植物生态、药物形态、采集时间、加工炮制、配伍宜忌方面内容，奠定了本草学体例的基础，对药性的论述也从《本经》的一药一性味发展为一药多种论，对药物毒性阐述更加明确，对陶弘景《本草经集注》产生重要影响。陶弘景《本草经集注》是集南北朝以前本草的重要总结，对《本经》的药物采制、炮制、药物分类方法（如诸病通用药，按植物自然属性分类等）、服药禁忌、药物度量、煎配药方、七情畏恶等方面都有创新发挥。徐之才的《药对》以与病相主对的药物运用影响深远，陈藏器根据中医的病理学说，对本草进行"十剂"的分类（"十剂"即宣、通、补、泄、轻、重、滑、涩、燥、湿），发挥了《本经》所未发，使中医的基本理论与治疗方法完全吻合起来，因此"十剂"在《本草纲目》中也得到继承，在清代得到进一步应用。本草类著作占总书目的 15%。

魏晋南北朝时期，佛教和道教兴盛。佛教和道教皆以医学为自救与弘教的重要手段，因此多深研医药，及至南北朝时期，更是由山林医家（道士和僧徒多生活于山林，故二教的医家称为山林医家）与门阀医家分掌医权，山林医家以著述方书见长，对本草发展也多有促进。

（三）临床医学分科发展迅速，临床医学形成体系

临床医学的分科发展，主要从临证专科文献的形成和分化发展、综合类医经方书的分科论述以及医学教育的分科设置三方面进行综合考察。

魏晋南北朝时期临床医学发展迅速，各科的临证经验和理论进一步积累，促成了临证各科文献形成。据《隋书·经籍志》记载，南朝医学分科有小儿科、产科、妇女科、痈疽科、耳眼科、伤科、疟疾、痛病、癫病、软脚病、饮食法、养生术、男女交接术、人体图、印度医方等科，以上说明至南朝时临床医学分科发展已较为成熟完备。

自唐起，临证各科文献进一步分化，数量逐步增多。据目前可稽考的唐代医学教育学科设置来看，与魏晋南北朝相比，医学分科多内科（据《唐六典》记载，内科又叫体疗科）。隋唐时期以集大成的医经《诸病源候论》和综合类方书

《备急千金要方》《千金翼方》《外台秘要》等巨著为特点。《诸病源候论》中虽未明及内、外、妇、儿、五官等分科，但内容论述较为集中。《备急千金要方》中分科更加明确，特别突出了妇人、少小、七窍病。

魏晋南北朝留下了大量的方书，包含了许多的医学经验和少量的临床理论总结（如谢士泰《删繁方》的"五脏劳论"和"六极论"）。隋唐时期的综合性医方著作如《备急千金要方》《千金翼方》《外台秘要》则搜集、整理、保存了前代及隋唐时期各家医方书，《诸病源候论》作为病因病机和证候学专著，汇集了魏晋及以前医家经验并用《黄帝内经》阴阳等理论做指导进行总结，沟通了《黄帝内经》理论与临床医学，使其条理化，从而构成了临床医学大系。

（四）养生学形成体系，服石解散为特色

魏晋南北朝时期养生学初成体系，养生学术发展至此已基本定型，不仅养生思想已经确立，而且诸多养生方法也齐全。养生类著作占总书目的25%。

玄学推崇老庄思想，追求逍遥自得、清静无为，因此也重视养生保健，养生风气盛行。玄学名士服食五石散养生引发服散的社会风气，由于服"五石散"成风而引起了相应的疾病，介绍解散的方书也大量出现，成为这一个时期医学发展的独特现象，在隋唐时期依然不息。

隋唐时期，释家、道家、医家对养生学有了进一步促进。如智凯的"止观法"和"六妙法门"，孙思邈在《千金要方》《千金翼方》当中记载了养性、养老的医学理论，以及道家的司马承祯和胡愔的养生理论与手段。魏晋人的服石遗风在隋唐时不息，巢元方、孙思邈、王焘等均对服石和解散有专门论述。

（五）"医者意也"的思维方式复兴

"得意"之论从魏晋南北朝时期开始在医学著作中频繁出现，成为医家重要的临证思维方式，如程本的《子华子》言："医者理也，理者意也。"陈延之《经方小品》中："亦云医者意也。便宫中相传用药，不审本草药性，仍决意所欲加增之，不言'医者，意也'为多意之人，意通物理，以意医物，使恶成善，勿必是治病者也。"陶弘景也云："医者意也。"他在《本草经集注》中曾论"仲景用药，善以意消息"。唐代的王焘《外台秘要》中评述道："陶隐居云：'医者意也'古之所谓良医，盖以意量而得其节，是知疗病者，皆意出当时，不可以旧方医疗。""医者意也"意味为医者应当重视发挥主观能动性和悟性。虽然《黄帝内经》中早已有论及"意"在临证中的重要作用，如《灵枢·病本》的"以意调之"，《灵枢·九针十二原》的"以意和之"等，但在魏晋南北朝时期开始"医者意也"的思维方式得到复兴。"医者意也"这样的注重医家临证直觉和悟性的思维方式，是和医学重视理性思辨的义理探讨相对比而言。宋时理学

重视"格物致知",意指推究事物原理法则总结为理性知识的认识方法。医家也开始重视对医学义理的探求和论述发挥,于是基于理性思维的辨证论治又得到了重视。

三、宋金元明时期的中医药发展

宋明时期中医理论的发展可分为两个阶段,宋时以重视经典理论、提倡运气学说为理论发展趋向,金元明时期则以新学肇兴与学派争鸣为特点,宋时的医学理论发展为金元明时期医家重视医学经典及运气学说,并以之为基础阐发新说、形成争鸣创造基础,两个阶段的医学理论发展是前后承接的。

(一)重视经典理论与提倡运气学说

在中国医学发展史上,北宋可以说是对医学发展关心最多的朝代,多位在朝皇帝对医学非常感兴趣,带头整理和搜集医书,设立校正医书局,校正历史上主要的医学经典著作,以政府力量组织编写大型方书和药书——《太平圣惠方》《太平惠民和剂局方》《圣济总录》《开宝本草》《嘉祐本草》《本草图经》,并利用当时发达的活字印刷术进行刊行,这些都为医学的传播带来极大的便利。医学教育确立了以《黄帝内经·素问》《难经》《诸病源候论》《千金要方》等为主的教科书,《伤寒论》的校注和传播也使该书地位日益提高。

宋金元时期运气学说盛行。首先是校正医书局校正和颁布的王冰补注本《黄帝内经素问》,其中七篇大论占《素问》1/3,该书成为医学经典,是习医者的必读书目,且为医学生考试中的六门课之一,这为运气学说的广泛传播奠定了基础。刘温舒撰《素问入式运气论奥》讲解运气学说的基本概念并绘运气图作说明,是为修习运气学说的参考。北宋后期,皇帝赵佶非常推崇运气学说,他颁布"天运政治",根据运气学说编制各年度的司天、中运、在泉之气和一年中各步主客运气及其交司时刻,概念及其各步气候、物候和病候特点,养生防病及治病的饮食药物性味所宜的历法。在全国范围内推广。《圣济总录》开篇详列运气,儒生考试也列入运气学说。运气学说对于医家更是必修,甚至有"不读五运六气,便检医方何济"之叹。运气学说自此也成为医家创造新说的材料。

医学经典的校勘和传播,运气学说的兴盛为以后医者以经典(包括运气学说)为理论源头,阐发新说、形成学派打下了基础。

(二)新学肇兴与学派争鸣

崛起的女真族建立了金国,结束了北宋的统治,宋室南迁。蒙古族灭金后于1279年又灭南宋,统一南北方建立元朝。1368年元朝统治被推翻,明朝建立。医学发展可大致划分为金元医学与明代医学两个阶段,明代医学与金元医学有一脉相承的关系。

金元时期，战争频仍，疫庆流行，火热病徒然增多。自宋以至金元，《太平惠民和剂局方》在南北方流行，医家和病者看病用药参考《局方》成为习俗。《局方》中多辛香温燥之药，造成"温燥时弊"，这些现象不约而同地引起北方医家刘完素、张从正、张元素、李东垣对火热病机多有阐发。上述医家学理皆归本于《黄帝内经》，但结合各自临床体证又有不同的理论发挥。刘完素被称为"寒凉派"，其运用"运气学说"阐述脏腑六气病机、火热病机等。以刘完素为代表形成了河间学派，张从正私淑于刘完素，阐发攻邪靠"汗、吐、下"法，史称"攻下派"。刘完素的再传弟子罗知梯，旁通张从正和李果之学，传医于朱丹溪，后者以"滋阴降火"理论及杂病论治闻名，后称"滋阴派"。

张元素医学思想以脏腑辨证、创制药物升降浮沉、药物归经，参照"五运六气"进行制方遣药等为特点。以张元素为代表形成了易水学派，易水学派对脏腑病机学说多有发挥，李东垣、张元素，阐发了《黄帝内经》"土者生万物"的思想，成为"补土"大家，其弟子罗天益发挥三焦辨治、王好古主"阴证"，易水学派皆重视内伤证的脏腑调治，从病因分析和用药习惯上，都与河间学派重视外感病清热攻邪有所不同，因此有河间之学与易水之学争。

同一时期的南宋尊崇"局方医学"，医方和本草追求"易简"，此与北方流行的宗《素问》而创制的《宣明论》方形成了"南宣北局"的局面。至元代时南方仍以"局方"之学为主流，对于《素》《难》经典，鲜有人问津，理论探讨不多，与金元统治下北方的新学肇兴呈现不同的局面。"局方"用药多温燥，业医者不深研医理便投药造成弊害，以致朱丹溪著《局方发挥》，警示同辈及后人，而医学始为之一变。因此有丹溪之学与宣和局方之学争。朱丹溪受理学思想影响至深，将理学与医学相结合，提出"相火论""阳有余阴不足"论、节欲养生等主张，临床治疗注重滋阴降火，在杂病论治及伤寒方面也有独到见解，因而影响深远。

刘完素的"主火论"以及朱丹溪的"相火论"在南北方日益盛行，对于纠正因墨守"局方"、滥用辛燥造成的流弊起到一定的纠偏作用，但是师法刘完素、朱丹溪的后学又有因辨证不明，据于诸病多有"火"或"阴虚火动"，用药多寒凉功伐，导致医界出现寒凉时弊，滥用寒凉克伐人体真阳，从一个极端走向另一个极端，于是又形成了温补学派以救时弊，温补学派非常重视对命门学说的研究。

上述各学派因医学理论主张不同而产生了学派争鸣，学派争鸣主要发生在河间与易水之争，丹溪与局方之争，寒凉与温补之争。

金元明时期，医家的新学虽皆可归本于《素问》，但有各自的阐发。其中理学思想对于新学的构建和阐释起到一定作用。如太极学说启发了命门学说的构建，而肾间命门学说是温补学派的特色。理学所本之《周易》受到这一时期众多医家重视，援易理以阐发医学主张在这一时期的医学理论中较为普遍，如王好古、朱丹溪基于卦象阐发医理，太极学说对于朱丹溪相火论、赵献可命门学说的理论构建影响等。这与儒学在宋金元明时期的正统地位更加稳固有关，其学术风气也自然对儒医产生影响，儒医的价值理念自宋始业已扎下根、推广开了。医者通儒或为儒者知医都是儒学思想对医学理论产生影响的前提。

宋金元明时期的医学理论发展除以上所述的重视经典理论、提倡运气学说、新学肇兴与学术争鸣为特点外，在诊法、本草、临床各科方面均呈现了系统、深入的发展态势，《素问》《灵枢》《难经》《伤寒论》《金匮要略》《神农本草经》等经典非常受重视，宋明时期的历代医家对其研究络绎不绝，不断深入。再如明代八纲辨证纲领基本确立，吴又可的"杂气论"和"邪伏膜原"说被后世所重，也为此阶段医学发展中的可圈可点之处。

四、清代的中医药发展

自秦汉时期医学经典《黄帝内经》《难经》《伤寒论》《金匮要略》《神农本草经》成书，历代不乏对其的研究著作，但清代对经典医学著作研究达到高峰，一是相关研究数量为清以前相关研究著作总和的数倍多，《清史稿》云："清代医学多重考古"。据《中国医籍大辞典》进行统计，清代内难经类的相关研究著作为前代研究总和的近三倍，伤寒金匮类为六倍余；二是研究的关注点不同，如金元时期的医家多是以《黄帝内经》中的理论为依据以阐发新说，而清代医家重点关注研究经典著作本身，尤以运用朴学的校勘、训诂等方法治经为特色，清代医家对金元明以来的医家及其理论发挥多有异议，张琦在《四圣心源》后序论道："自唐以降，其道日衰，渐变古制，以矜新创，至于金元，刘完素为泻火之说，朱彦修作补阴之法。海内沿染，竞相传习，蔑视古经，倾议前哲，攻击同异，辨说是非。于是为河间之学者，与易水之学争，为丹溪之学者，与局方之学争。门户既分，歧途错出，纷纭扰乱以至于今，而古法荡然矣……然而宋元以来，数百年间，人异其说，家自为法。按之往籍，则判若水火，综其会通，则背若秦越，夫岂民有异疾，药有异治哉？或俗学废古，恶旧喜新，务为变动，以结名誉，凡在学者，莫不皆然，而医其一也。故脉诀出而诊要亡，本草盛而物性异，长沙之书乱而伤寒莫治，刘朱之说行而杂病不起，天下之民，不死于病而死于医，以生人之道，为杀人之具，岂不哀哉！故凡艺或可殊途，唯医必归一致，古经具在，良验难诬，有识之士，不能不是古而非今矣。"清时医家认为金元时期医分门户，各家对经典进行发挥，是在改变古制，背离经典。医学应当归本古经，因此"是古非今"。

《黄帝内经》《伤寒论》《金匮要略》《神农本草经》被尊为经典著作，张仲景被尊为医学圣人，这一时期的医家认为医学"理必《内经》，法必仲景，药必《本经》"，因此医家多借对经典理论进行整理和注解来阐述自己的医学思想，留下了非常丰富的经典理论注本。《黄帝内经》的注家运用了多种研究方法如调整篇次分类研究法、全文演绎研究法、单注《素问》研究法、校勘训诂研究法、专著发挥、注文汇编研究法、注文参评研究法进行研究。《伤寒论》的研究分为注释类、发挥类和方论类，注本丰富，体现了不同医家对《伤寒论》整理、编次的不同学术观点。《金匮要略》的注本以注释为主，有阐发心得、疏通经旨的，有重视编次、重订原文的，有精选前注、重视校勘的，有注重病证、结合临床的等。临床药学方面，继承了明代缪希雍开研究药学经典的风气，认为《神农本草经》是药学的本原，认为《本经》中记载的药性功效是"经文"，可以阐发经义，但是不能逾越或者更改经文，因此金元医家按照自己的临床经验结合理论思辨形成的药物归经、相关主治作用的药学理论遭到摒弃。

清代医学发展中最为重要的成就为温病学理论体系的形成，这有赖于千余年对温病学相关经验的积累，同时有清代人口数量飙升，传染病肆虐，疫病流行频数为历史最高峰，而温病学说就是在这一时期最终确立的，因此临床实践需求是促成温病学说体系形成的最直接因素。

综上所述，这个历史时期将以医学中的尊经复古之风为重点探讨其同思想文化的相关性。

五、清末至今的中医药发展

从清末开始医学教育改革的方向就是移植西方教育制度，逐步建立西医教育的正统地位，在民国初年发生了学制改革"漏列"中医案，引起了中医的有识之士的积极反思。从中西医汇通到医学改良思潮直至中医科学化思潮都强调结合西医学的长处来发展中医，而且在结合程度和内容上一步步深入。他们认识到中医与西医比较之所以落后，"则由于无学堂为之造就，无考试为之甄别，故无论何项人民皆得混于医以谋食，浸至古圣之精义扫地无闻而现为今日之恶象，此中医腐败之实在情形也。故欲整顿医学，莫善于开医校，考医生二者"。从清末（1885—1910 年）到民初（1912—1928 年）相继出现了两次中医办学的高潮，这些学校在学制、课程设置、教材编写方面均参照西医教育的形式，教学内容也加入了西医学的内容。即使是中医课程，也注意适当地进行中西医结合，可以说这一时期中医课程教材建设的主流是沟通中西。

早在清朝末年改良医学思潮中，就发现了中医教育的第一难题是编辑教材。当时的中医界对西医知识还非常生疏，也无办理近代教育的经验，因此还不可能写出兼通的课本，如1910年丁福保函授新医学讲习所是向中医界介绍西医知识。

民国以后，北洋军阀统治政府在教育改革中发生了"漏列"中医事件，使中医界中医理论的发展特点及其思想文化基础研究感到恐慌，中医更加重视中医教育，致力于中医加入学校系统，注重教材的编辑。

1915年何廉臣在《绍兴医药学报》上公开发表了《公编医学讲义之商榷》，指出"欲保中国国粹，必先办中医学校。欲办中医学校，必先编医学讲义"。他认为编纂教材需要以"古医学为根本，新医学为补助，……参以新进科学之说明，发皇古典医著"为原则，结合欧美先进国家科学分类，将中医分为生理、卫生、病理、诊断、疗法、辨药、制方等7个方面，来系统整理中医学术。民国之前没有"诊断学"讲义，何廉臣于1923年完成了《诊断学讲义》，这也成为中医诊断学这门学科的肇始。方剂学教材（最早的为1927年）也始自民国，且对现代方剂学教材的编写打下了基础。自清太医院取消针灸科至1930年，针灸学讲义也被首次编创（承淡安主编），使得针灸学在院校教育中得到恢复。

教材问题受到中医教育界普遍重视。1926年、1927年、1928年中医教育界企图改进和统一教材，提出教材要以"整理固有医学之精华，列为明显之系统，运用合乎现代之理论，制为完善之学说"为方针。1929年，南京政府召开第一次全国教育会议通过了"废止中医案"后，中医教育界加快了脚步，于1927年7月召开中医学校教材编辑委员会，会上确立中医课程有生理、病理、内科、药物、外科、方剂、诊断、解剖、妇科、医经等29科，确定了各科的课时数、教法，交流了各校的教材，全国医药团体总会负责收集新教材给各校参考，然后再集中修改，定位课本，为再次请列中医教育入学系做准备。1931年中央国医馆成立，并将工作重点放在整理中医学术上，有组织地进行学术改良，国医馆学整委所拟的"学术标准大纲"强调中医学术的"科学"与"近世性"，分科大纲"采用近世科学方式，分基础学科、应用学科两大类"基本是西医的翻版。1933年，学整委第三期工作编审中医教材和中医著作，根据各地寄送的教材和讲义，1936年编成了10余种教材，但未经全国通行。

从清末到民国后，中医界从地方自编教材到全国医药团体或者中央国医馆编写的统编教材，引入了西方医学的知识系统规范，划分出基础和应用学科两类，设置了中医学的学科，探索构建中医学科体系，为近代培养了一大批优秀的中医药人才，他们当中的一些人如裘沛然、王玉川、秦伯未等在中华人民共和国成立后也成为统编教材的主编，民国教材及那一时期培育的人才为中华人民共和国成立后的中医药高等教育奠定了基础。中医科学化是近现代中医学学术发展的主流之一（还有保存中医派以及废止中医派），也是当代中西医结合教育思想的前奏。

1949 年中华人民共和国成立后的第一个五年发展计划中，党和政府提出了"团结中西医"的方针，这一方针也成为中医学发展的指导思想。1950 年卫生部召开全国卫生行政工作会议中，毛泽东主席再次号召团结中西医以解决中国落后的卫生面貌。1956 年毛泽东同志在《同医药工作者谈话》中说："要以西方的近代科学来研究中国传统医学的规律，发展中国的新医学。"1956 年，5 所中医院校分别在上海、广州、北京、成都、南京成立，高、中等医药院校相继开设中医药课程。1982 年 4 月，卫生部在湖南衡阳召开全国中医医院和高等中医教育工作会议，提出在中医医院和中医院校要坚持中医特色。10 月，在南京召开的全国高等中医院校教材编审会议中，又纠正了行政干预的"偏激"思想，重申了中医科学发展的道路。1985 年书记处在关于卫生工作的决定中指出，中医要利用先进的科学技术和现代化手段科学发展，坚持中西医结合的方针。此后，团结中西医思想在中医教育、中医科学研究等一系列发展举措中得到落实。教材编写中也有这一方针政策的体现。

1956 年中国中医科学院成立以来，就组织专家编写了 9 种教材，成为中医及西学中的重要参考书。1959 年中华人民共和国卫生部召集北京、上海、广州、成都、南京的 5 所中医院校共同承担并编审了第一版统编教材，1960—1961 年包括中医基础与中医临床各科共 17 门教材陆续出版，并作为中医学院校和西医学习中医班的试用教材。当时国家在医学教育方面，开展轰轰烈烈的教学改革运动，因此教材审查会议希望"试用这套教材必须随时补充中西医结合研究的成果和教研实践中的新体现；并以这套教材为标的，聚集全国中西医放出修改补充的箭，以便于短期内修正再版，提高它的质量"。一版教材勾勒出了中医教育的轮廓，为提高教学、医疗质量起到积极的作用，也是日后修订的基础。

1963 年中医教材进行了第二次修订，增加了《金匮要略讲义》，对临床课的教材进行更多的修订，在延续一版教材的特点外，加强了中医理论的系统性。对总论进行了修订和丰富，以突出各科理论的中心内容及特点。各论方面，对疾病的病名、范围、体例等都做了分析、讨论和反复修订，以达到概念清晰、体例统一，并加入了行之有效的临床经验。

1973 年进行了中医教材的第三次修订，中医的理论和学制都遭到一定的压缩，如四大经典讲义合并为《中医学基础》，并改变为三年制教材。教材编写仍是在中西医结合的方针指引下进行，注意介绍了一定的现代医学基本知识和功能。

1977年中医院校恢复招生和学制，1978年中医教材进行了第四次修订，四大经典教材得到恢复并保留了《中医学基础》教材，临床各科教材又加入了中西医结合的科研成果等内容，力求在理论分析方面更加清晰透彻。

1982年10月在南京成立了全国高等中医药院校中医药教材编审委员会，组成32门学科教材编审小组，进行了第5次教材修订，修订以第二版教材为底本，吸取前四版教材的优点，力求保持中医理论的科学性、系统性和完整性，肯定了中医教育仍应按照科学的知识体系进行发展。

1992年成立了普通高等教育中医药类规划教材编审委员会并进行了第6次修订，2001年国家中医药管理局成立了全国高等中医药教材建设研究会并进行了第7次修订，2007年第8次修订，2012年第9次修订，2016年第10次修订，每次修订均以前一版教材为基础。修订中增加了教材种类以满足高等中医药教育多层次、多专业、多学科、多类型的办学模式，纠正字词、标点、计量单位、名词术语、未被公认的学术观点等错误；对观点表达欠流畅、本科教育培养目的不相适应的内容进行精益求精；对于超课时的教材进行精编瘦身；根据学科的发展增加相应的内容并删去已显陈旧的内容；吸纳更多院校的学科专家参与教材修订等。总之，教材修订力求符合教学目的和要求、学术观点公认、内容和形式规范，能够体现与时俱进的精神。

六、中医药发展的内在规律

自《黄帝内经》成书的两千余年来，留下了浩瀚的医学古籍呈现了医学理论的变迁，见证了两千余年不间断的医疗实践活动，述说着医学理论不断发展的历史。不间断的临床实践是推动医学理论发展的基础动力。在此基础上，哲学思想、宗教思想、科学技术、疾疫、战争、政治以及自然气候的变化、不同的风土人情都是医学理论发展的影响因素。本书主要探讨了医学理论发展同思想文化的相关性。

（一）中医理论发展呈现三个"高峰"期和两个"承平"期

从思想文化视域来看，中医理论的发展经历了三个"高峰"期和两个"承平"期。因核心范畴和思维模式确立了医学理论的基本形态，因此医学理论的发展分期以核心范畴与思维模式是否产生变化发展为标准。所谓"高峰"期是以理论发展涉及核心范畴和／或思维模式为参照，"承平"期是指该时期医学理论发展继承了核心范畴和思维模式，是以传统的思维模式为指导，在核心范畴所确立的理论框架下有了丰富发展。"承平"期并非医学理论停滞不前，没有突破，如明清温病学说似乎是对伤寒理论的突破，但还是运用了《黄帝内经》的基本理论对某一方面的疾病及其防治做了深入的具体的解释。清末以前，中医理论大体上还是沿用了《黄帝内经》所创立的理论，受核心范畴统摄和传统思维模式指导。

三个"高峰"期分别是秦汉、隋唐及宋元，以《黄帝内经》中以精气、阴阳、五行学说为核心范畴、以象思维为思维模式的理论为代表。当代以统编教材为代表的中医理论以概念思维为指导，挖掘传统医学理论，构建了以概念为最小单位的理论体系，其中核心范畴的阴阳、五行统摄地位有所降低。

两个"承平"期分别是魏晋南北朝至隋唐时期和清代前中期。魏晋南北朝至隋唐时期医学发展以经方、本草迅猛发展，临床医学分科发展迅速，养生学形成体系，医经及基础理论探讨较少、"医者意也"的思维方式复兴为特点；清代前中期受朴学影响，医学重视经典理论著作的研究，对医学典籍的搜集、整理、审校、刊刻为典籍的传承做出了不可磨灭的贡献，但对医学理论核心范畴和思维模式无影响。

（二）思想文化影响是中医理论体系形成的关键条件

现存的典籍《黄帝内经》呈现了最早的医学理论体系，向我们展示了中医学基于丰富的临床实践，以天人相参的眼光，运用精气、阴阳、五行的核心观念，象思维的思维模式，结合天文历法、地理、农业等知识构建而来。因此思想文化、自然科学以及临床实践为中医理论的形成奠定了基础。其中阴阳、五行也是先秦诸子的公共思想资源，是中医同传统思想文化的根本联结所在。可以说正是思想文化领域形成了以精气、阴阳、五行来认识世界万物，医学才能以之构建成《黄帝内经》的理论体系框架。《黄帝内经》的理论体系框架又以精气、阴阳、五行为核心范畴，并在后世中医发展得到较为稳定的传承，因此传统思想文化因直接指导了中医理论的核心范畴构建而成为中医理论体系形成的关键条件。

（三）思想文化驱动了中医理论体系的发展

思想文化影响可以驱动中医理论体系的发展，具体来说，思想文化可影响理论的发展重心，丰富理论具体范畴，影响理论核心框架构建、影响思维方式、影响治学方法。

影响理论的发展重心：范行准曾在《明季西洋传入之医学》中指出"中国医学，在历史上有三变，一为五朝（东晋陈齐梁宋）之变，一为金元之变，一为清季之变。五朝医学,一变江右以前虚玄守阙之医学,而成崇实灿备之医学,其变之因,以有外来医学也。"晋朝时随着佛学的兴盛,刺激了佛教医学,作为外来医学有着完全不同的理法方药,仍能疗疾治病,应该对本土医学产生一定的冲击,用实际疗效说话应当是对外来医学的最好回应,中土的临床医学迅速发展。魏晋南北朝时期医学发展以方、药发展最为迅猛,本草类、方书均大量出现,记载医学经验。清代朴学盛行时,医家受尊经崇古思潮影响,也开始大量研究古典医籍,并运用音韵、考据、训诂的方法来治经,对经典理论的保存发挥了不可磨灭的贡献。传统思想文化氛围下,中医理论体系的发展大体呈现出核心范畴和主导思维方式相对稳定,具体范畴不断丰富的形态。近代至当代西方科学的文化氛围下,中医理论体系的发展呈现出核心范畴统摄地位降低,概念思维强化,脏腑功能、气血津液、病因病机、辨证论治等相关范畴被强化,具体范畴不断丰富的形态。

丰富理论的具体范畴:除了对本土医学的刺激外,佛教医学的医理、医技等也汇入了本土医学当中,如佛教医理与中医理论的融合、印度方书的汇入、眼外科技术的传入、佛教养生学的补充以及咒禁法的兴盛。道教的丹药对中药学有丰富和促进作用,道教内丹学则对中医的精气神理论、水火升降理论、经络理论等有深刻影响。西方科学文化成为社会主流后,现代中医理论体系中也存在中西医结合理论和中西医配合理论,理论的具体范畴得到丰富。

影响理论核心框架构建:宋明时期理学盛行,明清医家吸取了宋明理学中"无极—太极—阴阳—五行—万物"的宇宙生成模式,以"天人相应"的整体观为前提,提出了"命门—水火(阴阳)—五脏"的气化模型,这是明清医家对生命本原求索的突破。在这以前,《黄帝内经》建立的阴阳五行系统学说构成天地人之间的整体相应联系,医家多通过五行之间的生克乘侮来推测脏腑之间的生理联系和病理转变。命门学说提出通过命门所蕴含的阴精和阳气的相互转化来调理五脏的功能,命门与五脏是整体和局部的关系,命门学说完善了脏腑理论,也为从整体上调理五脏六腑和异病同治提供了理论基础。由孙一奎、赵献可、张介宾等医家构建的具有本体论意味的命门—阴阳—五脏学说是对《内经》建立的阴阳—五行—五脏系统的一个突破。

西学东渐以前,在传统思想文化氛围中,医学理论核心概念得到较稳定的传承,具体范畴不断丰富积累。

近现代受西学和西医学影响,中医学区分哲理和医理,纯医学理论被强化,当代以中医教材为代表的中医理论体系是以概念思维为指导,找出传统医学要素,搭建理论框架,采撷传统医学材料对框架的具体内容进行概念定义、分析等，并以此构建了知识性的理论体系，重构的医学理论中阴阳五行的统摄地位有所降低，藏象、气血津液、病因病机等地位提升。

影响思维方式：魏晋时期名学盛行时，名学"分类"的思想方法本质上是强化概念思维、逻辑思维的，对医学理论的分类整理和临床的分科发展可能产生了一定的促进作用，玄学兴盛时，"医者意也"则是对医家临证时直觉、悟性思维的强化。西方科学文化成为社会主流文化后，其概念思维得到全面强化，伴随着传统文化象思维的弱化。

影响治学方法：儒家的两类治经方法——经穷理与重视考据都曾在不同时期对医学理论的发展产生影响。宋明理学强调即经穷理，那一时期医学理论发展也重视归本经典，阐发医理，因而新学肇兴、学派争鸣，清代朴学重视考据，因此医学也重视对经典进行文字、音韵、训话等考据研究。

值得我们注意的是，思想文化对医学理论影响的上述表现并非互相独立，而是常常相伴出现。不同历史阶段的思想文化依此影响了医学理论的发展而呈现其阶段性的发展特点。我们还应认识到，思想文化只是诸多医学理论发展的影响因素之不可缺少的一员，除此以外，还有自然科学、战争、疫情等。历史上医家们不间断的临床实践以积累医学经验是形成新的医学理论或呈现理论发展特异性的重要基础。

（四）思想文化影响中医理论形成、发展的过程中，医家发挥主体作用

先秦两汉时期，圣人合道顺德，掌握阴阳五行规律，是中医核心理论的缔造者，确立了医学理论的基本框架，后世医学理论发展受思想文化影响，无不是以医家（当代是教材编写专家）作为主体而发生的作用。

医学理论的形成和发展过程，是由医家作为主体整合医学经验的事实材料，通过理论思维的分析和加工处理，形成解释经验事实的学说，并在临床实践中进行验证、修改和完善，最终形成医学理论。思想文化涉及哲学思想、宗教观念、科学思想等，能够影响医家搜集和整理经验事实的眼光，主导思维方式的侧重，提供解释事实的参照标准，因此能够对理论形成产生影响，医家决定了对不同思想文化的取舍和接受程度。

（五）传统思想文化氛围中，中医理论体系核心范畴和主导思维方式相对稳定传承

秦汉时期，《内经》受道、易、儒等思想文化影响，确立了中医理论是以精气、阴阳、五行为核心理论范畴，象思维为主导思维模式的形态。在后世的医学发展中，理论的核心范畴和主导思维模式保持相对稳定，理论发展出现不同偏重，具体范畴不断研究丰富变化。

魏晋南北朝以及隋唐时期在临床医学发展方面更加突出，以方书的大量出现为特点，具体医学范畴得到不断丰富。自宋明时期医学发展偏重中医理论内涵的阐发，这同理学学风影响有关，及至明代医家运用太极学说来解释生理病理、产生命门学说，是对《黄帝内经》阴阳五行学说的补充，但是这样的对核心框架的理论突破毕竟具有阶段性，而且从历史上来看量很少。清代受朴学"复古"思潮影响，经学家、医家一齐将目光再次聚焦于医学典籍，对医学经典理论的传承做出贡献。

中医理论的发展主要不是通过增减或修改理论原则，而是通过已确立的理论原则和框架来解释具体的、新的经验事实的方式加以实现。因此从历史发展来看，精气、阴阳、五行作为中医理论框架的核心范畴是得到稳定传承的。象思维既是中医的主导思维模式，又是传统文化的主导思维模式，因此在传统文化氛围中得到稳定传承。

（六）西方科学文化氛围中，中医理论体系核心范畴的统摄地位有降低趋势，概念思维强化

西方科学文化氛围中，现代中医形成了以教材为共识性文本的中医理论体系，而教材是以概念化的知识模式对传统医学理论进行了重构，以"概念"为最小的单位，从传统医学理论中选取材料对每一单元进行概念定义，按照传统医学理论的内涵，搭建概念之间的联系，构成理论体系。因此同传统中医著作相比，概念思维在医学理论体系中起到了主导作用。原著中基于象思维的表达内容，被基于概念思维的知识体系取代。例如，在《黄帝内经》中精气血津液神本为藏象的一部分，二者密不可分，精气血津液神是藏象的功能活动基础和产物，《黄帝内经》中描述了脏腑相互配合、水谷转化、水液代谢、呼吸气化、营血循环、神志活动、生殖化育的整体动态画面，旨在呈现生命活动在本源意义上的常态。现代教材在概念思维指导下，不可避免地对上述的动态整体进行主客二元分别，对脏腑功能、精、气、血、津液进行对象化的规定和分析，即对脏、腑、精、气、血、津液进行概念定义，以上述概念构建知识体系，将上述生命活动常态的动态整体性变为静态。因此《黄帝内经》基于象思维所自然呈现的动态整体性被基于概念思维搭建的知识体系的整体性取代。

中医理论体系的核心范畴阴阳—五行在医学中的应用较传统医学理论发生了缩减，阴阳在藏象、病机、治则中仅作为分类模式之一存在，五行的特性不能说明五脏的所有生理功能，基于五行生克制化的脏与脏之间的关系较少提及。因此阴阳五行在生理病理防治中的统摄地位下降。

第二节　中医药融入医养结合促进辽宁省健康产业发展的必要性分析

根据联合国制定的标准，一个国家65岁以上老年人在总人口中所占比例超过7%，或60岁以上人口超过10%，这个国家便进入人口老龄化社会，而当65岁及以上人口达到14%时，这个国家便进入老龄社会。查阅辽宁省统计局统计年鉴，截至2020年，辽宁省60岁及以上人口为1105.6万人，占全省总人口的比例高达26.54%，65岁及以上人口占总人口比重为17.42%，人口自然增长率跌至−5.7‰。依据联合国的标准，辽宁省早已进入深度老龄化社会。人口老龄化及其不断加剧的发展趋势对社会发展构成了日益严重的挑战，"银发浪潮"已然成为社会关注的焦点。根据以往的研究，人口平均预期寿命与自理能力两者之间呈负相关性，即老龄化与失能化往往相伴相生，由此，老年人的养老服务需求和健康服务需求与日俱增。

融入医疗服务资源＋养老服务资源的"医养结合"模式，作为一种全新的养老模式，能够一站式解决老年人的医疗与养老需求。"医"与"养"融合的养老模式，不仅能够提升老年人的生活、生存质量，还能有效缓解家庭和社会的养老难题。

中医药学是中华民族的伟大瑰宝，时间验证了其宝贵的价值。将中医药的理论、方法和技术融入医养结合，在"医"与"养"中充分发挥中医"治未病"的理念，实现中医体质健康管理、中医养生指导、中医药膳食调养、中医适宜技术和中医运动养生保健，利用其独特优势源，充分发挥其预防作用，切实改善老年人体质、降低疾病发生、提高生命质量，这既实现了多元化、多层次的健康养老需求，也是"健康中国"背景下积极老龄化发展战略的题中之义。

SWOT分析方法通过对产业的优势、劣势、机会和威胁等进行综合论述，通过调查列举出来，用系统分析的思想，把各种因素相互匹配起来加以分析，从中得出相应的结论。运用SWOT方法，可以对研究对象所处的情景进行全面、系统、准确的研究，从而根据研究结果制定相应的发展战略、计划以及对策等。

第三节　中医药融入医养结合促进辽宁省健康产业发展的 SWOT 分析

一、优势

（一）中医"治未病"的养生理念深入人心

中医经典古籍《黄帝内经》中就强调"治未病"的思想，提出"上工治未病，不治已病，此之谓也"，其中就蕴含未病先防、既病防变和病后防复的思想，这是中医诊疗的基本法则，同时也是养生保健的重要指导原则。老年人由于身体功能老化，往往具有得病率高、患病时间久、病种叠加、病情复杂等特点，大大降低了老年人的生活、生存质量。根据民政部的数据信息，截至 2019 年末，辽宁省失能和部分失能老年人占老年人口 11.49%，达 119.7 万余人，这一庞大群体不仅影响老年人自身的生活水准，还加重了家庭和社会的养老负担。借助中医药养生保健理念，通过膳食调养、功法运动、中医适宜技术、中医传统保健项目，如五禽戏、气功、太极拳、八段锦等多种方式缓解亚健康状态，增强老年人的抗病能力，增强机体免疫力，降低老年人患病概率，从而达到强筋壮骨、延年益寿的功效。老年人自身受益的同时也缓解了社会养老压力。

（二）中医药服务受众广泛，社会认可度高

中医药是中华民族的文化瑰宝，凝结着劳动人民的智慧与结晶。中医药作为我国独有的医疗卫生资源，千百年来在疾病防治、养生保健、守护人民健康方面发挥了巨大的作用。特别是在新冠疫情突发之际，在没有特效药和疫苗的危急关头，中医药大范围参与，在新冠肺炎患者救治过程中深度介入，筛选出"三药三方"，充分发挥了中医药治未病、辨证论治的作用，探索形成了以中医药为特色的诊疗方案，为抗击疫情的胜利做出了重要贡献。不同于现代医学的诊疗方式，中医诊疗不会过度依赖价格高昂的医疗设备，往往通过"望、闻、问、切"诊断病情，实现辨证论治的目的，充分体现了中医药"简、便、效、廉"的特点，能够有效降低诊疗费用。中医常用的治疗方法包括：针灸、推拿、药膳膏方、汤剂、按摩、火罐、刮痧、功法、足浴等，这些治疗方法既可作为医疗手段治疗疾病，又可作为养生保健措施预防疾病，而且操作简便、功效确切、费用低廉。因此，中医药诊疗及治疗手段适合推广应用到医养结合机构中去。根据辽宁省民政

厅公布的数据，截至目前，全省各类养老机构发展到2217家张，其中全省建有公办养老机构584家，全省民办养老机构发展到1633家，将中医药元素融合到医养结合的工作中去，为有需求的老年人提供了多层次、多样化的服务，显著提升改善养老机构服务质量和水平，势必会推动辽宁省医养结合工作的深层次发展。

（三）中医药参与慢性病防治效果突出

伴随人口老龄化进程的加快、医疗水平的进步及人们生活方式的改变，我国居民的疾病图谱已发生根本性改变，慢性非传染性疾病已成为威胁我国居民健康的首要疾病。根据辽宁省发布的《辽宁省2017年老年人口信息和老龄事业发展状况报告》，辽宁省老年人口中健康人数502.51万人，占老年人口52.42%；患有老年慢性病人数276.53万人，占老年人口28.84%；患其他疾病人数179.70万人，占老年人口18.74%。由此可见，辽宁省内患有慢性疾病的老年群体体量较大。老年人是慢性疾病的高发人群，如常见的高血压、糖尿病、肿瘤、阿尔茨海默病等，这些疾病病程长、病因复杂，对健康损伤大，治疗费用高，增加了家庭和社会的经济负担。中医学强调"天人合一"的整体观及辨证论治，因人而异，以中药复方及中医特色诊疗方法为抓手，实践证明，针灸、推拿、中药敷贴、熏洗等疗法对于慢性病的调理效果显著。中医药在干预慢性病的防治上，具有减轻病症、控制疾病进程、延长生命、提高生存质量、减小就医费用等特点。

（四）情志调节独具优势

因精神因素引起的心身疾病已是人类普遍存在的常见病和多发病，如心脑血管疾病和恶性肿瘤的产生与社会心理因素有着密切关系。老年人随着年龄的增长、身体功能的下降、与子女分居、社交圈子缩小、空闲时间增多等原因，会出现衰老感、自卑感、抑郁感、孤独感等一系列消极情绪。由于人们更多关注老年人生理健康，而忽视了老年人精神慰藉方面的心理需求，这不仅不利于老年人生活质量的提高，同时也对老年病的防治产生不利影响。中医药历来重视情绪对健康和疾病的影响，早在两千年前的《黄帝内经》中就对心理与生理之间的密切关系，心理社会因素在躯体疾病发生、发展中的作用，心理治疗的作用和意义，情志调摄与养生方法等进行了原则性的阐释，并提出了许多颇有价值的理念与思想。后世医家在"天人合一""形神统一"等的中医整体观思想的指导下，综合运用中医药药物与非药物疗法等，调节情志、调理气机，以防治心理疾病。同时，中医重视与病患的沟通交流，深具人文关怀，在进行医疗保健的同时，开展情绪方面的疏导，帮助病患疏解心理问题，促进病患身心健康。

（五）辽宁省中医药文化底蕴丰厚，教育、科技实力强劲

辽宁省中医药文化底蕴深厚、中医药资源丰富、生物资源优势和良好的生态环境，为发展中医药医养结合产业奠定了良好基础。依托辽宁中医药大学建设辽宁省中医药博物馆，打造中医药文化宣传阵地，做好中医药文化的传承与传播。辽宁省教育资源丰富，辽宁中医药大学作为国家特色重点学科项目建设高校，是培养优秀中医药人才的摇篮；中国医科大学、大连医科大学、锦州医科大学、沈阳药科大学等高校也为社会输出大量的中西医结合及中药学人才。在科技方面，各高校及其附属医院的实验室科研实力雄厚、科研仪器先进、科研人员优秀，能够充分发挥实验室的前沿引领作用，为保障人民群众生命健康做出新的更大的贡献。

二、劣势

（一）中医药医养结合涉及多头管理，易权责不清、管理不善

医养结合并不是"医"与"养"的简单叠加，中医药融入医养结合，也不是在"医"与"养"的过程中单纯地夹杂中医药诊疗的技术与手段。事实上，中医药融入医养结合模式是中医药元素、医疗服务资源与养老服务资源的深度交融，这其中涉及服务理念、服务标准、服务内容、人才培养、管理制度、服务输出等多项内容的联通与整合。中医药融入医养结合不能仅仅停留在理论与政策层面，更需要相关职能部门有效协作，才能推进中医药医养结合养老模式的高效发展。依照现有的实际情况，中医药医养结合涉及中医药管理、医疗保险、医疗服务、医疗卫生、康复保健等多项内容，其相应的主管机构包括省中医药管理局、省卫生健康委员会、医保管理局、民政部门等多家部门。由于中医药融入医养结合养老模式发展时间较短，职能部门本身未能明晰其自身职能范畴，各职能部门之间的联动协调机制尚未形成，其内部管理与监督机制未能完善，事出多头的管理制度，势必造成相互推诿、权责不清等问题，阻碍中医药医养结合养老模式的发展。

（二）中医药与医养结合融合深度有限，产品开发不足

由于医养结合发展起步较晚，中医药与医养结合协同发展的深度、广度明显受限。目前，中医药与医养结合养老模式的融合更多地体现在初始阶段，主要表现为中医药服务内容单一、服务手段单调、服务水平相对有限等，缺乏对中医药理论、中医诊疗手段、中医适宜技术、中药膳食管理、中医药养生保健方式的深入挖掘、运用及推广。在产品研发领域，在市场需求巨大的背景下，占据老年健康服务市场主体的是中医药类保健食品，而针对具有特定功效的中医药保健药

品、中医药康复器材及中医药健身产品等具有一定科技含量的产品，则存在发展规模较小、技术标准不统一、资金投入不足、产业研发动力匮乏等问题，短时间内难以形成规模优势，尤其是基于"云、大、物、移、智"（云计算、大数据、物联网、移动互联、人工智能）开发及应用的中医药健康养老产品更是缺乏，不能有效满足市场需求。

（三）中医药医养结合人才不足

中医药医养结合模式发展作用的关键在于人才。当前，限制中医药参与医养结合服务发展的重要因素是专业人才的匮乏。既不同于专门面向患者的医院医生，也不同于专门看护老人的护理人员，中医药医养结合领域的从业人员不仅要扎实掌握中医药基础理论、中医诊疗手段、中医适宜技术、中医康复养生疗法等，还需具备专业的老年护理知识。而培养一名合格的中医药人才短则五年，长则十年八年。中医药医养结合机构的从业人员由于职业前景不明朗，晋升通道不顺畅，职称资格评定受限，加之社会地位、薪酬待遇等方面都无法与正规医疗单位的从业者相比较，这也是导致中医药医养结合机构难以吸引人才、留下人才的关键。此外，在该领域工作工资待遇不高、劳动强度大等因素也导致该行业从业人数一直处于人数少、流动性强的缺失状态。再有，中医药医养结合机构的管理者更是稀缺性人才，不仅要具备医疗卫生领域的专业知识，更要擅长机构的运营，才能带领医养结合机构做大做强。

三、机遇

（一）中医药元素融入医养结合已成为国家战略

2015 年以来，国务院、国家卫生健康委员会联合国家中医药管理局等部门印发了《国务院关于印发中医药发展战略规划纲要（2016—2030 年）的通知》《关于促进中医药健康养老服务发展的实施意见》等，不断强调中医药在健康养老、医养结合服务领域的重要作用，并且在《健康中国行动（2019—2030 年）》中明确指出要"完善医养结合政策，推进医疗卫生与养老服务融合发展，推动发展中医药特色医养结合服务"。2020 年国家卫生健康委员会、国家中医药管理局和民政部联合发布《医疗卫生机构与养老服务机构签约合作服务指南（试行）》，文件中明确提出要充分利用中医药"治未病"的理念和现代科技相结合，根据健康状况为中老年人提出相应的中医健康养生保健计划，及时预防重病、大病的发生。由此可见，中医药融合医养结合已成为国家战略。将中医药融入医养结合是国家应对人口老龄化问题，践行积极老龄化政策的重要部署。在国家的大力支持和推进下，中医药＋医养产业会吸引更多的社会资本参与其中，最终形成具有中医药特色的医养结合养老模式。

（二）辽宁省政府对养老产业高度重视

在国家政策的指引下，辽宁省各项政策措施接连颁布。辽宁省为推进中医药与医养结合的协同发展，先后发布了《关于加快发展养老服务业的实施意见》《关于加快养老服务业发展若干政策》《关于印发辽宁省服务业产业发展政策的通知》《关于全面放开养老服务市场提升养老服务质量的实施意见》《关于推进养老服务发展的实施意见》《辽宁省人民政府办公厅关于推进医疗卫生与养老服务结合发展的实施意见》《辽宁省人民政府办公厅关于推进医药卫生和养老服务结合发展的实施意见》等文件，为辽宁省中医药融入医养结合养老模式提供强而有力的政策支持。省直有关部门和各地出台细则落实文件精神，从资金扶持、安全管理、"放管服"改革等方面给予政策支持，必将大力推进中医药融入医疗卫生资源及养老服务资源，实现中医药医养结合的阶梯式发展，满足广大老年人的医疗及养老需求，实现"老有所养""病有所依"。

（三）中医药融入医养结合模式发展前景广阔

经济的高速发展、医疗技术的进步、生活水平的提高及物质生活条件的改善加速了人口老龄化的进程，亚健康群体规模快速增加。为此，人们不断追逐健康的生活理念及生活方式，更加关注自身的健康问题，对健康服务的需求愈发明显。辽宁省60岁及以上人口占比已高达26.54%，已经进入深度老龄化社会。在此背景下，人们对健康服务的需求，特别是老年群体对健康服务的需求空前强烈，并呈现需求多样化的趋势。中医药凭借其在"医""养""防"等方面的显著优势，为养老服务产业的发展注入生机与活力。中医"治未病"理念、中医药诊疗方法、中医适宜技术、中医药养生保健等都能够迎合老年人健康服务需求，中医药融入医养结合模式的发展前景必然广阔。

四、挑战

（一）监管体系不健全

目前，我国老年人养老及医疗服务由国家民政部、卫生健康委、人社部、医保局等部门共同管理，其中老年人医疗服务由卫生健康委主管，养老由民政部主管，养老保险由人社部管理，医疗保险由医保局管理。由于管理体系、监督机制及服务模式尚不健全，养老及老年健康服务的职能和责任尚未进行明确界定，导致健康养老服务的各项资源难以有效融合，尤其是"医""养"服务之间缺乏有效衔接。同时，针对健康养老服务人员、机构的准入标准及服务质量等，尚没有明确专门的机构进行统一评估与监管。

（二）资金投入不足

无论是医疗机构新增养老功能，还是养老机构新设置医疗机构，资金的投入都是必要的前提。大部分基层医疗机构受资金、人员及设施等限制，无法提供有效的中医药健康养老服务。许多养老机构则受资金、人员及场地限制，难以深入开展老年人健康服务，更无法提供中医药特色养老服务。由于目前我国养老服务市场尚不成熟，未建立起规范的社会资本进入与退出机制，社会资本参与的积极性不高，大多处于观望状态。此外，当前我国的养老保障制度尚不完善，一方面是与养老服务相关的职能部门目前还没有设立养老服务发展专项基金，另一方面是社会保险体系中缺乏针对老年人群健康特点及实际需求的保障内容。

对于医养结合养老模式，不论是在医疗机构内嵌养老功能，还是养老机构增添医疗服务，抑或是投资新建医养结合机构，都需要大量的资金投入。"医养结合"属于新兴产业，市场机制尚不成熟，社会资本参与度不高，在一定程度上抑制了中医药医养结合产业的深度发展。

（三）经济环境的挑战

根据《辽宁省国民经济和社会发展统计公报》显示，截至 2021 年末，辽宁省城镇居民年度可支配收入为 43051 元，比 2020 年上涨 6.6%；人均消费支出 28400 元，同比增长 14.44%，其中医疗保健支出 1966 元，比上年增长 10.4%。农村居民可支配收入为 19217 元，比 2020 年上涨 10.13%；人均消费支出为 14600 元，同比增长 18.64%，其中医疗保健支出 1205 元，比上年增长 6.7%。总体分析，辽宁省居民收入与支出同步增长，居民购买力提升之后剩余的可支配收入较少，农村居民在医疗保健方面的负担重于城镇居民。

由于中药收获周期长、饮片质量要求高、商贩囤积居奇等因素影响，加之中药材品质等级差距大，很难以统一标准进行要求，国家未对中药实行取消药品加成改革。绝大多数人认为中医药治疗收费较高，且由于中医药对疾病的预防、预后恢复和护理等服务大多尚未纳入医保报销目录，目前的医保报销并不能减轻中医就诊负担，中药价格和医保报销问题成为阻碍中医药参与医养结合的主要经济因素。

（四）社会环境的挑战

在"百善孝为先"的传统观念下，绝大多数老年人只认可以亲情和血缘关系为纽带的家庭养老。对于去机构养老，多数老年人则较为抵触，认为自己无处容身、无人关怀、晚年凄凉。送父母去养老机构，子女也容易被扣上不孝的帽子。老年人固守的养老观念不利于中医药医养结合养老服务的普及与发展。

第四节　中医药融入医养结合促进辽宁省健康产业发展的政策措施

中医药参与医养结合的初衷是为了解决老年人的养老问题，为老年人创造"老有所医、老有所乐"的幸福晚年生活，这就要求我们从老年人的切实需求出发，构建养老服务体系。上文对中医药参与医养结合的优势、劣势、机会和威胁进行了深入的分析，并结合以上内容，依据对老年人养老需求的研究，从政府层面、社会层面、家庭层面和老年人自身层面为中医药参与医养结合提出合理建议，基于中医药融入医养结合的视角，为促进辽宁省健康产业发展提供参考依据。

一、有效发挥政府的主导统筹作用

解决养老问题，政府无法完全承担，需要依靠社会力量创造"四方"共赢的结果，即老年人能够拥有幸福健康的晚年生活，家庭在担负起养老责任的情况下依然能够正常运转，社会资本投入能够获得市场与盈利，政府在解决养老问题的同时能够得民心、树威信。若要同时实现这四项要求，政府的主导作用是否能够真正有效地发挥十分重要。

（一）鼓励社会力量参与

要将中医药医养结合服务做大做强成为一条经济产业链，实现可持续发展，必须加大社会力量的参与度，充分调动企业家的积极性，对民办非营利性中医医养机构，在准入政策、规划和用地政策、纳税政策等方面给予与公办机构同等的扶持，缩减不必要的审批流程，加快建设速度，对营利性的中医医养机构，可以以租赁、出让的方式有偿使用土地，在奖励、税收等优惠扶持政策上也应进行细化操作，以保证养老市场的公平性。逐步壮大医养行业社会参与队伍，当把社会力量培养成为医养结合的发展主体，市场就成为"看不见的手"，在资源配置中发挥主要作用，而政府则应该把更多的职责放在市场监管、统筹协调各部门管理、落实配套政策上。

（二）统筹管理多部门职责交叉问题

由于民政部门、卫生部门、财政部门、中医药管理局等多部门的管理，导致中医药医养结合在落实过程中存在"多头管理"或"都不管"的极端现象，需要政府首先站在顶层管理的角度厘清各部门管理职责，并引导各部门明确其责任，由各部门分派人员共同成立中医药医养结合事业监督管理小组，来对相关部门进行统筹管理，在部门职责出现分歧时由该小组进行统一明晰，并且监管督促政策的落实。

中医药医养结合服务的内部管理从宏观上分为医、养两大部分，服务内容多有重叠，导致从业人员绩效混乱、医保报销困难，政府应发挥主导统筹作用，将中医药和养老服务的内容与职责做好明确界定，规定行业服务标准及相关法律法规，并制定中医药医养结合保险目录，涵盖中医药医养结合中应报销的医疗与养老服务项目，作为老年人接受相关服务的报销依据。

（三）政策配套行动方案

政府从宏观角度要求加快医疗与养老服务相融合，着重发展中医药特色养老机构，下级部门虽积极响应号召，但具体行动内容大多含糊不清。应制订配套可行的方案，将行动的目标、时间、步骤及各环节的责权部门等进行明确，才能有序开展中医药医养结合建设工作，并逐级下沉到基层养老工作中。在不同地市、不同机构分层下，各级政府应因地制宜，并客观评价医疗机构和养老机构的水平，科学地制订中医药医养结合养老规划方案。以居家社区养老为主，推进基层中医医疗服务与养老相融合，以签约家庭医生的形式扩大中医覆盖范围；促进二级以上中医机构与养老机构合作，建立绿色转诊通道，对于不符合标准的可采取就近原则，与附近的街道卫生所、乡镇医院等建立合作；鼓励并帮助有实力的养老机构开办老年医院、康复护理中心，并完善医保报销机制，以保证覆盖更多有需要的老年人。

（四）规范中医药市场

调研中，老年群体所反映的中药质量差、价格贵、中医药服务价格及质量参差不齐等问题，说明目前对中医药市场的监管还存在很多漏洞，且影响因素分析显示，中医药治疗收费对老年人态度有显著影响，政府应发挥主导作用进行行业整顿。监管部门对生产企业、经营企业、医疗机构中药材的管理按照药品进行管理，对中药材的流通环节却按一般商品管理，导致中药材虽然有等级划分标准，但是在流通过程中掺假、染色、恶意哄抬价格等问题却难以进行整顿，加之一些不法商家在加工中药饮片过程中不按照规范进行炮制等问题，导致中药质量差、价格虚高。政府部门应严格把控中药材从生产到加工到流通及使用的各环节，制定管理办法对中药生产经营各环节进行统一管理，中药材按原有等级划分标准，新增产地、年限、稀有程度等作为衡量标准，对中药材实行统一的价格区间管理规定，对恶意扰乱市场的行为依法追究法律责任。中医药服务问题应由上级政府牵头，由中医药管理局和物价局协同制定服务标准与价格区间，在实施过程中明确每项服务与收费并确保患者的知情权，避免圆圈收费的情况出现。

（五）引领教育培养人才，制定从业标准与激励制度

在人才培养方面，政府鼓励高校开设养老服务专业，应结合中医药医养服务需求，重点鼓励中医药院校培养专对老年病学、养生学、康复保健学的专业人才，以及兼顾医与养的综合型人才，对成功设立专业并开展教育工作的、符合要求的院校进行财政奖励，对该专业学生给予学费减免、奖学金倾斜、开辟绿色就业通道等方面的支持。由政府主导，在高校与中医药医养机构之间建立合作，促进产学研的联动，并建立毕业生就业、机构招聘人才的双向通道。在人才管理方面，制定从业标准，对符合中医药医养服务标准的从业人员，政府相关部门应制定细分的绩效评价、人才奖励、社会保障与福利制度，对不符合从业标准但有中医药医养结合服务意向的人员，政府应统一进行系统化的上岗培训，并制定考核标准，通过专业考核后发放证书，持证上岗以避免滥竽充数的情况发生。对在乡镇参与基层中医药医养工作的人员，应从购房、帮助解决其子女教育等方面入手加大鼓励政策，在保留住中医药医养结合服务人才的前提下鼓励更多的专业人才参与到中医药医养结合事业中。

二、中医药医养结合的发展需要各社会主体共同配合

（一）探索社会力量参与中医药医养结合服务最优发展路径

在公办中医药医养机构为主的市场大环境下，社会力量要想参与其中，在担负社会责任的同时要寻找盈利点，企业应该立足自身优势，以市场需求为导向，充分分析目标群体的特点。就目前来看，社会力量创办中医医养机构建设成本与运营成本较高，导致服务收费较高，并不占优势。如果参与社区居家养老模式，基于老年人对中医药养生保健及治疗的偏好，可开辟出一条新的发展路径，开办中医药医养连锁服务中心，以社区和家庭为依托，为老年人提供饮食、医疗、养生保健、文娱、家政等服务，基于市场调研，在各项服务目录下进行细化，例如饮食方面针对不同老年人的需求提供清真饮食、清淡饮食、滋补膳食、中药养生药膳等，为老年人提供全方位的个性化服务，根据老年人健康等级、购买能力、兴趣喜好等设定不同的套餐与收费标准，老年人可以根据自己的需求选择适合的服务，也可根据自身需求提供定制服务。社会力量参与到居家社区养老服务中，能够在不剥夺亲情寄托的前提下切实解决居家老年人的养老问题。

（二）机构和社区做好服务示范，加强中医药医养宣传力度

随着中医药医养结合养老服务工作的开展，辽宁省已有近百家中医药性质的医养结合服务示范机构与社区，这些单位率先实践中医药医养结合养老服务，应为中医药参与辽宁省医养结合的发展探索出一套可复制或套用的模式，为后续开展中医药医养结合建设的单位提供布局规划、设施标准、服务内容、人员招聘、宣传、管理等方面的指导。

社区是开展老年人活动的主要场所，是老年人知晓医养结合的主要途径，是否听说过医养结合以及对医养结合的了解程度是影响老年人态度的主要影响因素。应发挥社区的集中作用进行积极养老教育，在社区开展老年人中医健康知识讲座、急救自救技能讲座，为老年人提供正确的养生养老方式，在一定程度上避免老年人因误信非法途径宣传的急救与养生保健方式而造成严重后果，宣传中医药医养结合的重要性，调动老年人健康养老的积极性。

（三）高校推进学科建设，培养人才，注重科研

中医药医养结合人才培养，尤其是高校学历教育未能适应养老行业发展，专业人才输送和储备机制不健全影响中医药医养结合的可持续发展。辽宁省各大中医高校，开设中医相关学科的高校、技校、职业学校等应积极响应国家号召，设立中医药医养结合服务学科，从人才培养目标、专业课程设置、专业结构设计、日常教学管理四方面科学地设计人才培养模式，优化师资队伍建设和教学硬件设施，积极与社会机构合作，开展产学研活动，培养中医药特色鲜明的医养结合人才。

中医药学科带头人应带领科研团队，深入挖掘中医药古籍中的养老技术和方法，结合辽宁省的地域地形特点、人文特点、疾病特点等，以提升老年人身体素质、预防疾病、延缓发病、提升老年人生活质量为研究重点，建设针对老年人的中医药养生养老体系。

三、家庭承担主要养老责任

（一）重新定位家庭在养老中的责任

我国现行养老模式以居家养老为主，家庭是居家养老的重要责任主体，但是随着市场经济的重新分配，"家族本位"的传统思想转变为"个人本位"，家庭责任也随之弱化，如何重新定位并强化家庭责任在养老问题中尤为重要。老年人的养老保障可归纳为四个维度：经济保障、医疗保障、生活照料、精神慰藉，家庭在不同的环节应发挥不同的作用，且应实现作用之间的相互关联。老年人的经济保障主要来源于存款、房产、养老保险、子女赡养等；医疗保障除了能够

及时就医外，还体现为承担医疗的能力，医疗保险种类、个人经济能力、子女承担能力等都包含其中；生活照料包括家庭成员向老年人提供的洗衣、做饭、喂饭、打扫、护理等服务；精神慰藉通过家庭成员与老年人之间的双向倾诉和倾听实现。

家庭对老年人接受中医药医养结合服务的接受程度也有很大影响，家庭成员应积极参与社区组织的中医药健康知识讲座，学习老年人养生保健与疾病预防知识，并掌握一些老年病的急救技巧，以便能够赢得挽救老年人生命的黄金时间，在日常生活中家庭成员应帮助老年人记录饮食、睡眠、排便、血压、血糖等情况，以及时关注到老年人的健康变化，并可辅助医生诊断。

（二）老年人子女或其他赡养人加强道德责任履行

子女赡养父母是一种责无旁贷的义务。子女所承担的养老责任包括法律责任与道德责任，《中华人民共和国婚姻法》明确规定成年子女有赡养扶助父母的义务，子女应依法履行责任，在此不进行过多赘述。在老年人能保证生理、生命需求的情况下，子女的道德责任担负情况对老年人的晚年生活质量有着直接影响。随着年龄增大，老年人对服饰的要求发生变化，子女在为其选购时应更倾向于面料柔软舒适、穿脱方便、款式得体的衣服；饮食方面，由于老年人消化系统老化，应为其提供干净、营养、易消化的饮食，对于特殊要求的老年人应严格遵守医嘱；家庭居住环境，应顺应老年人机体老化、行动不够灵敏的特点，减少家中障碍物，空间布置宽敞、明亮、整洁，为防滑倒，卫生间、床边等位置应安装扶手，必要的情况下应安装紧急求救按钮以使老年人得到及时的救治；在信息化时代，老年人虽然对中医药养生、急救比较关注，但由于信息的来源混杂，且老年人对真假信息的分辨能力较差，容易误信虚假信息，错误的急救方式酿成的悲剧屡见不鲜，另外还有层出不穷的诈骗手段致使老年人财产遭到侵害，许多老年人也因此走上了自杀的道路，子女作为养老责任主体应该多关心、多关注老年人才能及时发现隐患并制止，以保证老年人的财产安全、人身安全、心理安全。

（三）机构或社区养老不代表家庭责任的完全转移

即使涵盖了中医药服务与养老服务的机构或社区也无法完全替代家庭对老年人的作用。首先，家庭的精神慰藉责任难以取代，孤独是老年人的常态，亲情作为一种特殊的社会关系是其他社会交往所不能替代的，家庭成员之间的互动能够从实质上承托起老年人的情感寄托。其次，"百善孝为先"的中华传统代代相承，已经内化到每代人的品质中，并在代际教化中不断强化，成为人格的一部分，机构或社区所能提供的服务带有公益或商业色彩，能够为老年人提供优质的医疗服务和舒适的养老环境，却无法发挥"孝"的作用。对于脱离家庭养老的老年人，其家庭成员应该定期去探视与陪伴老年人，定期将老年人接回家团圆，使这些老年人也能享受到天伦之乐。

四、老年人自身应积极迎合健康老年生活

（一）低龄老年人主观意愿适应角色转换，继续社会化

低龄老年人是指年龄低于 69 岁的老年人，其退休时间不久，经济与身体状况良好，还未适应从职业角色到舒适家庭角色的转变。低龄老年人的心理变化应引起足够的重视。退休使低龄老年人意识到自身在社会中的存在感弱化，强烈的失落感使其难以适应新的角色，具有强烈的再就业愿望。针对这一问题，除了社会与家庭能够为其提供的丰富的业余生活条件外，老年人应从主观意愿上积极主动地应对，首先，应改变几十年工作生活形成的固有思维和行为习惯，多去观察生活中从前被忽略的细微小事，从中感受生活的乐趣；其次，为自己树立生活目标，退休后大部分老年人会觉得无所适从，及时地树立短期或长期的生活目标有利于改变无措的现状，目标的树立应该符合自身的真实处境，不能照本宣科；最后，培养兴趣爱好、参与各种社会活动能够帮助老年人建立新的交际圈，实现继续社会化，例如参加广场舞、旅游、志愿者等活动，不仅能扩大人际交往，还能够锻炼身体、愉悦心情。

（二）以自身生活为重心，不过度关注后代生活

据调研，与子女共同居住的老年人占比接近 30%，中国大部分老年人为子女奋斗一生，已经习惯时时刻刻围绕着子女的生活，即使退休后，大部分老年人依然选择帮助照顾子女的家庭而不是享受自己的生活。与年轻人的代沟、各种观念与生活习惯的不同，使许多老年人在全身心付出的同时收获的往往是失落的心情。退休进入老年以后并不是只能在家里做一些琐碎的事情或者变成"在家照顾孩子的保姆"，老年人应该以自己的生活为重心，接受孩子已经成年独立的事实，调整心态，即使与子女生活在一起也应注意界限，不应过度关注后代的生活而失去自我。

（三）关注自身健康，积极应用中医药养生养老

高血压、高血脂、冠心病、糖尿病和骨关节病是老年人的高发病种，除了遗传因素外，饮食和作息所产生的影响同样重要。对于疾病，尤其是一些可预防的疾病，老年人应该提高预防意识，关注中医所倡导的健康生活方式并应用于自己的日常生活。中医讲究养生治疗与人体气血周流的情况相配合，天人合一、应时养生，这就要求老年人要有规律的作息时间、营养均衡的饮食搭配，在中医药医

养结合机构或社区养老的老年人有专人负责为其制订健康计划，实现这点并不困难，对于居家养老的老年人，除了家庭或子女辅助其健康养生外，其自身也应自律，老年人加深对中医药的了解程度，更加容易接受中医药参与医养结合养老服务。另外，中医认为，情志致病，可引起五脏气机失调，进而导致多种疾病，老人上了年纪更应该安命省心、戒躁戒忧，遇事先劝解安抚自己的情绪，这样才能健康幸福。